临床常见病的诊疗与康复

陈尚君 ◎ 主编

中国纺织出版社有限公司

图书在版编目（CIP）数据

临床常见病的诊疗与康复 / 陈尚君主编 . -- 北京 ：
中国纺织出版社有限公司，2022.8（2024.8 重印）

ISBN 978-7-5180-9786-9

Ⅰ . ①临⋯　Ⅱ . ①陈⋯　Ⅲ . ①常见病—诊疗 ②常见病
—康复　Ⅳ . ① R4

中国版本图书馆 CIP 数据核字（2022）第 149430 号

责任编辑：傅保娣　　责任校对：高　涵　　责任印制：王艳丽

中国纺织出版社有限公司出版发行

地址：北京市朝阳区百子湾东里 A407 号楼　邮政编码：100124

销售电话：010—67004422　传真：010—87155801

http://www.c-textilep.com

中国纺织出版社天猫旗舰店

官方微博 http://weibo.com/2119887771

北京虎彩文化传播有限公司印刷　各地新华书店经销

2022 年 8 月第 1 版　　2024 年 8 月第 2 次印刷

开本：787 × 1092　1/16　印张：12

字数：253 千字　定价：78.00 元

编委会

前 言
Preface

随着现代医学的发展，临床疾病的治疗进展日新月异，许多新理论、新机制、新观点和新技术不断问世，这就要求临床医生和护理人员要坚持不懈地努力学习，更快、更好地掌握相关领域内的新知识，提高诊疗水平。为此，我们在繁忙的工作之余，广泛收集国内外的近期文献，并认真总结自己的经验，编写了《临床常见病的诊疗与康复》。

本书的内容包括常见呼吸系统疾病的诊疗与康复、常见循环系统疾病的诊疗与康复、常见消化系统疾病的诊疗与康复、常见内分泌系统及代谢性疾病的诊疗与康复、常见神经系统疾病的诊疗与康复和常见运动系统疾病的诊疗与康复等内容。本书以实用性为原则，以循证医学的方法和观点为基础，内容新颖、全面，理论与实践结合紧密，科学性和可操作性高，是一本具有一定参考价值的专业书籍。

尽管在本书编撰过程中，编者做出了巨大的努力，对稿件进行了多次认真的修改，但由于编写经验不足，加之编写时间有限，书中如存在遗漏之处，敬请广大读者提出宝贵的修改建议，以期再版时修正完善！

编 者

2022 年 6 月

目 录

Contents

第一章

常见呼吸系统疾病的诊疗与康复

第一节 慢性阻塞性肺疾病

一、概述

（一）定义及流行病学特点

慢性阻塞性肺疾病（chronic obstructive pulmonary disease，COPD）是一组以持续气流受限为特征，气流受限不完全可逆，呈进行性发展，但是可以预防和治疗的肺部疾病。主要表现为慢性咳嗽、咳痰、气短、呼吸困难等症状，还可出现体重下降、食欲减退、外周肌肉萎缩和功能障碍、抑郁焦虑等肺外症状。

COPD 目前居全球死亡原因的第 4 位，我国北部及中部地区农村 102 230 例成年人调查结果表明，15 岁以上人群的 COPD 患病率约为 3%，据此估计全国有 2 500 万 COPD 患者。我国城市人口十大死因中，呼吸疾病（主要是 COPD）占 13.89%，居第 4 位，在农村占 22.04%，居第 1 位。全国每年因 COPD 死亡的人数达 100 万。COPD 在我国高居疾病负担的首位，因 COPD 致残人数达 500 万～1 000 万。

（二）病因及发病机制

1. 病因

（1）吸烟：为重要的发病因素，烟草中含焦油、尼古丁和氢氰酸等化学物质，可损伤气道上皮细胞，使纤毛运动减退和巨噬细胞吞噬功能降低；支气管黏液腺肥大，杯状细胞增生，黏液分泌增多，使气道净化能力下降；支气管黏膜充血水肿，黏液积聚，容易继发感染，慢性炎症及吸烟刺激黏膜下感受器，使副交感神经功能亢进，引起支气管平滑肌收缩，气流受限，烟草、烟雾还可使氧自由基产生增多，诱导中性粒细胞释放蛋白酶，抑制抗蛋白酶系统，破坏肺弹力纤维，诱发肺气肿形成，吸烟者慢性支气管炎的患病率比不吸烟者高 2～8 倍，烟龄越长，吸烟量越大，COPD 患病率越高。

（2）感染：是 COPD 发生发展的重要因素之一，病毒、细菌和支原体是本病急性加重的重要因素，病毒主要为流感病毒、鼻病毒、腺病毒和呼吸道合胞病毒等；细菌感染以肺炎链球菌、流感嗜血杆菌、卡他莫拉菌及葡萄球菌为多见。

（3）环境因素：职业性粉尘及化学物质，如烟雾、变应原、工业废气及室内空气污染等，浓度过大或接触时间过长，均可能产生与吸烟无关的 COPD。大气中的有害气体如二氧化硫、二氧化氮、氯气等损伤气道黏膜和其细胞毒作用，使纤毛清除功能下降，黏液分泌增加，为细菌感染增加条件。

（4）个体因素：蛋白水解酶对组织有损伤、破坏作用；抗蛋白酶对弹性蛋白酶等多种蛋白酶具有抑制功能，其中 α_1- 抗胰蛋白酶（alpha 1-antitrypsin，α_1-AT）是活性最强的一种，蛋白酶和抗蛋白酶维持平衡是保证肺组织正常结构免受损伤和破坏的主要因素，蛋白酶增多或抗蛋白酶不足均可导致组织结构破坏产生肺气肿。

（5）社会经济地位：COPD 的发病与患者社会经济地位相关，可能与室内外空气污染的程度不同、营养状况或其他和社会经济地位等差异有一定内在的联系。

2. 发病机制

COPD 的发病机制尚未完全明了。目前普遍认为 COPD 以气道、肺实质和肺血管的慢性炎症为特征，在肺的不同部位有肺泡巨噬细胞、T 淋巴细胞和中性粒细胞增多，部分患者有嗜酸性粒细胞增多。激活的炎症细胞释放多种介质，包括白三烯 B_4（leukotriene B_4，LTB_4）、白介素 -8（interleukin-8，IL-8）、肿瘤坏死因子 -α（tumor necrosisfactor alpha，TNF-α）和其他介质。这些介质能破坏肺的结构和（或）促进中性粒细胞发生炎症反应。除炎症外，肺部的蛋白酶和抗蛋白酶失衡、氧化与抗氧化失衡以及自主神经系统功能紊乱（如胆碱能神经受体分布异常）等也在 COPD 发病中起重要作用。吸入有害颗粒或气体可导致肺部炎症；吸烟能诱导炎症并直接损害肺；COPD 的各种危险因素都可产生类似的炎症过程，从而导致 COPD 的发生。

（三）临床特点

1. 症状

（1）慢性咳嗽：通常为首发症状。初起咳嗽呈间歇性，早晨较重，以后早、晚或整日均有咳嗽，但夜间咳嗽并不显著。少数病例咳嗽不伴咳痰。也有部分病例虽有明显气流受限但无咳嗽症状。

（2）咳痰：咳嗽后通常咳少量黏液性痰，部分患者在清晨较多；合并感染时痰量增多，常有脓性痰。

（3）气短或呼吸困难：这是慢性阻塞性肺疾病的标志性症状，是使患者焦虑不安的主要原因，早期仅于劳力时出现，后逐渐加重，以致在日常活动甚至休息时也感到气短。

（4）喘息和胸闷：不是慢性阻塞性肺疾病的特异性症状。部分患者特别是重度患者有喘息；胸闷感通常于劳力后发生，与呼吸费力、肋间肌等容性收缩有关。

（5）全身性症状：在疾病的临床过程中，特别在较重患者，可能会发生全身性症状，如体重下降、食欲减退、外周肌肉萎缩和功能障碍、精神抑郁和（或）焦虑等。合并感染时可咳血痰或咯血。

2. 病史

（1）吸烟史：多有长期较大量吸烟史。

（2）职业性或环境有害物质接触史：如较长期粉尘、烟雾、有害颗粒或有害气体接触史。

（3）家族史：慢性阻塞性肺疾病有家族聚集倾向。

（4）发病年龄及好发季节：多于中年以后发病，症状好发于秋、冬寒冷季节，常有反复呼吸道感染及急性加重史。随病情进展，急性加重逐渐频繁。

（5）慢性肺源性心脏病史：慢性阻塞性肺疾病后期出现低氧血症和（或）高碳酸血症，可并发慢性肺源性心脏病和右心衰竭。

3. 体征

（1）视诊及触诊：胸廓形态异常，包括胸部过度膨胀、前后径增大、剑突下胸骨下角（腹上角）增宽及腹部膨凸等；常见呼吸变浅，频率增快；辅助呼吸肌，如斜角肌及胸锁乳突肌参加呼吸运动，重症可见胸腹矛盾运动；患者不时采用缩唇呼吸以增加呼出气量；呼吸困难加重时常采取前倾坐位；低氧血症者可出现黏膜及皮肤发绀，伴右心衰竭者可见下肢水肿、肝大。

（2）叩诊：肺过度充气使心浊音界缩小，肺、肝界降低，肺叩诊可呈过度清音。

（3）听诊：两肺呼吸音可减低，呼气相延长，平静呼吸时可闻及干啰音，两肺底或其他肺野可闻湿啰音；心音遥远，剑突部心音较清晰、响亮。

（四）常见功能障碍

1. 呼吸困难

COPD 患者气道狭窄，肺泡弹性及肺循环障碍使患者在呼吸过程中的有效通气量与换气量降低；长期慢性炎症，呼吸道分泌物的引流不畅，呼气末残留在肺部的气体增加，影响了气体的吸入和肺部的气体交换；大多老年慢性支气管患者，由于胸廓的病理性结构改变，限制了胸廓的活动，影响肺通气和有效呼吸。临床上表现为气短、气促等呼吸困难症状。

2. 反复感染

细支气管长期炎症，黏液腺及纤毛受损，排痰能力下降；肺通气量下降，有效呼吸减少，呼吸困难及病理性呼吸模式所致的膈肌、肋间肌及腹肌等呼吸肌的运动功能下降，使呼吸肌无力；长期卧床、机体的免疫力下降等因素，均可导致肺部反复感染。

3. 肌力及运动耐力下降

COPD 患者呼吸及循环系统对运动的适应能力减退，上下肢可出现失用性肌力减退，患者的肌力及运动耐力均有下降。

4. 心理障碍

COPD 患者由于长期被病痛折磨，却又无法治愈，会在心理上产生失望感，对治疗缺乏信心，还有些患者病情较重，反复发作，剧烈气喘，无法平躺，甚至生活上不能自理，常要他人帮助，久而久之产生情绪低落，表现出焦躁、抑郁、悲观等现象。

二、诊断

COPD 的诊断基础是患者有明显的危险因素接触史，有不能完全逆转的气流阻塞，可伴有或不伴有临床症状。如果患者咳嗽伴多痰，并有危险因素接触史，无论有无呼吸困难均应进行气流限制的评定。

诊断和评估COPD病情时,肺功能测定能客观地测定气流阻塞的程度,可作为一项"金标准"。

第1秒用力呼气容积与用力肺活量的比值(FEV_1/FVC)< 60%,最大随意通气量(MVV)< 80%预计值,残气量(RV)> 40%肺活量(VC)即可诊断为COPD。应用支气管扩张剂后FEV_1占预计值的百分比< 80%时,可以肯定患者有气流阻塞且不能完全逆转。所有FEV_1占预计值的百分比< 40%或临床症状提示有呼吸衰竭或右心衰竭的患者,均应做动脉血气分析。此外,支气管扩张剂可逆试验、糖皮质激素可逆试验等对Ⅱ级(中度)以上COPD患者可能有用。

胸部X线及胸部CT检查有助于确定肺过度充气的程度及其他肺部疾病鉴别。

心电图可以发现有无心律失常、右心肥大。血气分析有助于判定有无呼吸衰竭。年龄< 45岁的COPD患者,如果有明显的家族史,应做α_1-AT筛选。

三、治疗

(一)COPD 稳定期的治疗

慢性阻塞性肺疾病稳定期治疗目的主要是减轻症状,阻止COPD病情发展;同时缓解或阻止肺功能下降;并且改善COPD患者的活动能力,提高其生活质量;达到降低死亡率的目标。

(1)教育与管理:通过教育与管理可以提高患者及相关人员对COPD的认识和自身处理疾病的能力,使患者更好地配合治疗和预防措施,减少反复加重,维持病情稳定,提高生活质量。主要内容包括:①教育与督促患者戒烟;②使患者了解COPD的病理生理与临床基础知识;③掌握一般和某些特殊的治疗方法;④学会自我控制病情的技巧,如腹式呼吸及缩唇呼吸锻炼等;⑤了解赴医院就诊的时机;⑥社区医生定期随访管理。

(2)控制职业性或环境污染,避免或防止粉尘、烟雾及有害气体吸入。

(二)药物治疗

药物治疗用于预防和控制症状,减少急性加重的频率和严重程度,提高运动耐力和生活质量。

1. 支气管舒张剂

支气管舒张剂可松弛支气管平滑肌、扩张支气管、缓解气流受限,是控制COPD症状的主要治疗措施。短期按需应用可缓解症状,长期规则应用可预防和减轻症状,增加运动耐力。但不能使所有患者的FEV_1得到改善。

主要的支气管舒张剂有β_2受体激动剂、抗胆碱药及甲基黄嘌呤类药物,根据药物的作用及患者的治疗反应选用。定期用短效支气管舒张剂较为便宜,但不如长效支气管舒张剂方便。不同作用机制与作用时间的药物联合应用可增强支气管扩张作用、减少不良反应。短效β_2受体激动剂与抗胆碱药异丙托溴铵联合应用与各自单用相比可使FEV_1获得较大与较持久的改善;β_2受体激动剂、抗胆碱药和(或)茶碱联合应用,肺功能与健康状况也可获进一步改善。

(1)β_2受体激动剂:β_2受体是一种广泛分布于呼吸道平滑肌、上皮细胞和内皮细胞膜上的跨膜受体，尤以小气道和肺泡中的数量居多。β_2 受体激动剂主要作用于呼吸道平滑肌细胞中的 β_2 受体，以舒张支气管。同时 β_2 受体激动剂还能抑制气道的胆碱能神经递质传递，减少血浆蛋白的渗出和细胞因子的分泌，增加气道的排痰作用，改善心血管的血流动力学，降低肺动脉高压，改善膈肌的耐力和收缩力，对减轻气道炎症和预防 COPD 病情恶化有重要意义。

β_2 受体激动剂可通过吸入或口服应用，临床常用的口服制剂有丙卡特罗和特布他林等。丙卡特罗为第三代高度选择性支气管 β_2 受体激动剂，对心脏的作用明显弱于特布他林，该药在舒张支气管平滑肌的同时，还具有较强抗过敏和促进呼吸道纤毛运动的作用，因此还具有祛痰和镇咳作用。上述口服制剂均有心悸、手颤等不良反应，临床应用受到一定限制。

临床上稳定期以吸入制剂为主，常用短效制剂主要有沙丁胺醇、间羟舒喘宁等，为短效定量雾化吸入剂，由支气管吸收迅速，数分钟内开始起效，15 ~ 30min 达到峰值，持续疗效 4 ~ 5h，每次剂量 100 ~ 200μg（每喷 100μg），24h 不超过 12 喷，主要用于缓解症状，按需使用。沙美特罗与福莫特罗为长效支气管舒张剂，通过定量吸入装置吸入，起效快，且不良反应少。福莫特罗可于 3 ~ 5min 起效。沙美特罗在 30min 内起效，作用持续 12h 以上。沙美特罗 50μg，每日 2 次可改善 COPD 健康状况。

（2）抗胆碱药：COPD 患者的迷走神经张力较高，而支气管基础内径是由迷走神经张力决定的，迷走神经张力越高，则支气管基础内径越窄，此外各种刺激均能刺激迷走神经末梢，反射性地引起支气管痉挛，抗胆碱药可与迷走神经末梢释放的乙酰胆碱竞争性地与平滑肌细胞表面的胆碱能受体相结合，因此可阻断乙酰胆碱所致的支气管平滑肌收缩。随着药物研究的发展，尤其是异丙托溴铵季胺结构类药物的发现使抗胆碱药已成为安全、有效的支气管扩张剂，选择性、长效胆碱能受体阻滞药的临床应用，使其扩张支气管作用明显增加，在气流阻塞性疾病尤其是 COPD 治疗中占据重要地位。抗胆碱药能提高患者肺功能和健康相关的生活质量及运动耐力，降低急性发作和死亡率，在 COPD 的很多阶段都被提倡使用。目前临床上用于 COPD 治疗的抗胆碱药主要有以下 3 种：①短效抗胆碱能药，如异丙托溴铵、氧托溴铵；②长效抗胆碱药，如噻托溴铵；③短效 β_2 受体激动剂和抗胆碱药联合制剂，如沙丁胺醇 / 异丙托溴铵。

1）异丙托溴铵：属于水溶性的阿托品季胺类衍生物，经胃肠道黏膜吸收很少，不易被全身吸收，不能透过血脑屏障，从而可避免吸入后出现类似阿托品的一些不良反应，在 COPD 治疗中发挥着重要作用。异丙托溴铵为非亚型选择性的抗胆碱药，同时阻断 M_1、M_2、M_3 受体，而阻断 M_2 受体会导致更多的乙酰胆碱释放，降低其扩张支气管的作用。目前临床常用短效抗胆碱药主要为异丙托溴铵，30 ~ 90min 起效，作用持续时间 3 ~ 6h，较 β_2 受体起效慢但激动时间长，尤其适用于需立即缓解症状而不能耐受 β_2 受体激动剂的患者。

异丙托溴铵用定量吸入器（MDI）每日喷 3 ~ 4 次，每次 2 喷，每喷 20μg，必要时每次可喷 40 ~ 80μg，剂量越大则作用时间越长；水溶液用雾化吸入（用雾化器）每次剂量可用至 0.5mg。定量吸入时，开始作用时间比沙丁胺醇等短效 β_2 受体激动剂慢，但持续时间长，30～90min 达最大效果，维持 6～8h。此药不良反应少，可长期吸入。资料表明，早期 COPD 患者吸入异丙托品每日 3 次，每次 40μg，经 5 年观察，未发现耐药与明显的不良反应。而抗胆碱能制剂（溴化异丙托品）有较持久的支气管扩张效应，长期使用抗胆碱药能改善基础肺功能，并可增加气道气流，改善 COPD 患者健康状况。

2）噻托溴铵：是一种长效季胺类抗胆碱药，选择性结合 M 受体，能较快从 M_2 受体解离，而与 M_1、M_3 受体结合时间较长，尤其与 M_3 受体结合时间长达 34.7h，支气管扩张作用 1～3h 达峰，持续时间 > 24h，每日给药 1 次，疗效持久，支气管扩张效果明显。该药作为一种选择性和长效的抗胆碱能药物，与 M 受体的结合力约是异丙托溴铵的 10 倍，支气管扩张作用更强。使用方便，提高了患者的治疗依从性、在 COPD 的治疗中具有特异、强大的抗胆碱能作用。噻托溴铵 18μg，每日 1 次吸入治疗，支气管扩张作用优于异丙托溴铵每日 4 次。噻托溴铵能显著缓解呼吸困难症状，提高 COPD 患者活动耐力，降低 COPD 急性发作的频率和严重程度，持续显著改善肺功能。噻托溴铵像异丙托溴铵一样，不易被胃肠道吸收，安全性较好，全身不良反应小，主要的不良反应是口干，发生率为 10%～16%，且能较易耐受。研究表明，噻托溴铵可以有效改善 COPD 患者的肺功能及健康相关的生活质量，降低急性加重和相关住院风险，降低死亡率。目前还没有发现其对支气管扩张作用有耐受性。

3）抗胆碱药和 β_2 受体激动剂的联合应用：抗胆碱药和 β_2 受体激动剂具有不同的作用机制，为联合应用提供了理论依据。当单独使用药物吸入治疗不能很好控制 COPD 患者临床症状时，可以推荐联合用药尤其吸入性抗胆碱药和 β_2 受体激动剂联合，能更好地缓解症状，提高肺功能。噻托溴铵的支气管扩张作用大于 24h，联合长效 β_2 受体激动剂（LABA），能更快地松弛支气管平滑肌。研究显示，噻托溴铵联合福莫特罗较噻托溴铵单用，可显著提高 FEV_1，更好地缓解呼吸困难症状，减轻 COPD 急性加重严重气流受限、反复急性加重、持续呼吸困难的 COPD 患者。抗胆碱药和 β_2 受体激动剂、糖皮质激素联合吸入治疗，可以使支气管达到最大程度的扩张。

（3）茶碱类药物：可解除气道平滑肌痉挛，在 COPD 应用广泛。另外，还有改善心搏血量，扩张全身和肺血管，增加水盐排出，兴奋中枢神经系统，改善呼吸肌功能以及某些抗炎作用等。但在一般治疗血药浓度下，茶碱的其他多方面作用不很明显。缓释型或控释型茶碱每日 1 次或 2 次口服可达稳定的血浆浓度，对 COPD 有一定效果。茶碱血药浓度监测对评估疗效和不良反应有一定意义。血茶碱浓度大于 5μg/mL，即有治疗作用；茶碱在较高的血清水平时，有一种剂量—治疗效应的相应关系。但是当茶碱上升到一定水平时，药物的治疗作用就不再增加。在茶碱的血清水平达到 15μg/mL 之后，FEV_1 就变得平坦，症状也不再改善，然而茶碱的不良反应却会显著增加，甚至在治疗范围内也会发生。故大于 15μg/mL 时不良反应明显增加。吸烟、饮酒、服用抗惊厥药、利福平等可引起肝脏酶受损并减少茶碱半衰期，老人、持续发热、心力衰竭和肝功能明显障碍者，同时应用西咪替丁、大环内酯类药物（红霉素等）、氟喹诺酮类药物（环丙沙星等）和口服避孕药等都可使茶碱血药浓度增加。茶碱在治疗 COPD 中有多系统效应。①茶碱对呼吸系统的效应：茶碱能使严重的 COPD 患者改善通气，使陷闭气体的容量减少。茶碱能增加呼吸肌的强度和效能，并能增加膈肌血流，故能预防和减轻COPD患者的膈肌疲劳。COPD患者经茶碱治疗后，其肺功能的改进与呼吸肌功能的改善密切相关。茶碱也能增加气道内黏液的清除，通过降低气道对刺激物的反应性，能减轻气道的炎症反应和分泌物的量，从而缓解支气管痉挛。②茶碱对心血管系统的效应：茶碱也是一种肺血管扩张剂，茶碱可增加心肌收缩力，所以能改善右心室功能，因而可提高COPD患者的运动能力和改善COPD患者的生活质量。③茶碱对中枢通气驱动力的效应：茶碱类药物也是一种呼吸兴奋剂，能在中枢中起到增加中枢通气驱动力的作用。

临床上应用茶碱治疗COPD时应注意以下几方面。①开始使用茶碱治疗时，应使用相对较低的剂量（如在中等身材的成年COPD患者中，可选用缓释制剂）。②通过几日对患者的观察，如治疗效应不明显，可适当增加剂量。③如有不良反应出现，则应测定血清茶碱水平，并根据所测结果重新调整茶碱剂量。④若有低氧血症、发热、充血性心力衰竭或肝功能不全等，茶碱的清除率下降，则应暂时降低茶碱的剂量。⑤加用其他药物时应该慎重，因为可能影响茶碱的清除率或产生中毒的可能，必要时应测定茶碱的血清浓度，西咪替丁、喹诺酮应尤为小心，因为该两药可迅速增加血清茶碱的水平。⑥无论患者或医师发现有茶碱的不良反应表现时，应立即测定茶碱的血浓度，并应相应地降低茶碱剂量。

2. 糖皮质激素

糖皮质激素对支气管哮喘的治疗效果较好，但对COPD的效果目前尚不清楚，一般来说，只有10%～15%的患者对糖皮质激素治疗有效。故对于糖皮质激素在COPD治疗中的应用，仍有不同的意见。所以在COPD患者应用糖皮质激素应谨慎。在COPD急性加重期，可考虑口服或静脉滴注糖皮质激素，但要尽量避免大剂量长期应用。

通常糖皮质激素可通过3种途径给药：静脉、口服和吸入。急性加重期可口服或静脉给药，一般试用泼尼龙每日30～40mg，7～10d；但是这种全身给药的方法有糖皮质激素的不良反应：肥胖、肌无力、高血压、心理障碍、糖尿病、骨质疏松、皮肤变薄等。10d后，如无疗效则停用，如有效则改为吸入疗法。吸入疗法具有无或很少发生全身不良反应等优点，但对其疗效仍有争议。研究表明，COPD稳定期应用糖皮质激素吸入治疗并不能阻止其FEV_1的降低。吸入激素的长期规律治疗只适用于具有症状且治疗后肺功能有改善者。目前有关长期吸入激素治疗COPD的效果和安全性尚无结论。对稳定期COPD患者，不推荐长期口服糖皮质激素治疗。

（1）糖皮质激素在COPD稳定期的应用：COPD稳定期治疗原则是根据病情采用个性化治疗方案，目标为提高生活质量，减少症状和并发症。目前认为$FEV_1 < 50\%$预计值并有症状的COPD患者（Ⅲ、Ⅳ期），或反复加重的患者规律性吸入糖皮质激素治疗（ICS），可减少恶化次数，改善健康状态，降低死亡率。ICS作为COPD稳定期吸入用药，属于局部给药，与全身用药相比具有以下优点：①局部靶区域可达到较高的药物浓度，充分利用了药物剂量反应曲线的顶部；②较少的剂量进入全身，明显地减少不良反应的发生，增加药物的安全性，研究发现，ICS（布地奈德每日800μg或丙酸氟替卡松每日1mg）能使稳定期COPD患者急性发作频率、就诊率降低，改善健康生活质量，降

低气道高反应。

（2）联合用药：ICS 联合长效 β_2 受体激动剂（LABA）在 COPD 稳定期的疗效已明确。ICS 和 LABA 有相互促进作用，糖皮质激素可提高 β_2 肾上腺受体的表达，而 LABA 可加速激素受体核转位，促进诱导基因的转录和表达，增强糖皮质激素的抗炎效应。吸入氟替卡松（每次 $500\mu g$，每日 2 次），联合吸入沙美特罗（每次 $50\mu g$，每日 2 次）可大幅减少气道炎症细胞，尤其是 CD_8^+T 细胞和巨噬细胞（CD_{68}^+），对痰中性粒细胞有一定影响。两者在气道细胞内相互补充的这种生物效应在临床上产生协同效应，因此在气道平滑肌细胞和上皮细胞代谢，炎症介质释放及对呼吸道黏膜的保护作用等方面，两药联用的疗效比单用一种要好。中、重度 COPD 患者应用氟替卡松 / 沙莫特罗 8 周，可减少急性发作，改善健康状态，其效果明显优于单一用药，肺功能也有一定程度的改善。TORCH 的研究表明，联合吸入治疗后可改善 COPD 患者的呼吸困难评分、6min 步行距离、生活质量评分等指标，并减少急性加重次数和住院次数，表明联合用药对 COPD 的治疗有相当优越性。目前临床上长效 β_2 受体激动剂和糖皮质激素的复合制剂有福莫特罗 / 布地耐德、沙美特罗 / 氟替卡松、倍氯米松 / 福莫特罗、环索奈德 / 福莫特罗、莫米松 / 茚达特罗、卡莫特罗 / 布地奈德等。

临床上对于严重气流受限、反复急性加重、持续症状的 COPD 患者，抗胆碱药和 β_2 受体激动剂、糖皮质激素联合使用，使其支气管达到最大程度的扩张。噻托溴铵 + 沙美特罗 + 氟替卡松联合应用吸入治疗 COPD，在住院次数、健康相关生活质量方面等方面有明显的疗效。

3. 其他药物

（1）祛痰药（黏液溶解剂）：COPD 气道内可产生大量黏液分泌物，可促使继发感染，并影响气道通畅，应用祛痰药似有利于气道引流通畅，改善通气，但除少数有黏痰患者获效外，总的来说效果并不十分确切。常用药物有盐酸氨溴索、乙酰半胱氨酸等。

（2）抗氧化剂：COPD 气道炎症使氧化负荷加重，促使 COPD 的病理、生理变化。研究显示，应用抗氧化剂如 N- 乙酰半胱氨酸可降低疾病反复加重的频率。

（3）免疫调节剂：对降低 COPD 急性加重严重程度可能具有一定的作用，但尚未得到确证，不推荐作常规使用。

（4）疫苗：流感疫苗可减少 COPD 患者的严重程度和死亡，可每年给予 1 次（秋季）或两次（秋季、冬季）。它含有杀死的或活的、无活性病毒，应每年根据预测的病毒种类制备肺炎球菌疫苗含有 23 种肺炎球菌荚膜多糖，已在 COPD 患者应用，但尚缺乏有力的临床观察资料。

（5）中医治疗：辨证施治是中医治疗的原则，对 COPD 的治疗也应据此原则进行。实践表明，某些中药具有祛痰、支气管舒张、免疫调节等作用，值得深入的研究。

4. 戒烟药物

大部分 COPD 患者发病与吸烟有关，目前戒烟在这些患者中是减缓 COPD 进展最有效的措施。现在常用的有尼古丁替代疗法及抗抑郁药物，两者效果差，患者复吸率高。随着对尼古丁成瘾的神经机制逐渐明确，多种新型戒烟药物将应用于临床。伐尼克兰

（Varenicline）为 α_4-β_2 尼古丁受体部分拮抗剂，通过减轻或阻断尼古丁对人体的作用，帮助吸烟者戒烟。恶心是最常见的不良反应，其他还包括头痛、呕吐、胃肠胀气、失眠、多梦和味觉障碍。利莫那班是首个大麻脂（CB1）受体拮抗剂，通过作用于大脑与脂肪组织中的 CB1 受体来减少食物和烟草的摄取，达到戒烟及减肥的效果。

5. 氧疗

COPD 稳定期进行长期家庭氧疗（LTOT）可提高慢性呼吸衰竭患者的生存率。对血流动力学、血液学特征、运动能力、肺生理和精神状态都会产生有益的影响，LTOT 应在 III 级重度 COPD 患者应用，具体指征是：① $PaO_2 < 55mmHg$ 或 $SaO_2 < 88\%$，有或没有高碳酸血症；② PaO_2 55 ～ 70mmHg，或 $SaO_2 < 89\%$，并有肺动脉高压、心力衰竭水肿或红细胞增多症（血细胞比容 > 55%）。

LTOT 一般是经鼻导管吸入氧气，流量每分钟 1.0 ～ 2.0L，每日吸氧持续时间 15h 以上。长期氧疗的目的是使患者在海平面水平，静息状态下，$PaO_2 > 60mmHg$ 和（或）使 SaO_2 升至 90%，这样才可维持重要器官的功能，保证周围组织的氧供。

6. 康复治疗

康复治疗可以使进行性气流阻塞、严重呼吸困难而很少活动的患者改善活动能力、提高生活质量，是 COPD 稳定期患者一项重要的治疗措施。它包括呼吸生理治疗、肌肉训练、营养支持、精神治疗与教育等多方面措施。在呼吸生理治疗方面包括帮助患者咳嗽，用力呼气以促进分泌物清除；使患者放松，进行缩唇呼吸以及避免快速浅表的呼吸以帮助克服急性呼吸困难等措施。在肌肉训练方面有全身性运动与呼吸肌锻炼，前者包括步行、爬楼梯、踏车等，后者有腹式呼吸锻炼等。在营养支持方面，应要求达到理想的体重；同时避免高碳水化合物饮食和高热量摄入，以免产生过多二氧化碳。

（三）夜间无创机械通气

无创通气在稳定期 COPD 中的应用存在争议，缺乏足够证据。临床上对明显二氧化碳潴留（$PaCO_2 \geq 52mmHg$）的患者，尤其是夜间存在缺氧和睡眠障碍的患者，无创通气获益最大。而对二氧化碳潴留不明显者，尽管其气流受限很明显，但由于患者呼吸肌疲劳问题不突出，因而无创通气的效果并不明显。理论上 COPD 患者夜间无创机械通气可使呼吸肌群得到休息，改善通气，纠正夜间低氧血症，并降低睡眠时的 $PaCO_2$。同时改善睡眠质量，而且可使白日的 PaO_2 和 $PaCO_2$ 也得到明显改善。部分严重夜间低氧血症的 COPD 患者能够从夜间无创机械通气受益，目前常用的方法如下。

1. 经鼻持续气道正压通气（CPAP）

COPD 患者在睡眠中上气道阻力可有显著的增加。CPAP 通过对上气道的作用，使上气道的阻力降低，并降低睡眠时吸气肌群的作用。CPAP 可使用较低的压力 5 ～ 8cmH_2O。研究证明，经鼻 CPAP 应用 7d 后，COPD 患者的最大吸气压力可得到显著改善。夜间 CPAP 治疗也能减少内源性 PEEP（PEEPi），尤其在 REM 时期，CPAP 可有效地对抗 PEEPi。

2. 经鼻间歇正压通气（IPPV）

经鼻 IPPV 能治疗 COPD 所致的慢性呼吸衰竭，并缓解呼吸肌疲劳，可通过改善肺部顺应性来消除微小肺不张，能使呼吸中枢得到休息，最终纠正夜间低氧血症。1PPV可应用于 COPD 所致的夜间严重的气体交换异常。COPD 患者如使用 CPAP 效果欠佳，可考虑使用 IPPV。

3. 经鼻 / 面罩双水平气道正压通气（BiPAP）

BiPAP 应用时，同时设定气道内吸气正压水平（IPAP）和气道内呼气正压水平（EPAP）。IPAP 通常为 $5 \sim 20cmH_2O$，而呼气相压力（EPAP）尽可能保持较低水平。IPAP 的设定数值增加，可改善肺泡通气，增加每分通气量，以纠正低通气，使 $PaCO_2$ 下降。而 EPAP 数值的增加，可使上气道维持开放状态，以克服阻塞性通气障碍。BiPAP 可用于 COPD 患者的夜间通气治疗。与经鼻 CPAP 相比，BiPAP 能提供吸气辅助，把患者的潮气量"放大"，因此可对微弱的呼吸肌群提供辅助。而 CPAP 不能提供吸气辅助。此外，CPAP 由于有时不能有效地改善通气，因而可在睡眠时导致二氧化碳潴留；但 BiPAP 能改善通气而避免二氧化碳潴留。

四、康复治疗

（一）康复治疗目标

（1）通过正确的呼吸训练和适当的体力锻炼，建立适应患者日常生活所需的体力和有效呼吸。

（2）改善通气功能，增加肺活量。

（3）改善心肺功能，治疗和预防呼吸道及肺部并发症。

（4）改善患者的心理状态。

（二）康复治疗原则

1. 因人而异

因每例患者的病程长短不一，体能状况不同，所以在选择锻炼方法时不可刻意模仿。在发作期要严格控制运动强度和运动量；合并有心血管病的患者运动锻炼时要充分考虑心血管的承受能力；在病情稳定期可进行较大强度的运动。

2. 循序渐进

运动锻炼必须结合患者的病情，逐步增加运动强度、难度和运动量。

3. 持之以恒

运动锻炼的效果不能长期保持，故要坚持长期锻炼的理念，把锻炼作为日常生活的一部分。

4. 适宜环境

要选择洁净的场地锻炼，减少粉尘和异物的刺激。

5. 整体康复

康复训练除了恢复呼吸功能外，还要注重全身的体力和心脏功能的康复。

6. 安全训练

运动锻炼时不要出现任何不良事件，运动后的第 2 日如出现气短、气急、呼吸困难应停止锻炼，以确保安全。

（三）适应证和禁忌证

1. 适应证

病情稳定的 COPD 患者。康复治疗指征在于顽固和持续的功能障碍，包括呼吸困难、运动耐量下降和活动受限，而不在于肺部本身病理损害的严重程度。

2. 禁忌证

严重肺动脉高压，不稳定心绞痛，近期新发的心肌梗死，充血性心力衰竭，癌转移，近期脊柱损伤、肋骨骨折、严重骨质疏松等。

（四）康复治疗方案

1. 呼吸训练

（1）肌肉放松训练：最大限度地放松或肌肉先在最大限度收缩的前提下再最大限度地放松。具体方法：患者可舒适地平卧在床上或坐在椅子上，也可取立位，使所有肌肉尽可能放松，缓慢地吸气，缩小口形呼气。取坐位时躯干前倾 20° 左右，双肘弯曲 90°，肩部放松，双上臂及肩关节前后做环形运动，动作应轻柔、缓和，头部缓慢地左右旋转。改为立位，两脚分开，与肩同宽，两臂自然下垂、放松，然后缓慢地前后摆动，躯干左右缓慢旋转。上述每个动作要求做 10～20 次。取卧位，对以下各部分进行锻炼。

1）足部：先将足和趾用力屈，持续 5s，然后放松，左、右足交替进行。

2）下肢：将下肢抬离床面，该侧下肢保持紧张达 5s，然后平放床上，使肌肉放松，左、右下肢交替进行。

3）骨盆：腹部、臀部肌肉用力收缩 5s，然后放松。

4）腹部：缓慢深吸气后屏气，使胸背部肌肉保持紧张 3s，然后放松，并缩唇缓慢呼气，经鼻吸气，从口呼气，呼吸气应缓慢均匀。

5）上肢：上肢前伸并握拳，使上肢肌肉保持紧张 5s，然后平放于床上放松。

6）肩部：高耸双肩 3min，然后放松。

7）颈部：下颌接近胸壁，颈部肌肉保持紧张 3min，然后左右轻摆头部，放松颈部肌肉。

8）面部：紧闭双眼，皱锁眉头，咬紧牙关，然后放松。

（2）腹式呼吸训练：又称膈式呼吸锻炼，能增加膈肌的收缩能力和收缩效率，增加潮气量，缓解呼吸困难。与缩唇呼气、前倾体位等合用，能使呼吸困难得到最大改善。开始此项锻炼时，应由医护人员示范并指导，每日训练 2 次，每次 10～15min，掌握方法后增加锻炼次数和时间，力求成为患者不自觉的习惯性呼吸形式。

（3）缩唇呼吸训练：缩唇呼气能增加呼气时气道内压力，防止支气管及小支气管过早陷闭，有利于减轻二氧化碳潴留，改善通气功能，减少无效腔通气和克服呼气阻力所做的呼吸功，缓解缺氧症状。其方法为经鼻吸气，呼气时嘴唇缩紧，呈吹口哨样，在 4～6s 内将气体缓慢呼出。口唇缩小以能耐受为度，吸气和呼气的时间比大致为 1：2 或 1：3。吹蜡烛练习就是一种较好的缩唇呼吸训练。

（4）局部呼吸训练：主要活动肺或胸部某一部位的专门呼吸训练，目的是提高单侧呼吸肌的肌力和耐力，改善局部肺功能和吸氧量。一般采取暗示法，患者自己或医务人员按住胸部某处，或用沙袋等重物加压，吸气时对抗压力，扩张局部。

（5）人工阻力呼吸训练：可以选择合适的气球、塑料瓶等。容量最好不少于800mL，然后示范吹气球的方法，即先深吸气，然后含住气球或瓶子的进口，尽力将肺内气体吹入气球或瓶子内，直到吹不出气为止，每次练习 3～5min，可逐渐增加训练的次数和时间。

（6）通气肌力训练：呼吸肌无力是 COPD 患者产生呼吸困难和运动能力下降的原因之一。通气肌力训练可提高呼吸肌功能，从而减轻气短气促等程度及改善运动耐力。常用的 2 种训练方法是持续深快呼吸法和吸气抗阻法。持续深快呼吸法需要专用装置，体积较大，一般需在有条件的医院完成；吸气抗阻法使用的是小型吸气或吸呼二相通气阻力器，携带方便，不受特定的环境限制。但锻炼时要防止过度通气导致呼吸性碱中毒，随呼吸肌力量增加，应及时调整阻力负荷并相应缩短锻炼时间。

2. 排痰训练

（1）体位引流：根据病变部位采取不同姿势进行体位引流。如病变在下叶或中叶者，采取头低足高、略向健侧卧位；如病变位于上叶，则采取坐位或其他适当姿势，以利引流。引流时，嘱患者间歇做深呼吸后用力咳嗽，护理人员用手（手心屈曲呈凹状）轻拍患者胸或背部，自背下部向上进行，直到痰液排尽，或使用机械震动器，将聚积的分泌物松动，并使其移动，易于咳出或引流。每日 3～4 次，每次 15～30min。

（2）咳嗽训练：先做几次深呼吸，并且在呼气时用双侧上臂紧压胸壁帮助呼气。目的是使停留在支气管内的痰液随着用力呼气排至气管。然后身体略向前倾，缓缓深吸气，憋气几秒钟后张口用力咳嗽。咳嗽的同时用手按压上腹部，增加咳嗽时胸腹部收缩的力量。这样不太好咳出的痰液就容易咳出。

（3）胸部叩击、震颤：有助于黏稠、浓痰脱离支气管壁。其方法是治疗者手指并拢，掌心成杯状，运用腕部力量在引流部位胸壁上双手轮流叩击拍打 30～45s，叩击、震颤时要在患者呼气时进行。

3. 运动训练

运动训练是肺康复的主要内容，能改善患者的运动能力、呼吸困难和生存质量。为保证康复效果，同时避免因运动不当造成损伤，运动训练应掌握适应证和禁忌证，并注意运动训练过程中的监测，通常采用运动处方的形式进行，运动处方主要包括运动的方式、强度、类型、编排、频率及周期。

（1）基本原则：选择适合自身条件的运动方式、运动强度及运动时间。对于 COPD 患者来说，病情轻度者：虽然患者无症状，但应让其认识到康复的重要性，对疾病有正确的认识，建立健康的生活方式，进行锻炼，增强体质；病情中度者：第 1 秒用力呼气量占用力肺活量的百分率（$FEV_1\%$）在 40%～60%，有活动后气促，可以进行适度的运动训练，以及呼吸肌力和耐力的训练，同时配合饮食治疗和心理疏导；病情重度者：$FEV_1\%$ 在 20%～40% 应以长期氧疗和营养支持为康复治疗的主要方法。

（2）运动方式：肺康复按锻炼部位可分为 3 种。

1）下肢训练：下肢训练是运动锻炼的主要组成部分，包括步行、跑步、爬楼梯、平板运动、功率自行车等，可明显增加 COPD 患者的活动耐量，减轻呼吸困难症状，改善精神状态，且下肢的肌力与运动耐力和死亡率呈线性关系。2007 年肺康复指南中把下肢运动作为 COPD 患者肺康复的 1A 级推荐。

2）上肢训练：上肢肩带部很多肌群既为上肢活动肌，又为辅助呼吸肌群，可提高上臂肌肉耐力和肌力，提高肌肉做功的效率，减少与上臂运动有关的代谢需要及呼吸困难，从而降低耗氧量，改善做功效能，减轻呼吸短促。包括上肢功率计法、举重物、扔球等。

3）其他运动训练：如种花、扫地、游泳和各种呼吸操等，这些运动方式不仅能调整患者的呼吸功能，还能缓解其紧张、焦虑情绪，为全身锻炼的有效方法。

（3）运动时间：肺康复的效果与运动训练时间成正比，因此推荐 COPD 患者进行长期的运动康复训练。但关于运动训练应至少持续多长时间才能起效的观点不一。有学者提出肺运动康复应每周 3～5 次，至少持续 2 个月。也有观点认为，轻、中度 COPD 患者能从短期的肺康复中受益，但重度 COPD 患者需至少 6 个月的肺康复才能收到同样的效果。大多数 COPD 患者为了达到改善躯体健康相关生活质量（health-related quality of life，HRQL）和运动耐量，需要进行至少 8 周的肺康复，且每周 3 次，每次 1 小时。COPD 患者应该将运动康复作为生活的一部分，积极地参与种花、扫地等力所能及的家务，积极地进行各项运动。

（4）运动强度：是影响运动康复效果的重要因素，且两者存在正相关的剂量效应关系。虽然低强度（低于 30% 最大运动量）或高强度（高于 60% 最大运动量）的运动训练都能增加患者的运动耐力，但高强度运动后训练肌肉中的氧化酶增加，运动能力明显提高，生理学的反应（如血乳酸浓度、最高氧消耗量等）也明显改善，因此获益更多。但高强度运动锻炼不适合于病情重、依从性较差的患者。因此，运动强度原则上应遵循个体化的原则，对于重度以上的患者应该渐进性地增加运动强度。

4. ADL 训练

ADL 训练内容丰富，形式多样，具有浓厚的趣味性。通过使用适当的辅助器具和周密的活动安排与简化活动，减少活动中能量的消耗。通过合理地安排日常生活活动训练，提高患者的自理能力和作业活动能力。ADL 训练的项目和强度应视患者呼吸困难的程度而定。常选用的日常生活活动训练指导如下。

（1）穿脱鞋和袜子：到达足部的相关活动影响髋关节和脊柱的活动性，容易导致腹部的压迫产生呼吸困难。髋关节外展、外旋位时穿脱鞋和袜子，可以避免对腹部的压迫，减轻呼吸困难。

（2）饮食：热的、刺激性强的食物容易扰乱呼吸方式，一口气吃完也可诱发呼吸方式的改变，所以进食时可以采用间断进食的方式。

（3）排泄：蹲位排便时压迫腹部产生呼吸困难，利用坐便器排便可减轻对腹部的压迫。如果排便不能一次排出，可做慢慢呼吸间歇排出。

（4）理容：洗脸动作在憋气的状态下可致呼吸不畅，在洗脸时不要急于完成，前后中间要加入休息，调整呼吸方式，然后进行下一个动作。刷牙时口腔内用力，容易扰乱呼吸方式，应注意加入休息来调节，然后进行下一个动作。

（5）入浴：入浴的动作比较烦琐，一般需要做到浴室内的移动→脱衣→浴池内的移动→洗身体→洗头发→出浴池→擦身体→穿衣等一系列动作。这些动作会使患者血压发生变化，心肺功能也受到很大影响。因此，每一步动作都应缓慢进行。

5. 氧疗

COPD 患者运动时吸氧可有效纠正运动性低氧血症，减少缺氧性呼吸做功，有利于达到更高的训练强度，显著增加运动耐力。长期氧疗既能改善呼吸困难，又可阻断或延缓 COPD 发展的进程和速度，提高患者的生活质量和生存率。对于 COPD 患者，吸入氧浓度的轻微增高就可以提高运动耐量，当吸入氧浓度达到 50% 以上时这种效果更明显，对于非低氧血症患者也有效。研究证实，每日坚持 15h 吸氧比间断吸氧效果好。为防止高浓度吸氧对通气的抑制作用，应采用低流量吸氧。

6. 物理因子治疗

（1）超短波治疗：超短波有助于改善血液循环，促进炎症的控制和吸收。可用于 COPD 伴有慢性支气管炎或处于感染期的患者。一般采用对置法，使用无热量或微热量，治疗时间为 20 ～ 30min，每日 1 次，7 ～ 10 次为 1 疗程。

（2）紫外线治疗：在前胸（前正中线右侧），自颈下界至右侧肋缘之间。左前胸，方法同右侧，注意正中线紧密相接。右背，后正中线右侧，自颈下界与右侧第 12 胸椎水平线。左背，同右背。胸 3 ～ 4 最小红斑量（minimal erythemal dose，MED），背 4 ～ 5MED，每次 10 ～ 15min，每日 1 次，5 ～ 10 次为 1 疗程。

（3）超声雾化吸入：可用于有脓痰，且不易于咯出者。超声雾化吸入有利于抗炎、抗痉挛、排痰，保护纤毛功能。超声雾化药物可使用抗生素和化痰药，配制成吸入液，每次治疗 20 ～ 30min，每日 1 次，7 ～ 10d 为 1 疗程。

7. 心理治疗

COPD 症状长期反复明显加重患者的心理负担，给患者精神上造成极大伤害，多数患者因出现焦虑、抑郁等障碍而不配合肺康复及其他相关治疗。在临床工作中，医生应常规地评价患者的心理障碍状况。对于轻度患者，可通过交流、诱导、启发、激励等心理支持帮助其树立信心，变被动为主动。对于存在严重心理障碍的患者，应给予专业的心理治疗。住院患者进行集体的康复运动，有利于患者克服心理障碍，主动配合康复治疗。

8. 卫生宣教

COPD 患者的肺康复是一项长期的工作，对患者进行合理、有效的教育指导和管理非常重要。通过教育与管理可以提高患者及相关人员对 COPD 的认识和自身处理疾病的能力，提高患者对肺康复及其他治疗的依从性，减少反复加重，提高生活质量。

教育的内容主要包括：COPD 的病理生理与临床基础知识，戒烟，肺康复的重要性，预防、早期认识和治疗急性加重等。

9. 传统医学康复疗法

慢性阻塞性肺疾病发病的特点是秋、冬季容易发病，而春、夏季易于缓解。因春、夏季病势较轻，给中药治疗提供了一个很好的时机，专家推荐，在三伏时进行中医特有的"冬病夏治"中药敷贴疗法，对减少慢性阻塞性肺疾病的发病次数和减轻发病程度可以起到积极的作用。内养功、太极拳、太极剑是我国特有的运动方式，通过锻炼使患者呼吸通畅、调匀，达到改善肺功能的目的。针灸治疗以肺俞、定喘、脾俞、肾俞、膈俞、曲池、丰隆、足三里、天突、膻中等穴位为主，可行针刺、艾灸、穴位注射、推拿点穴等方法，通过改善肺功能、纠正低氧血症、降低血液黏稠度、提高免疫功能等，达到预防反复感染、减少急性发作次数的目的。

五、康复转介

慢性阻塞性肺疾病是一种慢性呼吸道疾病，患者常伴有多种并发症，病情复杂多样，往往呈急性发作与症状缓解交替进展，患者对康复的需求呈现多样性。因此，应建立社区和二、三级医院间的转介服务制度，加强对慢性阻塞性肺疾病患者的健康管理，保障康复服务的连续性。在社区长期康复治疗过程中，对因呼吸道感染等所致病情加重，如出现呼吸急促、下肢水肿、血压下降等病情变化者，应转介至二、三级医院相关科室诊治。如经过治疗病情得到控制后，再转回社区继续康复治疗。对因治疗需要必须戒烟者，可转介至戒烟门诊戒除。对不能参加体力劳动、经济困难者，可转介至社会福利部门解决生活困难问题。

六、康复预防

COPD 的预防主要是避免发病的高危因素、急性加重的诱发因素以及增强机体免疫力。戒烟是预防 COPD 的重要措施，也是最简单易行的措施，在疾病的任何阶段戒烟都有益于防止 COPD 的发生和发展。控制职业和环境污染，减少有害气体或有害颗粒的吸入，可减轻气道和肺的异常炎症反应。积极防治婴幼儿和儿童期的呼吸系统感染，可能有助于减少以后 COPD 的发生。流感疫苗、肺炎链球菌疫苗等对防止 COPD 患者反复感染可能有益。加强体育锻炼，增强体质，提高机体免疫力，可帮助改善机体的一般状况。此外，对于有 COPD 高危因素的人群，应定期进行肺功能监测，以尽可能早期发现 COPD 并及时予以干预。

第二节　支气管哮喘

一、概述

支气管哮喘（bronchial asthma）简称哮喘，是致敏因素或非致敏因素作用于机体引起可逆的支气管平滑肌痉挛、黏膜水肿、黏液分泌增多等病理变化，是由多种细胞特别是肥大细胞、T 淋巴细胞参与的气道炎症。本病常发生于过敏体质和支气管反应过度增高的人，支气管哮喘与变态反应关系密切，在易感者中此处炎症可引起反复发作的喘息、气促、胸闷或咳嗽等症状，多在夜间和凌晨发生，本病后期可继发慢性阻塞性肺气肿及慢性肺源性心脏病，可严重影响心肺功能，已成为严重威胁公众健康的一种主要慢性疾病，我国哮喘的患病率约为 1%，儿童可达 3%，据测算全国有 1 000 万以上哮喘患者。

二、诊断

（一）临床表现

1. 症状

典型的支气管哮喘，发作前有先兆症状如打喷嚏、流涕、咳嗽、胸闷等，如不及时处理，可因支气管阻塞加重而出现呼吸困难，严重者被迫采取坐位或呈端坐呼吸；干咳或咳大量白色泡沫痰，甚至出现发绀等。一般可自行缓解或用平喘药等治疗后缓解。某些患者在缓解数小时后可再次发作，甚至导致重度急性发作。

此外，在临床上还存在非典型表现的哮喘。如咳嗽变异型哮喘，患者在无明显诱因咳嗽 2 个月以上，常于夜间及凌晨发作，运动、冷空气等诱发加重，气道反应性测定存在有高反应性，抗生素或镇咳药、祛痰药治疗无效，使用支气管解痉剂或皮质激素有效，但需排除引起咳嗽的其他疾病。

2. 体征

发作时，可见患者取坐位，双手前撑，双肩耸起，鼻翼扇动，辅助呼吸肌参与活动，颈静脉压力呼气相升高（由于呼气相用力，胸腔内压升高），胸部呈过度充气状态，两肺可闻及哮鸣音，呼气延长。

重度或危重哮喘时，患者在静息时气促，取前倾坐位，讲话断续或不能讲话，常有焦虑或烦躁。危重时则嗜睡或意识模糊，大汗淋漓，呼吸增快，每分钟多大于 30 次，心率增快，达 120 次 / 分，胸部下部凹陷或出现胸腹矛盾运动，喘鸣危重时，哮鸣音反而减轻或消失。也可出现心动过缓，有奇脉。

（二）辅助检查

1. 血常规检查

红细胞及血红蛋白大多在正常范围内，如伴有较长期而严重的肺气肿或肺源性心脏病者，则两者均可增高。白细胞总数及中性粒细胞数一般均正常，如有感染则相应增高。嗜酸性粒细胞增多，但多不明显。

2. 痰液检查

痰液多呈白色泡沫状，大多含有水晶样的哮喘珠，质较坚，呈颗粒样。并发感染时痰呈黄色或绿色，较浓厚而黏稠。咳嗽较剧时，支气管壁的毛细血管可破裂，有痰中带血。显微镜检查可发现库什曼螺旋体及雷盾晶体。如痰经染色发现多量的嗜酸性粒细胞，对哮喘的诊断帮助较大。并发感染时，则嗜酸性粒细胞数量减少，而代之以中性粒细胞增多。脱落细胞学检查可发现有大量柱状纤毛上皮细胞。哮喘患者的痰液中一般无致病菌，普通细菌以卡他细菌及草绿色链球菌最多见。同一患者在不同时间培养，可得不同细菌。

3. 血生化检查

哮喘患者血液中电解质都在正常范围内，即使长期应用促皮质激素或皮质激素，也无明显细胞外液的电解质紊乱现象。血中的空腹血糖、非蛋白氮、钠、钾、氯、钙、磷及碱性磷酸酶等均在正常范围以内。

4.胸部 X 线检查

在无并发症的支气管哮喘患者中，胸部 X 线检查无特殊发现。有 X 线变化者多见于经常性发作的外源性儿童哮喘患者，如肺野透亮度增强，支气管壁增厚，肺主动脉弓突出，两膈下降，窄长心影，中部及周围肺野心血管直径均匀性缩小，肺门阴影增深等。在中部和周围肺野可见散在小块浓密阴影，在短期内出现提示肺段短暂的黏液栓阻塞引起的继发性局限性肺不张。

5.肺功能检查

（1）通气功能。

1）哮喘患者呼气流速、气道阻力和静态肺容量测定：喘息症状发作时累及大、小气道，但最主要的病变部位在小支气管，而且是弥漫性的。小支气管的横截面积又远远大于大气道，再加上吸气过程是主动的，呼气过程是被动的，因此呼气阻力一般大于吸气阻力，第 1 秒用力呼气容积（FEV_1）、最大呼气流速（PEF）、用力肺活量（FVC）均明显下降。正常人第 1 秒用力呼气容积与用力肺活量的比值（FEV_1/FVC）应大于 75%，而哮喘患者在哮喘发作时一般小于 70%。

用简易峰流速仪测定呼气流量峰值（PEF）也可以评估气流阻塞的程度，其值越低，气流阻塞越严重，根据每日监测并计算出的最大呼气流速的变异率，估计哮喘病情的稳定性，一般来说，变异率越小，病情越稳定。

2）支气管激发试验：对有症状的患者，无明显体征，如诊断哮喘病可做支气管激发试验，了解气道是否存在高反应性。用变应原吸入后的气道阻力指标 FEV_1 或 PEF，和基础值比较，降低 20% 为阳性，表明存在气道高反应性，可做出诊断。

3）支气管舒张试验：有哮喘体征，为了鉴别诊断，反映气道病变的可逆性，吸入支气管扩张药（沙丁胺醇 $200 \sim 400\mu g$）后测定的气道阻力指标 FEV_1 或 PEF，和基础值比较，2006 年版 CINA 阳性的判断标准，要求第 1 秒用力呼气容积（FEV_1）增加 $\geq 12\%$，且 FEV_1 增加绝对值 $\geq 200mL$。如果测 PEF，吸入支气管舒张药后 PEF 每分钟增加 60L，或比治疗前增加 $\geq 20\%$，或昼夜变异率 $> 20\%$（每日 2 次测定 $> 10\%$）有助于确诊哮喘。

（2）弥散功能：常用一氧化碳弥散量来表示。单纯哮喘、无并发症的患者肺弥散功能一般正常，但严重哮喘患者可降低。

（3）动脉血气分析：哮喘严重发作时可有缺氧，PaO_2 和 SaO_2 降低，过度通气可使 $PaCO_2$ 下降，pH 上升，表现为呼吸性碱中毒。如重症哮喘病情进一步发展，气道阻塞严重，可有缺氧及二氧化碳潴留，$PaCO_2$ 上升，表现为呼吸性酸中毒。如缺氧明显，可合并代谢性酸中毒。

6.血压、脉搏及心电图检查

极严重的哮喘发作患者可有血压减低和奇脉。心电图显示心动过速，电轴偏右，P波高尖等。其他患者上述检查一般正常。

（三）诊断要点

（1）反复发作的喘息，呼吸困难，胸闷或咳嗽。发作与接触变应原、病毒感染、运动或某些刺激物有关。

（2）发作时双肺可闻及散在或弥漫性以呼气期为主的哮鸣音。

（3）上述症状可经治疗缓解或自行缓解。

（4）排除可能引起喘息或呼吸困难的其他疾病。

（5）对症状不典型者（如无明显喘息或体征），应最少具备以下一项试验阳性：①若基础 FEV_1（或 PEF）< 80% 正常值，吸入 β_2 受体激动药后 FEV_1（或 PEF）增加 15% 以上；② PEF 变异率（用呼气峰流速仪清晨及夜间各测一次）多 20%；③支气管激发试验或运动激发试验阳性。

有些患者主要表现为咳嗽，称为咳嗽变异性哮喘或过敏性咳嗽，其诊断标准（小儿年龄不分大小）：①咳嗽持续或反复发作 > 1 个月，常在夜间（或清晨）发作，痰少，运动后加重；②没有发热和其他感染表现或经较长期抗生素治疗无效；③用支气管扩张药可使咳嗽发作缓解；④肺功能检查确认有气道高反应性；⑤个人过敏史或家族过敏史和（或）变应原皮试阳性等可作为辅助诊断。

（四）鉴别诊断

哮喘急性发作时，患者会有不同程度的呼吸困难。呼吸困难的第一个症状就是气促，患者的主诉通常为胸闷、憋气、胸部压迫感。症状的出现常与接触变应原或激发因素（如冷空气、异味等）有关，也常发生于劳作后，或继发于呼吸道感染（如气管炎）之后。但任何原因引起的缺氧也可出现类似症状。由此可见，胸闷、憋气不是哮喘所特有，应注意区别，以免导致误诊和误治。非哮喘所致的呼吸困难可见于下列几种情况。

1. 慢性支气管炎和肺气肿

慢性支气管炎常发生于吸烟或接触粉尘及其他刺激性烟雾职业的人，其中尤以长期吸烟为最常见的病因。因此，患者多为中老年人，大多有长期咳嗽、咳痰史，每年在寒冷季节时症状加剧。如果每年持续咳嗽 3 个月以上，连续 2 年，并排除其他可引起咳嗽、咳痰的原因者，即可诊断为慢性支气管炎。病程较长的慢性支气管炎患者的气管也可造成气流受限，可并发肺气肿、通气功能障碍，而且常易发生急性呼吸道细菌或病毒感染。慢性阻塞性肺疾病（COPD）的患者与哮喘患者一样，运动常引起症状的发作，但两者有区别。COPD 患者一般在运动或劳作后发生喘息和呼吸困难，而哮喘患者通常在运动过程中症状发作或加重。

2. 心源性哮喘

大多数发生于老年人，特别是原有高血压、冠心病者，也常见于风湿性心脏病、心肌病的患者。其心功能太差，肺循环淤血。这时，即使肺通气功能正常，也会因肺循环障碍肺泡与其周围的毛细血管的气体交换不足而缺氧。急性左心功能不全（常见于急性广泛心肌梗死）还可出现喘息症状，称为心源性哮喘。其特点为夜间出现阵发性呼吸困难，不能平卧，咳嗽频繁，且有大量血性泡沫痰，与哮喘有别。心源性哮喘是非常严重的病症，如治疗延误，往往危及患者的生命，应紧急诊治。

3. 肺癌

大部分肺癌发生于支气管腔内，肿瘤增大将导致支气管腔的狭窄，造成通气功能障碍。位于气管腔内的癌症，对气流的影响更严重，可以引起缺氧，使患者喘息，甚至误诊为哮喘。发生于大气管的肺癌常引起阻塞性肺炎。感染或肺炎形成以后，患者的气促、咳嗽、喘鸣等症状更加明显，有时还会造成混淆。但是，肺癌引起的咳嗽喘息症状往往是逐渐形成，进行性加重，常有咳血丝痰或少量血痰的现象，平喘药治疗无效。此外，发生于气管内的支气管癌也可引起呼吸困难，但这时的呼吸困难为吸气性呼吸困难，即空气吸不进肺，而哮喘的呼吸困难是呼气性呼吸困难，即肺里的气体不容易排出。

4. 胸腔积液

胸腔积液常由结核病引起，液体积存于肺外一侧或双侧的胸膜腔内。少量的积液不会引起呼吸困难，但如果积液量较多，就可能使肺受压迫，因而出现通气和换气障碍。患者得不到足够的氧气，从而出现胸闷、气短、憋气等症状。胸腔积液与哮喘的鉴别诊断比较容易，胸部透视或胸部 X 线摄片就可区分。两者的症状也不同。结核性胸膜炎的患者一般有发热、胸痛的症状，而哮喘患者如果不并发感染，通常无发热，除非伴有气胸，否则无胸痛。胸腔积液引起的呼吸困难经胸腔穿刺，积液引流以后症状很快缓解，而平喘药无效。

5. 自发性气胸

病程长的哮喘患者，由于肺气肿和肺大疱的形成，偶可在哮喘急性发作时并发气胸，使呼吸困难的症状突然加重。患者和医生如果忽略了并发气胸的可能性，误认为是哮喘发作加剧，而反复使用平喘药，就必将延误治疗。并发气胸时的特征是出现胸部重压感，大多为单侧，吸气性呼吸困难，且平喘药治疗无效。通过医师仔细的检查，或者胸部 X 线检查即可及时做出诊断，关键在于及时的检查和治疗。

6. 肺栓塞

肺栓塞是肺动脉被某种栓子堵住，以致血流不通的严重病症。肺栓塞的早期症状是显著的胸闷、憋气、呼吸困难，这些症状可使患者坐卧不安，极为难忍。血气分析显示明显的低氧血症，但一般肺部听不到哮鸣音，平喘药无效，这些都是与哮喘明显不同之处。进一步的确诊须借助于核素的肺通气、灌注扫描和肺动脉造影等。

7. 弥漫性肺间质纤维化

这是一组病因极其复杂的疾病综合征，大部分患者病因不清，如特发性肺间质纤维化，少数患者的病因较清楚，最常见为系统性红斑狼疮类风湿性关节炎、系统性进行性硬皮病、皮肌炎、干燥综合征等。弥漫性肺间质纤维化患者的病情变化可急可缓，突出症状是进行性呼吸困难。因此，多数患者主诉胸闷、憋气，也可表现为刺激性干咳嗽。但这些症状一般无季节性，其发作性的特点也不突出，除非并发感染。肺部无哮鸣音但有时肺部可听到爆裂音。肺功能检查显示限制性通气功能障碍。这些特点均与哮喘不同。

8. 高通气综合征

这是一组由于通气过度，超过生理代谢所需要的病症，通常可由焦虑和某种应激反应引起。因此，过度通气激发试验也可引起同样的临床症状。过度通气的结果是呼吸性碱中毒，从而表现为呼吸深或快、呼吸困难、气短、胸闷、憋气、心悸、头晕、视物模糊、手指麻木等症状。严重者可出现手指甚至上肢强直、口周麻木发紧、晕厥、精神紧张、焦虑、恐惧等症状。高通气综合征不同于哮喘，它并不是由器质性疾病引起的。因此，各种内脏的功能检查一般都正常，也无变应原。症状的发作无季节性，肺部无哮鸣音。只有过度通气激发试验才能做出本病的诊断，乙酰胆碱或组胺吸入均不能诱发本病症。吸入皮质激素和支气管扩张剂均不是高通气综合征的适应证。

三、治疗

尽管哮喘的病因及发病机制均未完全阐明，但目前的治疗方法，只要能够规范地长期治疗，绝大多数患者能够使哮喘症状得到理想的控制，减少复发乃至不发作，与正常人一样生活、工作和学习。免疫治疗在哮喘治疗中占有重要地位。对激素依赖型或激素抵抗型哮喘，可用免疫抑制药治疗，如甲氨蝶呤、环孢霉素、三乙酰竹桃霉素（TAO）和金制剂等。为了增强机体的非特异免疫力或矫正免疫缺陷，可应用免疫调整药或免疫增强药，如胸腺素、转移因子、菌苗等。脱敏疗法（SIT）是哮喘的一种特异性免疫治疗，用于变应原明确又难以避免的中、轻度慢性哮喘，可减轻发作，青年和儿童患者效果较好。由于对脱敏疗法治疗哮喘的疗效尚有争议，且其治疗时间长，起效慢，并有引起严重变态反应的危险，因而该疗法的广泛应用受到限制。

1997 ～ 1998 年，WHO 和欧洲变态反应与临床免疫学会先后提出了关于哮喘患者采用 SIT 治疗及效果：①多种变应原或非变应原所致者，SIT 无效；②青少年效果比老年人好；③SIT 注射必须在无症状期进行；④患者 FEV_1 在 70% 以上；⑤花粉哮喘是良好适应证；⑥对动物过敏又不愿放弃饲养者；⑦交链孢菌和分枝孢子菌属过敏者可行 SIT。此外，抗原制作必须标准化，对多种抗原过敏者不宜施行脱敏疗法。

哮喘治疗的目标：尽可能控制症状（包括夜间症状）；改善活动能力和生活质量；使肺功能接近最佳状态；预防发作及加剧；提高自我认识和处理急性加重的能力，减少急诊或住院；避免影响其他医疗问题；避免药物的不良反应；预防哮喘引起死亡。

上述治疗目标的意义在于强调：积极治疗，争取完全控制症状；保护和维持尽可能正常的肺功能；避免或减少药物的不良反应。达到上述目标的关键是合理的治疗方案和坚持长期治疗，吸入疗法是达到较好疗效和减少不良反应的重要措施。

（一）发作期治疗

解痉、抗炎、保持呼吸道通畅是治疗关键。以下药物可提供临床选择。

1. β_2 受体激动药

β_2 受体激动药是肾上腺素受体激动药中对 β_2 受体具有高度选择性的药物。另外一些肾上腺素受体激动药如肾上腺素、异丙肾上腺素、麻黄碱等，因兼有 α_1 受体及 β_2 受体激动作用易引起心血管不良反应而逐渐被 β_2 激动药代替。β_2 受体激动药可舒张支气管平滑肌，增加黏液纤毛清除功能，降低血管通透性，调节肥大细胞及嗜碱性粒细胞介质释放。常用药物有短效和长效 β_2 受体激动药。①短效 β_2 受体激动药，如沙丁胺醇、特布他林，气雾剂吸入 200～400μg 后 5～10min 见效，维持 4～6h，全身不良反应（心悸、骨骼肌震颤、低钾血症等）较轻。以上两药口服制剂一般用量每次 2～4mg，每日 3 次，但心悸、震颤等不良反应较多。克伦特罗平喘作用为沙丁胺醇的 100 倍，口服每次 30μg，疗效 4～6h，也有气雾剂。②长效 β₂ 受体激动药，如丙卡特罗，口服每次 50μg，早、晚各 1 次；施立稳，作用长达 12～24h。β₂ 受体激动药久用可引起 β₂ 受体功能下调和气道不良反应性更高，应引起注意。使用 β₂ 受体激动药若无疗效，不宜盲目增大剂量，以免发生严重不良反应。

2. 茶碱

茶碱有舒张支气管平滑肌作用，并具有强心、利尿、扩张冠状动脉作用，还可兴奋呼吸中枢和呼吸肌。研究表明，茶碱有抗炎和免疫调节功能。

（1）氨茶碱：为茶碱与乙二胺的合成物，口服一般剂量为每次 0.1g，每日 3 次。为减轻对胃肠刺激，可在餐后服用或服用肠溶片。注射用氨茶碱 0.125～0.25g 加入葡萄糖注射液 20～40mL 缓慢静脉注射（注射时间不得少于 15min），此后可以每小时 0.4～0.6mg/kg 静脉滴注以维持平喘。

（2）茶碱控释片：平喘作用同氨茶碱，但血浆茶碱半衰期长达 12h，且昼夜血药浓度稳定，作用持久，尤其适用于控制夜间哮喘发作。由于茶碱的有效血药浓度与中毒血药浓度十分接近，且个体差异较大，因此用药前须询问近期是否用过茶碱，有条件时最好做茶碱血药浓度监测，静脉用药时务必注意浓度不能过高，速度不能过快，以免引起心律失常、血压下降甚至突然死亡。某些药物如喹诺酮类、大环内酯类、西咪替丁等能延长茶碱半衰期，可造成茶碱毒性增加，应引起注意。茶碱慎与 β₂ 受体激动药联用，否则易致心律失常，如需两药合用则应适当减小剂量。

3. 抗胆碱药

抗胆碱药包括阿托品、东莨菪碱、山莨菪碱、异丙托溴铵等。应用于平喘时，主要以雾化吸入形式给药，可阻断节后迷走神经传出，通过降低迷走神经张力而舒张支气管，还可防止吸入刺激物引起反射性支气管痉挛，尤其适用于夜间哮喘及痰多哮喘，与 β₂ 受体激动药合用能增强疗效。其中异丙托溴铵疗效好，不良反应小，有气雾剂和溶液剂两种。前者每日喷 3 次，每次 25～75μg；后者为 250μg/mL 浓度的溶液，每日 3 次，每次 2mL，雾化吸入。

4. 糖皮质激素

糖皮质激素能干扰花生四烯酸代谢，干扰白三烯及前列腺素的合成，抑制组胺生成，减少微血管渗漏，抑制某些与哮喘气道炎症相关的细胞因子的生成及炎症细胞趋化，并增加支气管平滑肌对 β₂ 受体激动药的敏感性。因此糖皮质激素是治疗哮喘的慢性气道炎症及气道高反应性的最重要、最有效的药物。有气道内及气道外给药两种方式。前者通过气雾剂喷药或溶液雾化给药，疗效好，全身不良反应小；后者通过口服或静脉给药，疗效更好，但长期大量应用可发生很多不良反应，严重者可致库欣综合征、二重感染、上消化道出血等严重并发症。气雾剂目前主要有二丙酸倍氯松和布地奈德两种，适用于各种哮喘的抗炎治疗，剂量为每日 100～600μg，需长期用，喷药后应清水漱口以减轻和避免口咽部念珠菌感染和声音嘶哑。在气管给药哮喘不能控制，重症哮喘或哮喘患者需手术时，估计有肾上腺皮质功能不足等情况下，可先静脉注射琥珀酸钠氢化可的松100～200mg，然后用氢化可的松200～300mg或地塞米松5～10mg静脉滴注，每日用量视病情而定，待病情稳定后可改用泼尼松每日清晨顿服30～40mg，哮喘控制后，逐渐减量。可配用气雾剂，以替代口服或把泼尼松剂量控制在每日10mg以下。

5. 钙通道阻滞剂

硝苯地平，每次10～20mg，每日3次，口服、舌下含服或气雾吸入，有一定平喘作用，也可试用维拉帕米、地尔硫䓬。其作用机制为此类药物能阻止钙离子进入肥大细胞，抑制生物活性物质释放。

（二）缓解期治疗

为巩固疗效，维持患者长期稳定，以避免肺气肿等严重并发症发生，应强调缓解期的治疗。

（1）根据患者具体情况，包括诱因和以往发作规律，进行有效预防。如避免接触变应原、增强体质、防止受凉等。

（2）发作期病情缓解后，应继续吸入维持剂量糖皮质激素至少3个月。

（3）保持医师与患者联系，对患者加强自我管理教育，监视病情变化，逐日测量PEF，一旦出现先兆，及时用药以减轻哮喘发作症状。

（4）色甘酸钠雾化吸入，酮替芬口服有抗过敏作用，对外源性哮喘有一定预防作用。

（5）特异性免疫治疗：通过以上治疗基本上可满意地控制哮喘，在无法避免接触变应原或药物治疗无效者，可将特异性致敏原制成不同浓度的浸出液，做皮内注射，进行脱敏。一般用1：5 000、1：1 000、1：100等几种浓度，首先以低浓度0.1mL开始，每周1～2次，每周递增0.1mL，增至0.5mL，然后提高一个浓度再按上法注射。15周为1疗程，连续1～2个疗程或更长。但应注意制剂标准化及可能出现的全身过敏反应和哮喘严重发作。

（三）重度哮喘的处理

重度及危重哮喘均有呼吸衰竭等严重并发症，可危及生命，应立即正确处理。

1. 氧疗

可以给予鼻导管吸氧，当低氧又伴有低碳酸血症 [$PaO_2 < 8.0$kPa（60mmHg），$PaCO_2 < 4.7$kPa（35mmHg）] 时可面罩给氧。若以上氧疗及各种处理无效，病情进一步恶化，出现意识障碍甚至昏迷者，则应及早应用压力支持等模式机械通气。氧疗要注意湿化。

2. 补液

通气增加，大量出汗，往往脱水致痰液黏稠，甚至痰栓形成，严重阻塞气道是重度哮喘重要发病原因之一，补液非常重要。一般用等渗液体每日2 000～3 000mL，以纠正失水，稀释痰液。补液同时应注意纠正电解质紊乱。

3. 糖皮质激素

静脉滴注氢化可的松100～200mg，静脉注射后4～6h才能起效。每日剂量为

300 ～ 600mg，个别可用到 1 000mg。还可选用甲泼尼松（甲基强的松龙）每次 40 ～ 120mg，静脉滴注或肌内注射，6h 后可重复应用。

4. 氨茶碱

如患者在 12h 内未用过氨茶碱，可用 0.25g 加入葡萄糖注射液 40mL 缓慢静脉注射（15min 以上注射完），此后可按每小时 0.75mg/kg 的维持量静脉滴注。若 6h 内用过以上静脉注射剂量者可用维持量静脉滴注。若 6h 内未用到以上剂量则可补足剂量再用维持量。

5. β₂ 受体激动药

使用气雾剂喷入，或用氧气为气源雾化吸入，合用异丙托溴铵气道吸入可增加平喘效果。

6. 纠正酸碱失衡

可根据血气酸碱分析及电解质测定，分析酸碱失衡类型决定治疗方案，如单纯代谢性酸中毒可酌情给予 5% 碳酸氢钠 100 ～ 250mL 静脉滴注。

7. 抗生素

重度哮喘往往并发呼吸系统感染，合理应用抗生素是必要的。

四、康复治疗

哮喘康复治疗原则是综合治疗为基础，药物治疗为主，积极实施康复治疗。康复治疗目标是改善心肺功能，提高其对运动和活动的耐力，增加日常生活活动（ADL）能力，提高劳动力，提高生活质量。康复治疗方法主要包括物理治疗、作业治疗、心理治疗、健康教育等。

（一）物理治疗

1. 急性发作期的物理治疗

（1）穴位感应电疗法：患者取舒适体位，使用感应电疗仪，手柄电极，取穴大椎穴、肺俞穴、膈俞穴，配穴天突穴、太渊穴、丰隆穴或足三里穴，中等强度刺激，以引起向下传导感为宜，治疗时间每穴 2 ～ 10min，但一次总治疗时间不宜超过 20min。

（2）直流电离子导入疗法。

1）穴位离子导入：用直流电疗仪，4X 点状电极，于太渊穴、曲池穴导入 1/1 000 肾上腺素，另极 150cm² 置于肩胛间，电量 2 ～ 6mA，时间 15 ～ 20min，15 ～ 20 次为 1 疗程。对于高血压患者，宜改用 2% 氨茶碱导入。

2）气管部位离子导入：用直流电疗仪，患者取卧位，2×300cm² 电极，一极置于颈部导入 10% 氯化钙；另一极置于胸前部，电量 15 ～ 20mA，时间 10 ～ 20min，15 ～ 20 次为 1 疗程。

（3）超短波、短波疗法：超短波或短波的板状电极，对置于胸背部，微热量，每次 15 ～ 20min，每日 1 次，15 ～ 20 次为 1 疗程。

（4）激光疗法：主要采用激光疗法，He-Ne 或半导体激光穴位照射。取穴大椎穴、天突穴、尺泽穴、丰隆穴等，每穴 2 ～ 3 分钟，每日 1 次，12 ～ 15 次为 1 疗程。

2.缓解期的物理治疗

（1）超声疗法。

1）超声雾化吸入疗法：用超声物化吸入治疗仪，吸入支气管扩张剂药液，每次吸入 15～30min，每日 1～2 次。痰液黏稠，不易咳出者，可加用 α-糜蛋白酶。

2）颈动脉窦疗法：用超声治疗仪，频率 800～1 000kHz，声头面积约 10cm²，作用于颈动脉窦表面投影区，采用羊毛脂为基质的 Novocaine 药膏做接触剂，连续输出，声强 0.2～0.5W/cm²，每侧 3min，每日治疗 1 次，10～12 次为 1 疗程。

3）穴位治疗：采用适于穴位治疗的超声治疗仪，声头面积约 5cm²，涂抹液状石蜡接触剂，取穴大椎穴、肺俞穴、中府穴、天突穴、膻中穴、合谷穴，分两组交替治疗，固定法，声强 0.5～0.75W/cm²，治疗时间每穴 5min，每日 1 次，10～15 次为 1 疗程。

（2）超短波疗法。

1）肾上腺部位治疗：双肾区并置，无热量，15～20min，每日 1 次，10～15 次为 1 疗程。

2）气管部位治疗：前后对置，无热量或微热量，15～20min，每日 1 次，10～15 次为 1 疗程。

（3）紫外线疗法。

1）全身紫外线照射：先测量生物计量，患者取卧位，裸露全身后，分 2 野或 4 野，按缓慢或基本图表进行照射，隔日 1 次，每年进行 2 个疗程。

2）胸廓紫外线照射：将胸廓部分为前胸、后背、左右侧区，每次照射 1 区，从 2～3MED 开始，每次递增 1/2MED，各区轮流照射，每区照射 5～6 次。

3）穴位紫外线照射：用白布制的洞巾，或将白纸剪成直径 1.5～2cm 小孔，按中医辨证论治理论取穴，如大椎穴、肺俞穴、膈俞穴、膻中穴、膏肓穴、天突穴、定喘穴等。剂量从 1.5～2MED 开始，照射 1 次，每次增加 1MED，以引起穴区适度红斑反应为宜。

4）足底部紫外线照射：患者取俯卧位，裸露足底，用紫外线治疗灯直接照射，剂量从 20～50MED，每日照射 1 次，1～3 次即效。

3.运动治疗

（1）呼吸练习：腹式呼吸训练与缩唇呼气训练相结合以控制呼吸频率，增加潮气量，减少功能残气量，提高肺泡通气，降低呼吸功耗，协调呼吸，缓解呼气性呼吸困难。呼吸电刺激训练可以取得更好的呼吸训练效果。体位引流、翻身叩背、排痰、气道廓清技术等，均有助于患者呼吸功能的改善。

（2）全身性锻炼：适当的运动训练可增强体质，改善呼吸困难，增强呼吸困难的耐受力。锻炼方法有步行、慢跑、游泳、踏车、爬山、上下楼梯、做呼吸操、打太极拳等。运动试验可提供运动强度的指导。一般采用中等强度即 60%～80% 最大运动能力（最大耗氧量）或 60%～80% 最大心率，每次运动持续 15～60min，每周训练 3 次以上，运动方式多为四肢肌群（上肢、下肢大肌群）、周期性（即肢体往返式运动，如走、跑等）的动力性运动。

4. 控制体重

可以采用有氧训练、饮食控制等方法。

5. 控制环境诱发因素

如避免摄入引起过敏的食物和药物，避免强烈的精神刺激和剧烈运动，避免持续喊叫等过度换气动作，不养宠物，避免接触刺激性气体及预防呼吸道感染，外出戴口罩等。

（二）作业治疗

通过作业治疗可改善患者的心肺功能及心理状态，提高患者的自理能力及劳动能力。方法：根据病情，主要选择 ADL 作业（如家务劳动训练）、职业技能训练等。每日 1 次，每次每设计项目 20～40min，每周 5 次，连续 4 周。

（三）心理治疗

心理治疗有利于患者克服自卑、沮丧、焦虑的心理。通常可采用支持性心理治疗及认知疗法，通过对患者的鼓励、安慰与疏导，使患者正视其所患的疾病，度过心理危机。

第二章

常见循环系统疾病的诊疗与康复

第一节 冠心病

一、概述

（一）定义及流行病学特点

冠心病全称为冠状动脉粥样硬化性心脏病，又称缺血性心脏病，是由冠状动脉器质性狭窄或闭塞引起的心肌缺血缺氧或心肌坏死的一种心脏病。目前我国年发病率为120/10万人，年平均死亡率男性为90.1/10万人，女性为53.9/10万人。随着人民生活水平的提高，期望寿命的延长和膳食结构的改变，冠心病发病率和死亡率正在继续升高。

（二）病因及发病机制

目前对冠心病的确切病因尚未完全明确，但已知有多种因素与冠心病的发生有一定关系，医学上统称这些因素为冠心病的易患因素或危险因素。

已知的有关因素包括年龄和性别（45岁以上的男性，55岁以上或者绝经后的女性）、遗传、血脂异常 [低密度脂蛋白胆固醇（LDL–C）过高，高密度脂蛋白胆固醇（HDL–C）过低]、高血压、尿糖病、吸烟、肥胖、痛风、不运动等。

本病是冠状动脉粥样硬化所致，引起冠心病的真正原因还没有得到确认。研究表明，动脉粥样硬化的形成是动脉壁细胞、细胞外基质、血液成分、局部血流动力学、环境及遗传学等多因素参与的结果。

（三）临床分型

根据冠状动脉病变的部位、范围、血管阻塞程度和心脏供血不足的发展速度、范围和程度的不同，将冠心病分为以下5种临床类型。

1. 无症状性心肌缺血

患者确有心肌缺血的客观证据（心电图、左心室功能、心肌血流灌注及心肌代谢异常），但缺乏胸痛或与心肌缺血相关的主观症状。

2. 心绞痛

因急性、短暂性心肌缺血和缺氧引起的临床综合征。主要表现为阵发性胸骨后及心前区疼痛，有压迫、发闷及紧缩感，常向心前区及左上肢放射，持续数分钟。休息或舌下含服硝酸甘油可缓解。体力劳动、寒冷、精神刺激常为诱因。

3. 心肌梗死

心肌梗死指在冠状动脉病变的基础上发生冠状动脉供血急剧减少或中断，使相应的心肌严重而持久地急性缺血导致心肌坏死。疼痛部位和性质与心绞痛类似，但疼痛程度较重，范围较广，持续时间也较长，休息或含服硝酸甘油不能缓解。常伴有烦躁不安、面色苍白、出冷汗、恐惧等症状。

4. 缺血性心肌病

由于长期心肌缺血导致心肌局限性或弥漫性纤维化，从而产生心脏收缩和（或）舒张功能受损，引起心脏扩大或僵硬、充血性心力衰竭、心律失常等一系列临床表现的临床综合征。

5. 猝死

在冠状动脉粥样硬化的基础上，冠状动脉发生痉挛或微循环出现栓塞导致的急性心肌缺血，造成局部电生理紊乱，引起暂时性的严重心律失常以致突然发病，造成心脏骤停而突发死亡。

（四）常见功能障碍

冠心病患者除了由于心肌供血不足直接导致的心脏功能障碍之外，还有一系列继发性躯体和心理障碍，这些功能障碍往往被临床忽视，然而对患者的生活质量有直接影响，因此是康复治疗的重要目标。

1. 循环功能障碍

冠心病患者往往减少体力活动，从而降低心血管系统适应性，导致循环功能降低。这种心血管功能衰退只有通过适当的运动训练才能解决。

2. 呼吸功能障碍

长期心血管功能障碍可导致肺循环功能障碍，使肺血管和肺泡气体交换的效率降低，吸氧能力下降，诱发或加重缺氧症状。呼吸功能训练是需要引起重视的环节。

3. 运动功能障碍

冠心病和缺乏运动均导致机体吸氧能力减退、肌肉萎缩和氧化代谢能力降低，从而限制了全身运动耐力。运动训练的适应性改变是提高运动功能的重要环节。

4. 代谢功能障碍

脂质代谢和糖代谢障碍：血胆固醇和三酰甘油增高，高密度脂蛋白胆固醇降低。脂肪和能量物质摄入过多，而缺乏运动是基本原因。缺乏运动还可导致胰岛素抵抗，除了引起糖代谢障碍外，还可促使形成高胰岛素血症和血脂升高。

5. 行为障碍

冠心病患者往往伴有不良生活习惯、心理障碍等，也是影响患者日常生活和治疗的重要因素。

二、诊断

（1）有典型的心绞痛发作或心肌梗死，而无重度主动脉瓣病变、冠状动脉栓塞或心肌病等疾病的证据。

（2）男性 40 岁、女性 45 岁以上的患者，休息时心电图有明显心肌缺血表现，或心电图运动试验阳性。

（3）40 岁以上的患者有心脏增大，或心力衰竭，或乳头肌功能失调，伴休息时心电图有明显缺血表现而不能用其他原因解释，并有高血压、高胆固醇血症及糖尿病中的两项者。

（4）必要时借助超声心动图、心肌酶谱测定、放射性核素和冠状动脉造影等检查确诊。

三、治疗

（一）冠心病的介入治疗

冠心病治疗的目的是减少心绞痛症状，降低死亡或心肌梗死的危险。目前的治疗手段包括药物治疗（包括危险因素的干预）、冠心病介入治疗（PCI）和冠状动脉旁路移植术（CABG）等。自 1977 年 9 月 Andress Gruentzig 进行经皮冠状动脉血管腔内成形术（PTCA）以来，以 PTCA 为基础的冠心病介入治疗技术迅速发展，已成为冠心病血运重建的重要手段。随着 PTCA 球囊、指引钢丝等器械的性能日渐精良和冠状动脉支架等新技术的广泛应用，冠状动脉介入治疗的适应证进一步拓宽，成功率提高，并发症减少，在有经验的医院，冠状动脉介入治疗的成功率已达 95% 左右，急性心肌梗死、急诊 CABG、死亡等严重事件降至 2% 左右。尽管早期经皮血管成形术仅限应用于单支、夹层、向心、非钙化狭窄病变，但现在已经常规应用于急性冠脉综合征、多支病变以及左心功能不全的患者。PTCA 硬件、相关药物治疗以及其他工程技术的发展使过去"复杂"的手术变成了今日的"简单"病例。但是谨慎选择病例、掌握基本的手术技巧以及早期识别并发症是十分必要的。

1. 冠心病介入治疗术前准备

术前了解患者的病史、物理查体及实验室检查是十分必要的。

（1）病史。

1）明确心脏病史：包括以前心肌梗死、冠状动脉旁路移植、心力衰竭、心律失常、瓣膜性心脏病以及以前心导管和心脏介入手术中出现的并发症。

2）其他病史：确认是否存在急性感染、外周或脑血管疾患、肾功能不全、慢性阻塞性肺疾病（COPD）、高血压、糖尿病、妊娠、肝功能不全、出血倾向以及溶栓治疗相对或绝对禁忌情况（如胃肠道或尿道出血、近期重大外科手术或脑卒中）。

3）过敏史：了解有无造影剂、麻醉剂、碘、阿司匹林以及其他常规药物的过敏反应。湿疹、哮喘可以增加造影剂反应的危险。

（2）物理检查：物理检查指导估计患者血容量（外周水肿、颈静脉怒张、肺部啰音）、瓣膜性心脏病是否存在及其严重程度、心功能不全及其代偿程度。同时也应记录定位神经系统体征、血管杂音、外周脉搏以及 COPD 的证据。

（3）实验室辅助检查。

1）血常规、肝功能、肾功能、凝血酶原时间是 PTCA 之前标准的实验室评价。

2）手术前后做 12 导联心电图（ECG）及血压监测。

3）术前做常规超声心动图检查，明确心脏结构及功能（LVEF）。

4）常规摄心脏三位片，如果肺部检查有异常建议行胸部 X 线检查。

5）应用多普勒超声检查有外周血管疾病患者阻塞疾病的位置及其严重程度，以保证术中安全使用长鞘或 IABP。

6）阅读以前的造影片、心导管记录以及手术报告有助于确定手术风险及血管穿刺部位（经股动脉、肱动脉或桡动脉）、扩张策略以及造影剂和其他治疗措施的不良反应。

2. 冠心病介入治疗的基本操作方法

（1）术前备皮、手术同意书签订、碘过敏试验：术前应常规备皮，让患者或其家属签手术同意书，做碘过敏试验。

（2）常规及合并其他疾病的用药治疗：见表 2-1。

表 2-1　PCI 术前用药

常规	午夜后禁食，可少量饮水（手术当日若手术较晚可进食清淡流质早餐）
	手术前至少 1d 开始口服阿司匹林，每日 300mg
	对于择期支架植入术，术前 72h 口服噻氯匹定（抵克立得），每日 500mg
	或术前 48h 口服氯吡格雷，每日 75mg（首次 300mg）
	去导管室前口服镇静药
糖尿病	手术当日给常规早晨胰岛素剂量的 1/2，静脉液体中应包含糖
	如果可能 PTCA 应在当日尽早做
肾功能不全	术前控制患者出入量，住院患者常规静脉输入晶体类补液 6～12h
造影剂过敏	术前用药变化不一，且无一种是具有完全保护性的
	术前静脉给予地塞米松 10mg
阿司匹林过敏	给予噻氯匹定或氯吡格雷

（3）术前方案的评价。

1）讨论介入、搭桥及药物治疗方案对于患者、患者家庭以及医生的危险性。包括即刻成功、并发症（包括急诊冠状动脉旁路移植术与再狭窄）的可能性。总体来说，PCI 的危险性包括死亡（＜1%）、非致命性心肌梗死（4%）与急诊冠状动脉旁路移植术（1%）。

2）每例患者的特殊情况，包括是否合并左心功能不全、急性心肌梗死、糖尿病或肝、肾、肺功能衰竭。

3）可能所需的医疗费用及术后随访情况。

（4）手术操作技巧。

1）术中用药：手术前用局麻药来止痛与镇静。注入硝酸甘油用于减轻缺血和血管痉挛。在整个手术中给予肝素（100U/kg）。

建议 PTCA 器械进入冠脉前活化凝血时间（active coagulation time，ACT）大于

300s。如果同时给予 GP Ⅱ b/ Ⅲ a 受体拮抗剂，建议调整肝素用量（70U/kg）使 ACT 达到 250s。

2）血管穿刺常用股动脉、肱动脉、桡动脉穿刺。①股动脉穿刺：为了得到血管穿刺点，确定股动脉搏动最强点，给予局部麻醉（1% 利多卡因 8 ～ 10mL）。如果两侧腹股沟的动脉搏动相同，则选择远端动脉搏动较强的一侧。如果最近 1 周内穿刺了股动脉，则选择另一侧进行穿刺。斜头空针及 Seldinger 技术穿刺股动脉前壁获得手术入径。进入股总动脉是非常重要的，鞘管放置过浅或过深都会增加血管并发症的危险性。解剖和影像标志可以确认动脉穿刺点，尤其是对肥胖的患者。最可靠的标志是股骨头的中下 1/3，腹股沟韧带下 3cm 处。②肱动脉及桡动脉穿刺：肱动脉及桡动脉穿刺成功地替代股动脉穿刺，大大丰富了介入专家的选择，而且对有些患者，增加了舒适性、安全性，提高了导管介入的效率。

3）临时起搏器：对于术前存在高度房室传导阻滞的患者给予预防性的起搏，因为在此类患者中严重心动过缓及心脏传导阻滞的危险性增加。这些情况包括静脉桥的退行性病变或右优势型或回旋支的血栓相关病变，以及右冠状动脉旋磨术。

4）主要器械装备及 PCI 手术过程：具体如下。①指引导管置入：在 0.035 ～ 0.038 导丝导引下送入大小和形状合适的指引导管，一旦进入升主动脉，撤除导丝将指引导管与一个三联三通装置及一个 Y 形适配器连接，然后冲洗、排气。多孔装置与一个压力传感器连接，后者可以持续记录中心动脉压力。操纵指引导管到冠状动脉开口。②选择球囊型号：球囊直径的最终选择应适于参照血管的直径（球囊 / 血管＝ 1.0）。参照直径通常是依据与靶血管指引导管对比估测的（6F ＝ 2.0mm，7F ＝ 2.3mm，8F ＝ 2.7mm）。视觉估计直径是最简便、最流行的方法，但血管直径也可以经数字定量造影或血管内超声估测。应仔细估测球囊型号，低估球囊（球囊 / 血管＜ 0.9）导致明显的残余狭窄，高估球囊（球囊 / 血管＞ 1.2）会增加并发症危险性。精确的直径对于合适的支架植入也是十分重要的。③导引导丝形状：导丝的选择是基于冠脉的解剖、病变形态以及术者经验。导丝尖端的形状应适合于靶血管的形态；这可以通过拇指与示指轻柔地操作完成，在送入导丝前应根据靶血管的形态用细针斗塑形，当需要精细调节动作时，可用钢丝调节器（旋钮）操纵导丝尖端。总的来说，远端弯曲的长度大致与血管直径一致，因为较小的远端弯曲限制操纵力而较大的远端弯曲增加导丝脱垂的危险性。双弯曲对于操纵进入成角血管是非常有用的。④推送导丝和球囊：导丝与球囊通过 Y 形适配器进入导引导管，必须清除装置中的空气。然后球囊和导丝进入导引导管尖端。⑤导丝跨过病变：为减少血管痉挛的危险性，建议导丝进入前冠脉内给予硝酸甘油（100 ～ 200μg）。导丝应轻柔地通过病变，如遇到阻力，应撤出导丝重新进入，而不要强行进入，导致导丝打折而损伤血管。尤其在通过亚闭塞、溃疡斑块、成角病变前应少量造影剂定位，在确认导丝尖端通过病变并在真腔后，可快速、旋转送入导丝尽量达靶血管远端，以获得较好的支持力。⑥球囊扩张：固定导丝、推送球囊达导引导管尖端，在送球囊达病变处前应依据影像标志记住病变部位，通过造影确定球囊在合适位置后，用带有 1 ∶ 1 的造影剂与 0.9% 氯化钠注射液压力泵逐渐加压至病变消失即可。充气一般持续 10 ～ 30s，但根据患者不同的耐受性、病变的反应以及术者经验,充气时间可以从1s到几分钟不等。随着球囊充气,询问患者有无胸痛以及观察12导联心电图,这对于患者术后急性闭塞的诊断是有帮助的。⑦即刻造影结果评价:随着PTCA结束,球囊撤退到导引导管中,进行造影评价血管通畅与残余狭窄。要仔细造影评价残余狭窄、血栓、夹层、侧支闭塞、远端血栓形成、痉挛、穿孔以及有无复流。⑧支架植入:根据上述造影结果及病变特征选择合适直径及长度支架植入病变处。如果患者临床情况稳定,造影结果满意,那么退出所有器械,记录最后造影结果。

3. 冠心病介入治疗的并发症及处理

PCI并发症的产生机制包括:①冠状动脉损伤,导致冠状动脉急性闭塞和濒临闭塞,出现慢血流和无再流现象;②穿刺血管损伤,产生出血、血肿夹层、血栓形成和栓塞等并发症;③非血管并发症,如造影剂引起的心、肾功能损害等。

(1)冠状动脉损伤并发症。

1)死亡、AMI:急诊CABG死亡是指PCI后至出院前住院期间的死亡。AMI是指PCI后有下列任何一种AMI证据:①心电图两个以上相邻导联出现ST段抬高及ST-T的动态演变、病理性Q波形成或出现新的完全性LBBB;②连续测定心肌酶CK-MB或总CK异常升高,测定值可达正常高限值的3倍。急诊CABG是指在药物治疗或IABP不能控制的心肌缺血(或胸痛)或已有心源性休克的状态下进行的CABG,包括在送入手术室途中经历心肺复苏的抢救性CABG。

无上述紧急情况,但为将发生不良后果的机会降至最低程度而需在本次住院期间完成的非择期又非急诊的CABG称为紧急CABG。死亡、AMI和急诊CABG是冠心病介入治疗最严重的并发症,是冠状动脉损伤导致急性闭塞或濒临闭塞的结果。由于支架的广泛应用,其发生率已分别降至<1%和1%~2%。冠状动脉一旦急性闭塞或濒临闭塞(血流成TIMI 2级)将产生严重心肌缺血,表现为剧烈胸痛,心电图示ST段抬高或压低,房室传导阻滞或室性心律失常(包括频发室性期前收缩、室性心动过速)甚至出现心室颤动;严重时(知左心功能低下或冠状动脉近端闭塞、大面积心肌缺血)立即出现血压降低、心率减慢、心室停搏即心血管崩溃而死亡。冠状动脉急性闭塞的治疗关键是迅速使闭塞的冠状动脉恢复血流。应首先在冠状动脉内注射硝酸甘油消除冠状动脉痉挛。若为冠状动脉夹层,应紧急置入支架;若为支架近、远端夹层,应置入新支架覆盖夹层部位。由冠状动脉血栓形成或栓塞引起的急性闭塞,通常可通过球囊扩张使其再通。这类患者若不能在短时间内恢复冠状动脉血流,需在IABP和升压药的支持下行急诊CABG,否则将导致AMI或死亡。

2)冠状动脉穿孔和心脏压塞:冠状动脉穿孔和心脏压塞发生率约为1%,若诊断和处理不及时,可危及患者生命。冠状动脉穿孔常发生于小分支和末梢血管,其原因多数是钢丝(特别是亲水涂层和中等硬度以上的钢丝)直接穿出,或球囊在闭塞病变的假腔内或桥状侧支内扩张,或斑块消蚀器械过硬、血管相对小而弯曲直接损伤的结果。冠状动脉穿孔可产生心脏压塞,先用球囊在血管穿孔近端长时间扩张,封堵住破口,阻止血液漏入心包,再通过静脉注射鱼精蛋白中和肝素的抗凝作用,这对小穿孔一般有效;若无效可置入带膜支架（在大血管内）覆盖破口或用缠绕塞栓堵出血口（小血管和末梢）。若出现心脏压塞则在维持血流动力学稳定（扩容并应用升压药如多巴胺）的情况下立即行心包穿刺引流或外科心包切开引流术。

3）无再流现象：指 PCI 后冠状动脉原狭窄病变处无夹层、血栓、痉挛和明显的残余狭窄，但血流明显减慢（TIMI 0～1 级）的现象；若血流减慢为 TIMI 2 级时称为慢血流现象，发生率为 1%～5%。多见于血栓性病变如 AMD、退行性大隐静脉旁路移植血管病变的介入治疗和使用斑块旋磨术、旋切吸引导管以及人为误推入空气时，临床表现与冠状动脉急性闭塞相同。发生无再流现象时死亡率增高 10 倍。其产生机制尚不清楚，可能与微循环功能障碍有关，包括痉挛、栓塞（血栓、气栓或碎片）、氧自由基介导的血管内皮损伤、毛细血管被红细胞和中性粒细胞堵塞和因出血所致的心肌间质水肿。治疗措施：①冠状动脉内给予硝酸甘油和钙通道阻滞药，维拉帕米 0.1～0.2mg，总量 1.0～1.5mg；或地尔硫革 0.5～2.5mg，总量 5～10mg；②循环支持（包括多巴胺升压、IABP），维持血流动力学稳定；③若为气栓可通过指引导管加压注入动脉血，清除微循环内气栓子。

4）分支闭塞：分支闭塞较常见。小分支闭塞可无缺血症状，大分支闭塞则可引起严重的后果，如 AMI、急诊 CABG 或死亡。分支闭塞应以预防为主，原则上根据分支大小和分支开口本身有无病变来确定是否使用双钢丝技术保护分支，或对吻球囊技术扩张分支。对分支病变置入支架时应选用侧孔大的支架以免影响分支，分支一旦闭塞，应再行扩张。分支病变处置入"Y"或"T"形支架，因技术复杂、易损伤冠状动脉主支和再狭窄率很高，已很少使用。

（2）穿刺血管损伤并发症：主要是因穿刺血管（包括动、静脉）损伤或局部压迫止血不当产生的夹层、血栓形成、栓塞、出血、血肿、假性动脉瘤和动静脉瘘等并发症，可引起严重后果。穿刺动脉血栓形成可致动脉闭塞，产生肢体缺血坏死，需立即行外科手术修补或取栓；穿刺静脉血栓形成或栓塞可引起致命性肺栓塞，应给予抗凝或溶栓治疗；穿刺部位出血、巨大血肿应及时发现和处理，包括输血和压迫止血，必要时行外科修补止血。经股动脉穿刺途径者应警惕并及时发现腹膜后出血和血肿，其主要表现有低血压或休克，背部或下腹部剧烈疼痛，腹股沟上部肌张力增高、压痛，血细胞比容降低 5% 以上。腹部超声或 CT 可确诊腹膜后血肿。约 80% 的腹膜后血肿可经输血等保守治疗而好转，无须手术处理。应当注意及时发现穿刺局部的假性动脉瘤和动静脉瘘。假性动脉瘤经局部加压多可治愈，压迫不愈合者应外科手术修补；动静脉瘘分流量较大者建议手术修补。

（3）非血管并发症：与血管损伤无关的全身并发症，包括低血压、脑卒中、心功能损害和造影剂肾病。PCI 术后低血压很常见，主要是低血容量、血管扩张和严重并发症的结果，最常见的原因有血容量不足、失血、血管神经性迷走反射和血管扩张药（如硝酸甘油）过量等，少见的原因有 PCI 术后冠状动脉急性闭塞、冠状动脉破裂穿孔致心脏压塞、急性肺栓塞和严重的过敏反应，应及早做出诊断和治疗。治疗原则为扩容（生理盐水或葡萄糖盐水）、使用血管活性药物和对因处理。

脑卒中包括血栓栓塞和脑出血。栓子可来自冠状动脉近端血栓病变或颈动脉、升主动脉和头臂动脉损伤及介入器械形成的血栓，也可是进入引导导管的气栓。故术中应适度抗凝，操作轻柔和规范。对高血压患者应有效控制血压。在左室功能低下或心力衰竭患者的介入治疗操作过程中，可出现心功能恶化，诱发急性肺水肿，应重点予以预防。术前应纠正心力衰竭，术中和术后控制输液量，并酌情给予利尿药。肾功能损害或造影剂肾病是指在 PCI 后出现的急性肾功能不全，血肌酐＞ 76.85mol/L（2.0mg/dL）或比术前基础值升高＞ 50% 或需要血液透析，在原有肾功能受损和糖尿病肾病的患者多见，是 PCI 后较为常见的、潜在的严重并发症。一般表现为暂时性血肌酐升高，但尿量不少；少数患者也可发展到少尿性肾衰竭伴氮质血症，需要行血液透析治疗。造成肾衰竭的原因包括原有肾功能受损、糖尿病肾病、低血容量和左心功能低下及造影剂用量过大，少见的原因有血管紧张素转化酶抑制药（ACEI）诱发的肾缺血、肾动脉粥样硬化斑块脱落引起的栓塞、降主动脉夹层和 LABP 放置位置过低影响肾血流。肾功能损害的治疗除针对病因外，药物治疗以扩容、利尿为主，还可给予低剂量多巴胺扩张肾血管、增加肾血流。

（二）冠心病的药物治疗

近几十年来随着医学科技领域的研究进展，新的治疗方法不断出现，展示了广阔的前景。过去的 20 年，已经认识到一氧化氮（NO）与动脉粥样硬化进程有关。动物实验已经证实，NO 供体具有减缓动脉粥样硬化进程的作用。临床研究也表明，NO 供体应用可治疗冠心病伴发的心绞痛。在 ACS 的患者，现在认为炎症是斑块破裂的中心环节。因此抗炎治疗，无论是针对特异性炎症，还是非特异性炎症，都可以作为新的治疗靶点。早在 20 世纪初，就有学者应用各种方法促进缺血心肌的血管再生，在血管再生分子机制的研究过程中，试图找到一种在这一过程起关键作用的细胞因子，将其应用于临床性血管再生。研究较多的是血管内皮生长因子（VEGF）和成纤维母细胞生长因子（bFGF），它们作用于血管生成的多个环节，在理论上及体外试验均起启动和加速血管再生数个关键步骤的作用。研究表明，在不稳定型心绞痛（UA）、AMI、心肌冬眠、缺血再灌注损伤中都存在细胞凋亡的解剖学证据。通过对细胞凋亡的调控以延缓粥样硬化的过程，促进斑块消退，防止斑块破裂及其并发症，改善预后，可以成为一个新的治疗方向。目前临床上用于冠心病的药物种类主要有抗血小板药、调脂药、硝酸酯类药、β 受体阻滞药、钙通道阻滞药、血管紧张素转化酶抑制药等。

1. 抗血小板药的应用

阿司匹林通过抑制环氧化酶和血小板血栓烷 A_2 的合成来达到抗栓作用。在 3 000 例以上稳定型心绞痛患者应用阿司匹林治疗中，心血管不良事件的危险性平均降低 33%。在 UA 者，阿司匹林能够减少短期或长期致死或非致死性心肌梗死的危险。研究显示，择期给予无症状患者 300mg 阿司匹林，可降低心肌梗死的发生率。在稳定型心绞痛患者进行的试验显示，索他洛尔治疗基础上加用 75mg 阿司匹林，作为主要终点事件的心肌梗死和死亡减少 34%，二级终点事件血管事件减少 32%。

噻氯匹定是噻吩吡啶衍生物，它抑制腺苷酸诱导的血小板积聚，并降低凝血酶、胶原和血栓烷 A_2、血小板活化因子的浓度。它还可减少纤维蛋白原并增加红细胞变形，从而降低血液黏滞度。虽然噻氯匹定可降低稳定型心绞痛患者的血小板功能，但不像阿司匹林，它没有显示能够减少心血管事件。然而，它可引起白细胞计数减少，偶尔可发生血栓性血小板减少性紫癜。

氯吡格雷也是一种噻吩吡啶衍生物，在化学结构上与噻氯匹定相近，但具有更强的抗血栓功能。它选择性地不可逆地抑制腺苷二磷酸与血小板受体结合，因而阻断依赖腺苷二磷酸激活的糖蛋白 $IIb/IIIa$ 复合物，阻止腺苷二磷酸介导的血小板激活。一项在陈旧性心肌梗死、卒中或有症状周围血管性疾病（即有发生缺血事件危险）患者比较氯吡格雷与阿司匹林的随机试验显示，氯吡格雷对减少心肌梗死、血管性死亡或缺血性卒中的联合危险性方面比阿司匹林更有效。然而。没有进一步的试验证实氯吡格雷治疗稳定型心绞痛患者有效果。

双嘧达莫是一种嘧啶类衍生物，具有扩张冠状动脉阻力血管的作用，并还有抗血栓作用。它通过抑制磷酸二脂酶，激活腺苷酸环化酶，增加血小板细胞内 cAMP，并抑制从血管内皮细胞和红细胞内摄取腺苷。血浆内腺苷浓度增加导致血管扩张。常规口服剂量的双嘧达莫就可加重稳定型心绞痛患者运动诱发的心肌缺血，因此它不应作为抗血小板药使用。

冠心病患者无论是否有症状，只要没有禁忌证，就应每日常规应用阿间匹林 75～300mg。荟萃分析 287 项随机试验的结果显示，每日 75～150mg 剂量组血管事件减少与每日 160～300mg 剂量组相近，然而每日＜75mg 受益较小。

2. 抗凝血药的应用

已经发现，组织型纤溶酶原激活物抗原（tPA-Ag）增加、纤溶酶原微活物抑制剂（PAI-1）浓度增高和运动后 tPA-Ag 反应降低，都可与稳定型心绞痛患者发生继发性心血管死亡危险性增高有关，这就为长期抗血栓治疗提供了理论依据。在稳定型心绞痛患者进行的小规模安慰剂对照研究显示，每日皮下注射低分子肝素能够降低纤维蛋白原水平。这与改善临床症状和提高运动到 ST 段压低 1mm 或最大 ST 下降的时间有关。然而，这种治疗的临床经验非常有限。还没有确立新型抗血小板药及抗血栓药物加糖蛋白 $IIb/IIIa$ 抑制药和重组水蛭素在治疗稳定型心绞痛患者的效果。在有动脉粥样硬化危险因素但没有症状的心绞痛患者进行的随机试验表明，使用华法林口服低强度抗凝（INR1.47）可降低缺血事件（冠心病死亡和致死性及非致死性心肌梗死）的危险。阿司匹林可增强这种获益。

3. 调脂药的应用

使用胆汁酸螯合药、纤维酸衍生物（吉非贝齐和氯贝丁脂）或者烟酸等的降脂试验表明，可将总胆固醇降低 6%～15%。这些研究显示，总胆固醇每减少 1%，冠状动脉事件的发生减少 2%。采用冠状动脉造影的试验解释了调脂治疗对冠状动脉粥样硬化斑块出现解剖学变化的作用。积极治疗可延缓斑块发展，使斑块更加稳定，减少临床事件的发生。对 37 项试验的荟萃分析证实，降低胆固醇治疗与冠心病病死率和总病死率降低有明显的关系。

降低低密度脂蛋白（LDL）的药物可减少冠心病患者不良缺血事件的危险。试验显示，在基线胆固醇 2.12～3.08g/L 的冠心病（包括心绞痛）患者应用 HMG–CoA 还原酶抑制药治疗，可将病死率和主要冠状动脉事件降低 30%～35%。一项研究显示，在有陈旧性心肌梗死并血浆总胆固醇＜ 2.4g/L（平均 2.09g/L）和 LDL– 胆固醇在 1.15～1.74g/L（平均 1.39g/L）的男性和女性，应用 HMG–CoA 还原酶抑制药（他汀类药物）治疗，可将致死性或非致死心肌梗死降低 24%。这些临床试验表明，在冠心病包括稳定型心绞痛患者，主张进行调脂治疗，即使只是出现轻到中度 LDL– 胆固醇升高。

4. 血管紧张素转化酶抑制药的应用

曾认为 ACEI 有潜在的心血管保护作用。早在 1990 年，两项研究显示，ACEI 能够降低复发性心肌梗死发生率，这种效应与单纯降低血压的作用有关。还有研究证实，血浆肾素高值与心肌梗死合并轻度高血压患者的病死率明显增高有关，且这种效应与血压水平无关。

90% 以上的血管紧张素转化酶与组织结合，而仅有不到 10% 的血管紧张素转化酶在血浆内以可溶解的形式出现。在非动脉粥样硬化的动脉，大多数组织内血管紧张素转化酶与血管壁管腔面的内皮细胞的细胞膜结合，且高浓度血管紧张素转化酶出现在血管内皮外。粥样硬化代表了一个过程的不同阶段，它主要由内皮细胞介导。因此，在早期，对于内皮细胞功能有重要影响的局部血管紧张素 Ⅱ 和缓激肽浓度。主要位于内皮细胞的血管紧张素转化酶是一个非常重要的介质。应用喹那普利（每日 40mg），能够消除没有严重高脂血症或心力衰竭证据患者的冠状动脉内皮功能紊乱。在更严重的病变，血管紧张素转化酶也可位于贯穿整个斑块的微血管结构的内皮并伴有血管紧张素 Ⅱ 增高。

血管紧张素转化酶使血管紧张素 Ⅰ 转变为血管紧张素 Ⅱ，并通过水解作用使缓激肽降解成为无活性的代谢物。因此，血管紧张素转化酶为血浆内的血管紧张素 Ⅱ 和缓激肽之间的平衡，提供了一个重要的生理学功能，但在血管壁内更加重要。已经表明，与安慰剂比较，雷米普利治疗导致心肌梗死后患者的血浆凝血酶原激活物抑制剂 –1（PAI–1）抗原水平降低 44%（$P = 0.004$），PAI–1 活动度降低 22%（$P = 0.02$）。因此，雷米普利使心肌梗死后的纤溶平衡移向溶解这一侧，这种生物化学作用与临床试验中降低心肌梗死的危险性有关。总之，血管紧张素转化酶抑制药具有有利于促进血管扩张，抗凝集、抗增生和抗血栓效应的血管作用机制。

5. 抗心绞痛药和抗缺血药物的应用

抗心绞痛药和抗缺血药物治疗与其他防止心肌梗死和死亡的药物联合应用。但在某些高危患者，有些干预（如 β 受体阻滞药和外科搭桥术）在防止心肌梗死和心脏性猝死的同时，可改善心绞痛和缺血。然而，抗心绞痛治疗的主要目的是减轻心肌缺血的症状，因而改善体力活动功能和提高生命质量。减轻缺血和心绞痛的最有效药物是 β 受体阻滞药、钙通道阻滞药和硝酸盐制剂。

（1）β 受体阻滞药：应用 β 受体阻滞药减慢心率、抑制心肌收缩力和降低动脉压力，可减少心肌氧耗。心率减少可延长舒张期灌注时间，从而增加左心室灌注。尽管 β 受体阻滞药可能通过形成环磷酸腺苷（cAMP）来增加冠状动脉血管阻力，但尚没有证实这种药效学的临床意义。心率显著减慢可增加左心室舒张期室壁张力，从而增加心肌需氧量，但与硝酸盐制剂同时使用可抵消 β 受体阻滞药的这种潜在不良反应。

目前有多种 β 受体阻滞药可用于治疗高血压和心绞痛。所有 β 受体阻滞药对心绞痛可能具有相同的作用。在稳定型劳累性心绞痛患者，这些药物可减少运动时的心率与血压的乘积，因此，心绞痛的发作或运动时缺血阈值延迟或避免。在治疗稳定型心绞痛时，常规将 β 受体阻滞药的剂量调整到静息心率为 55 ～ 60 次 / 分。在严重心绞痛患者，假如没有与窦性心动过缓有关的症状和没有发生心脏传导阻滞，可将心率减慢到 50 次 / 分以下。在稳定型劳累性心绞痛者中，β 受体阻滞药限制运动性心率增加，理想心率为低于缺血发作时心率的 75%。已经发现，具有血管扩张作用的 β 受体阻滞药对稳定型心绞痛有效。同时具有肾上腺素能受体和 β 受体阻滞作用的药物。在稳定型心绞痛的治疗中也有效，β 受体阻滞药对于控制劳累性心绞痛具有明显效果。比较 β 受体阻滞药和钙通道阻滞药的对照研究显示，这两种药物对控制稳定型心绞痛同样有效。对于梗死后稳定型心绞痛和血管重建治疗后需要抗心绞痛治疗者，应用 β 受体阻滞药治疗，能够有效地控制有症状或无症状心肌缺血的发生。文献报道，在有高血压但无明显冠心病的老年患者，与利尿药相比，作为一线治疗的 β 受体阻滞药不能够降低心源性病死率和各种原因的病死率。然而，β 受体阻滞药仍然是治疗老年稳定型心绞痛患者可供选择的抗缺血药物。

有随机试验显示，β 受体阻滞药能改善新近发生心肌梗死患者的存活率。几个大规模的随机试验也显示，β 受体阻滞药能改善高血压患者的存活率并预防卒中和心力衰竭。一些小规模的随机对照试验观察到 β 受体阻滞药对既往没有心肌梗死或高血压的稳定型心绞痛患者的作用。

（2）钙通道阻滞药：包括新的第二代选择性二氯吡啶类药物和维拉帕米、地尔硫䓬等非二氢吡啶类药物。它们能够降低冠状动脉血管阻力，增加冠状动脉血流。这些药物都可使心外膜冠状动脉血管和小动脉阻力血管扩张。心外膜冠状动脉扩张是钙通道阻滞药缓解血管痉挛性心绞痛的主要受益机制。钙通道阻滞药还能主要通过减轻血管阻力和动脉压力来减轻心肌需氧。

比较钙通道阻滞药与 β 受体阻滞药的随机试验显示，钙通道阻滞药对于减轻心绞痛大体上与 β 受体阻滞药的效果相当，并能够延长运动到心绞痛或缺血发生的时间。不同剂量的二氢吡啶类药物或非二氢吡啶类药物，其临床效果都很明显。钙通道阻滞药能有效降低血管痉挛性心绞痛患者的心绞痛发生率。短效的硝苯地平、地尔硫䓬和维拉帕米在约 70% 患者可完全解除心绞痛发作，还有 20% 患者的心绞痛发作频率明显降低。应用新一代血管选择性长效二氢吡啶类药物氨氯地平治疗血管痉挛性心绞痛的随机对照试验中，将 52 例血管痉挛性心绞痛患者随机分为氨氯地平组和安慰剂组，与安慰剂组比较，氨氯地平组的心绞痛发生率明显下降，摄入硝酸甘油片的量也明显减少。

（3）硝酸甘油等硝酸盐制剂：硝酸甘油是内皮依赖性血管扩张药，它通过减少心肌需氧和改善心肌灌注而产生有益的作用。心肌需氧和耗氧下降主要是由于前负荷降低所致左心室容积和动脉压力降低。大动脉压力降低是由于硝酸甘油使大动脉的顺应性改善的结果。在稳定型心绞痛患者，硝酸甘油还具有抗血栓和抗血小板聚集的作用。有些患者由于反射性的交感神经兴奋性增加，结果心率增加，心肌收缩力增强。但一般硝酸甘油等硝酸盐制剂的净作用是减少心肌需氧量。

硝酸甘油能够扩张心外膜冠状动脉和侧支血管，对有或没有粥样硬化性冠心病的心外膜冠状动脉都有扩张作用，可有效地缓解血管痉挛性心绞痛患者的冠状动脉痉挛。因为硝酸甘油减少需氧并改善心肌灌注，所以这些药物能够有效地缓解需氧性和供氧性心肌缺血。

对于劳累性心绞痛患者，硝酸甘油能提高运动耐量，延缓心绞痛发生时间，减轻踏板运动试验中 ST 段下降的程度。与 β 受体阻滞药或钙通道阻滞药联合应用。硝酸盐制剂能增强在稳定型心绞痛患者抗心绞痛或抗缺血效果。

（4）其他抗心绞痛药物：吗多明是一种与硝酸盐制剂具有相同药理特性的斯德酮亚胺，能够有效地控制有症状的稳定型心绞痛患者。尼可地尔是一种钾通道激活药，也与硝酸盐制剂具有相同的药理特性并可有效地治疗稳定型心绞痛。代谢性药物如曲美他嗪、雷诺嗪和左旋肉毒碱在一些患者中具有抗心绞痛作用。心动过缓药物如阿普林定和扎替雷定已经用于治疗稳定型心绞痛，但其有效性还有待进一步观察。研究者一直在对ACEI 治疗稳定型心绞痛的作用进行观察，但尚不能肯定其疗效。文献报道，在使用 β受体阻滞药的稳定型心绞痛且左心室功能正常者，加用 ACEI 可减轻运动诱发的心肌缺血。5– 羟色胺拮抗药酮色林可能对稳定型心绞痛无效。拉贝洛尔是一种 β 受体和 α 受体阻滞药，具有抗心绞痛作用。非选择性的磷酸二酯酶抑制药如茶碱和曲匹地尔具有抗心绞痛作用。泛托法隆是一种钙通道阻滞药，具有抑制窦房结兴奋性的作用，因而能减慢心率。与其他钙通道阻滞药一样，它具有强烈扩张外周血管和冠状动脉血管的作用。对照研究中已经观察到它对稳定型心绞痛患者具有抗心绞痛作用。

6. 稳定型心绞痛药物治疗的选择

稳定型心绞痛治疗有两个目的：①降低病死率和发生不良事件的危险；②减轻症状。从患者的角度，往往更加关注后者。稳定型心绞痛的主要症状有绞窄性胸痛或相当于劳力性呼吸困难一样的症状。

患者往往不仅因症状本身而感到不适，还可伴有活动受限或症状引起的焦虑。有关预后的不确定也是导致焦虑的另一个原因。对于有些患者，主要症状可以是心律失常引起的心悸或晕厥，或者心功能不全导致的疲劳、水肿或端坐呼吸。

由于患者中症状的不同，患者本身独特的感觉、期望和选择不同，不可能制订一个统一的治疗成功的定义。例如，对除心绞痛之外无其他疾病的活动量很大的患者，治疗目的是完全消除心绞痛，恢复积极的体力活动。相反，对于有严重心绞痛并伴有其他严重疾病的老年患者，减轻症状并能进行日常有限的活动就很满意了。

对大多数患者来说，治疗目标应是完全或几乎完全地消除绞窄性胸痛，恢复正常活动并恢复到加拿大心血管病学会（CCS）分级为 I 级的功能状态，即一般体力活动（如步行和爬楼梯）不受限，仅在强、快或持续用力时发生心绞痛。完成这种目标的同时，治疗的不良反应尽可能少。这种成功的定义应根据每一例患者的具体临床特征和选择来确定。

治疗心绞痛的药物选择主要考虑是改善预后。一级预防和二级预防试验已经显示，阿司匹林和调脂治疗能够降低病死率和非致死性心肌梗死的危险。这些资料强烈提示，在稳定型心绞痛患者中，心脏事件也可减少，这得到应用阿司匹林小样本随机试验的直接证据的支持。

β受体阻滞药作为心肌梗死后患者的二级预防应用时，也能够减少心脏事件并降低高血压患者的病死率和患病率。基于β受体阻滞药可降低患病率和病死率，应着重考虑将β受体阻滞药作为稳定型心绞痛的首先治疗，但目前应用较少。糖尿病不是使用β受体阻滞药的禁忌证。还没有研究显示硝酸盐制剂能够降低急性心肌梗死或冠心病患者的病死率。但即刻释放或短效二氢吡啶类钙通道阻滞药可增加心脏不良事件。然而，长效或缓释的二氢吡啶类药物或非二氢吡啶类药物，可缓解稳定型心绞痛患者的症状，不会增加心脏不良事件的危险。没有结论性证据表明，长效硝酸盐制剂或钙通道阻滞药能够有效地长期治疗和缓解心绞痛症状。长效钙通道阻滞药由于可维持24h，在维持治疗方面比长效硝酸盐制剂有效。然而，也应考虑到患者和医生的选择。

新一代血管选择性长效钙通道阻滞药如氨氯地平或非洛地平，可用于左心室收缩功能下降患者。在窦房结功能失调，休息时心动过缓或房室传导阻滞者，应避免应用β受体阻滞药或减慢心率的钙通道阻滞药。在胰岛素依赖的糖尿病患者，应慎用β受体阻滞药，因为β受体阻滞药可掩盖低血糖症状，轻微外周血管疾病者，没有应用β受体阻滞药或钙通道阻滞药的禁忌证。然而，有静息性缺血症状的严重外周血管疾病患者，最好避免使用β受体阻滞药，但优先应用钙通道阻滞药。在梗阻性肥厚型心脏病患者，应避免应用硝酸盐制剂和二氢吡啶类钙通道阻滞药。对这些患者，β受体阻滞药和减慢心率的钙通道阻滞药可能有用。有严重主动脉瓣狭窄者，应慎用所有血管扩张药，包括硝酸盐制剂，因为血管扩张药有引起低血压和晕厥的危险。心绞痛患者可伴随其他心脏问题，如充血性心力衰竭，需要其他特殊治疗，如利尿药和ACEI。

四、康复

冠心病引起的主要功能障碍除了由于心肌供血不足直接导致的心脏功能障碍之外，还有一系列继发性躯体和心理障碍，如循环功能障碍、呼吸功能障碍、运动功能障碍、脂质代谢和糖代谢障碍、行为障碍等。这些功能障碍对患者的生活质量有直接影响，但往往不被临床所重视。因此，这些都是康复治疗的重要目标。根据冠心病康复治疗措施的特征，国际上一般将康复治疗分为以下3期。

（一）Ⅰ期（住院期）康复治疗

急性心肌梗死2周以内，冠状动脉搭桥术或冠状动脉成形术后早期康复，国际上急性心肌梗死住院时间为3～7d，因此Ⅰ期康复治疗的实际时间是发病后住院期间的时间。

1. 康复原理

通过适当活动，减少或消除绝对卧床对卧床休息带来的不良影响。

2. 适应证

患者生命体征稳定，无明显心绞痛，安静心率每分钟＜110次，无心力衰竭、严重心律失常和心源性休克，血压基本正常，体温正常。

3. 禁忌证

不稳定型心绞痛；血流动力学不稳定，包括血压异常、严重心律失常、心力衰竭或心源性休克；严重并发症，包括体温超过 38℃、急性心肌炎、未控制的糖尿病、新近的血栓或栓塞、手术切口异常；出现新的心电图心肌缺血改变；患者不能配合康复治疗等。

4. 康复治疗目标

当患者生命体征稳定，无明显的心绞痛，无心力衰竭及严重心律失常、心源性休克，病情稳定无加重时，即可开始渐进性体能活动，可以按正常节奏连续行走 100～200m 或上下 1～2 层楼而无症状和体征。运动能力达到 2～3MET，使患者理解冠心病的危险因素及注意事项，在心理上适应疾病的发作和处理生活中的相关问题，争取尽早生活自理和出院。

5. 康复治疗方案

根据患者的自我感觉，病情无加重、生命体征稳定、无并发症即可进行，尽量进行可以耐受的日常生活。

（1）床上活动：一般在床上做四肢各关节的主动、被动活动。从远端肢体的小关节活动开始，活动时呼吸自然平稳，若没有任何症状，逐渐增加活动量，自己进食，腿垂于床边，吃饭、洗脸、刷牙、穿衣等日常生活活动可早期进行。

（2）呼吸训练：主要训练腹式呼吸，呼气与吸气要连贯，节奏要均匀，用力要缓慢。

（3）坐位训练：开始坐时可有依托，如被子、枕头放在背后，将床头抬高。待患者适应后，可逐步过渡到无依托独立坐位。

（4）步行训练：从床边站立开始，在站立无问题后开始床边步行，病房内行走，再到走廊里。早期步行训练可在运动平板上进行，开始用坡度 0%、每小时 1.6km 的速度 10～15min，随着耐力的改善程度可以逐渐增加至每小时 4.8km。活动时心率增加应每分钟 < 10 次，并且不应出现心律不齐、血压降低等不良反应。如果在训练中血压开始降低应该停止训练。在这时可进行渐进性作业治疗活动，增强自我照顾和日常生活能力，经 2 周的运动能力一般达到 2～3MET。

（5）排便：要保持患者大便通畅，可在床边放置简易坐便器，让患者坐位大便，其心脏负荷和能量消耗均小于卧床大便（3.6MET），也比较容易排便。如果出现便秘，应该使用通便剂。患者有腹泻时也需要注意严密观察，因为过度的肠道活动可以诱发迷走反射，导致心律失常或心电不稳。

（6）上楼：上楼活动是保证患者出院后在家庭活动安全的重要环节。上楼的负荷取决于上楼的速度，一般上一台阶可稍休息片刻，以保证不出现任何不良表现。

（二）Ⅱ期（恢复期）康复治疗

自患者出院开始至病情稳定性完全建立为止，时间为 5～6 周。

1. 原理

患者在此期主要是要保持适当的体力活动，逐步适应家庭活动，等待病情完全稳定，准备参加Ⅲ期的康复锻炼。

2. 适应证

患者生命体征稳定，运动能力大于3MET，家庭活动时无显著症状和体征。

3. 禁忌证（与Ⅰ期相似）

不稳定型心绞痛；严重心律失常、心力衰竭、休克；严重并发症；出现新的心电图心肌缺血改变；不能配合康复治疗者等。

4. 康复治疗目标

运动能力达到4～6MET，逐步恢复一般日常生活活动能力，提高生活质量。对于体力活动没有更高要求的患者可停留在该期。

5. 康复治疗方案

常用的锻炼方法是行走。室内外散步，逐渐增加其耐力，每日进行，在活动强度为最高心率（HR_{max}）的40%～50%时，一般无须医护监测。而进行较大强度活动时可采用远程心电图监护系统监测，或由有经验的康复治疗人员观察康复治疗的进程，以确立安全性。无并发症的患者在家属帮助下逐步过渡到无监护活动。活动应循序渐进，安全地提高运动负荷。可参与Ⅱ期康复程序，每周门诊随访1次，任何不适均应暂停运动，及时就诊。

（三）Ⅲ期（维持期）康复治疗

本期冠心病患者的病情处于较长期稳定状态，包括陈旧性心肌梗死、稳定性心绞痛、隐性冠心病、经皮冠状动脉腔内成形术或支架置入术后、心脏移植术后、安装起搏器后等。康复程序一般设计为2～3个月，患者的自我锻炼应该持续终生。

1. 原理

（1）外周效应：指心脏之外的组织和器官发生的适应性改变，是公认的冠心病和各类心血管疾病康复治疗的机制。

（2）中心效应：指康复训练对心脏的直接作用，主要为心脏侧支循环形成，冠状动脉供血量提高，心肌内在收缩性相应提高。

（3）危险因素控制。

2. 适应证

临床病情稳定者，包括陈旧性心肌梗死、稳定型劳力性心绞痛、隐性冠心病、冠状动脉分流术和腔内成型术后、心脏移植术后、安装起搏器后。

3. 禁忌证

（1）绝对禁忌证：主要为临床情况不稳定，包括未控制的心力衰竭或急性心力衰竭；严重左心功能障碍；血流动力学不稳的严重心律失常；不稳定型心绞痛；急性心包炎、心肌炎、心内膜炎；严重的未控制的高血压；急性肺动脉栓塞；传染病；发热；瓣膜病；肺水肿；精神病。

（2）相对禁忌证：高血压（大于180/100mmHg）；运动时低血压；明显心动过速或过缓；中度瓣膜病；扩心；房室传导阻滞；严重肝肾疾病；严重糖尿病；血电解质紊乱；风湿病；晚期妊娠；严重贫血；情绪激动。

4. 康复目标

巩固Ⅱ期康复成果，进一步改善患者的心理状态和控制危险因素，提高体力活动能力和心血管功能，恢复发病前的生活和工作。

5. 康复治疗方案

采取全面康复方案，包括有氧训练、循环抗阻训练、柔韧性训练、医疗体操、作业训练、放松训练、行为治疗、心理治疗等。在整个康复方案中，有氧训练是最重要的核心。有氧训练：冠心病患者可选择散步、慢跑、打太极拳、骑自行车或健身车、游泳等运动项目，这些运动的能量代谢主要以有氧代谢的形式进行，故医学上称为"有氧运动"。

（1）训练方式：可分为间断性和连续性运动。间断性运动是指基本训练期间有若干次高峰靶强度，高峰强度之间强度降低。优点：可以获得较高的运动强度刺激，同时，时间较短不至于引起不可逆的病理性改变；缺点：需要不间断地调节运动强度，操作比较麻烦。连续性运动是指训练时期的靶强度持续不变。优点：简便，患者相对比较容易适应。

（2）运动量：要达到一定的阈值 [每周的运动总量为 2.9 ～ 8.4kJ（相当于10 ～ 30km）] 才能产生训练效应。每周运动量小于 2.9kJ 只能达到维持身体活动水平的目的，不能提高运动能力。每周运动量大于 8.4kJ 则不再增加训练效应。运动总量的要求无明显性差异。合适运动量的主要目标是：运动时稍稍出汗，轻度呼吸加快，早晨起床时感觉舒适，无持续的疲劳和其他不适感。

（3）运动强度：运动训练所规定达到的强度称为靶强度，可用心率、心率储备、最大耗氧量、代谢当量（MET）、无氧阈、主观劳累程度计分等方式来确定。靶强度主要根据心电运动试验中出现缺血症状、心电图异常、血压异常或达到最大运动时的心率、最大耗氧量、代谢当量、无氧阈和主观劳累计分来计算。靶强度一般为 40% ～ 85% 最大耗氧量或代谢当量，或 60% ～ 80% 心率储备，或 70% ～ 85% 最大心率。

（4）运动时间：每次运动的持续时间应根据每个患者的运动耐受情况而个体化处理。一般是热身运动 5 ～ 10min 达到靶心率，中等强度 15 ～ 20min，再进行 5 ～ 10min 的整理运动，每周训练的次数国际上多采用 3 ～ 5d 的频率。

（5）训练实施：每次训练都必须包括热身活动、训练活动和整理活动 3 部分。

1）热身活动：5 ～ 10min，主要目的是预热，即让肌肉、关节、韧带和心血管系统开始逐步适应训练期的运动应激。

2）训练活动：指达到靶训练强度的活动。

3）整理活动：5 ～ 10min，主要目的是让高度兴奋的心血管应激逐步降低，并适应运动停止后血流动力学的改变，如重力性低血压等。

（6）注意事项：①选择适当的运动，避免竞技性运动；②只在感觉良好时运动；③注意周围环境因素对运动反应的影响，如寒冷或炎热气候要相对降低运动量和运动强度等；④患者需要理解个人能力的限制，应定期检查和修正运动处方，避免过度训练，药物治疗发生变化时，要注意相应地调整运动方案；⑤运动时如出现上身不适（包括胸、臂、颈或下颌，可表现为酸痛、烧灼感、缩窄感或胀痛）、无力、气短、骨关节不适（关节痛或背痛）等，应停止运动，及时就医。

（四）作业治疗

患者患病后活动能力受到不同程度的影响，作业治疗的目的是帮助患者尽可能的恢复和保持原有的生活方式，要根据患者个人爱好和生活习惯、身体的现有条件进行相应调整。可选择强度小、安全度高、不增加心脏负荷的作业治疗项目进行训练。

1. Ⅰ期训练

开始训练时，必须在专业治疗师的监护下进行，配合心电和血压的监护。此期主要让患者进行低水平的体力活动，让患者和家属了解如何控制危险因素，指导患者在床上、床边和床下的简单活动，逐渐过渡到独立穿衣、洗澡。提高患者的睡眠质量，如采用听音乐等方式放松心情，睡前避免饮用咖啡、酒精等刺激性的饮料。

2. Ⅱ期训练

主要保持适当的体力活动，逐渐适应家庭生活，恢复正常的活动功能。可从事一般性的家务劳动，如洗碗、铺床、提拿不超过 2.0kg 的物品、短时间打扑克等；在上述活动不引起疲劳的状态下，可洗小件衣服、晾晒衣服、擦桌子、简单烹饪、梳头、外出理发、购物和提拿 4.0kg 的物体；在完成上述活动体力较充沛的条件下，逐渐增加活动量。可独立外出购物、打扫室内外卫生、清洗浴缸、增加步行时间及距离。在没有任何不适的情况下，可提 9kg 以上的重物。

3. Ⅲ期训练

此期是Ⅱ期训练的延续，强调模拟实际生活和工作活动的训练，使患者适应日常生活活动和工作活动的需要。根据患者实际情况，逐渐从轻微活动向重度活动过渡。可进行自我生活照料，如洗脸、洗澡、头发护理、穿衣、家务劳动、移动等。在运动能力为 $4 \sim 6MET$，活动强度为 HR_{max} 的 $40\% \sim 50\%$ 时，可恢复性生活能力、外出度假和旅行、参加娱乐和体育活动、训练双手移动重物，以及外出驾驶活动等。

（五）心理治疗

焦虑、紧张、愤怒、烦恼等不良情绪会引起血液中肾上腺素和其他紧张激素大量涌出，在身体上造成明显后果，如呼吸加重、心跳加快、血压升高等。严重时还会引起冠状动脉血管痉挛、阻塞而发生心绞痛、心肌梗死。

据统计，有 1/3 ~ 2/3 的心肌梗死病例有发作诱因，其中情绪激动、精神紧张及疲劳最为多见。

据统计，有 1/3 ~ 2/3 的心肌梗死病例有发作诱因，其中情绪激动、精神紧张及疲劳最为多见。

由于心绞痛、心肌梗死患者都是需进行紧急救护的疾病，患者难免会产生紧张、焦虑、忧郁、压抑的心理，甚至对于病情、预后、未来生活、工作的考虑会对生活失去信心。因此，对患者要进行心理康复，以恢复功能贮量、减少症状、改善生活质量，并使患者早日回归家庭、社会，产生良好的心理效应。

（六）传统医学康复疗法

针灸、推拿等方法对冠心病的治疗具有一定疗效。

（1）针灸内关、膻中、心俞、厥阴俞、神门等腧穴可以达到急则治标而缓解心绞痛、缓则治本而调整机体功能的目的，且适宜于冠心病的全过程。

（2）按摩手少阴心经、手厥阴心包经的循经穴位，胸部的膻中穴，背部的心俞穴，均能起到疏通气血、强心止痛的效果。特别是重按内关穴，对于缓解冠心病心绞痛、心律失常、心肌梗死的危急状态、及时救治患者有重要意义。

第二节　高血压

一、概述

（一）定义

大量的流行病学调查和临床研究证实，高血压是引起致死性和致残性心脑血管事件的最主要危险因素，如脑卒中、心肌梗死、心力衰竭、肾衰竭等，血压水平越高，心血管不良事件的危险也越大。

有关高血压的诊断标准，国内外的学者已经争论了许多年。在自然人群中，动脉血压水平是随着年龄的增加而升高的，在正常和血压升高之间很难划出一个明确的界限。"正常血压"和"高血压"的分界线，只能人为地以一种实用的方法加以规定，理论上这个分界线应该是能区别有病和无病的最佳血压水平。

目前主要是将流行病学调查资料、高血压人群的治疗随访数据，以及严格实施的降压药物临床随机对照试验结果，进行综合评估和相互印证，确定出在某一血压水平，高于此血压水平的人群接受降压治疗后，可以减少人群的心、脑、肾并发症，改善其预后，则高于这个血压水平就是高血压。

因此，高血压的诊断标准并不是一成不变的。随着流行病学和临床研究不断发展与进步，在若干年后，再来评价原先采用的高血压诊断标准是否完善，常需重新修订血压分类的标准。

目前国际和国内对血压的分类标准见表 2-2 ～表 2-4。

表 2-2　2007 年欧洲高血压学会（ESH）/ 欧洲心脏病学会（ESC）血压水平的定义和分类

类别	收缩压（mmHg）	舒张压（mmHg）
理想血压	＜ 120 和	＜ 80
正常血压	120 ～ 129 和（或）	80 ～ 84
正常血压高值	130 ～ 139 和（或）	85 ～ 89
1 级高血压（轻度）	140 ～ 159 和（或）	90 ～ 99
2 级高血压（中度）	160 ～ 179 和（或）	100 ～ 109
3 级高血压（重度）	≥ 180 和（或）	≥ 110
单纯收缩期高血压	≥ 140 和	＜ 90

注　若患者的收缩压和舒张压分属不同级别时，则以较高的分级为准。舒张压＜ 90mmHg 的单纯性收缩期高血压也可按照收缩压水平分为 1、2、3 级。

表 2-3　2003 年美国 JNC7 成人（≥ 18 岁）血压水平的定义和分类

血压分类	收缩压（mmHg）	舒张压（mmHg）
正常血压	＜ 120 和	＜ 80
高血压前期	120 ～ 139 和（或）	80 ～ 89
1 期高血压	140 ～ 159 和（或）	90 ～ 99
2 期高血压	≥ 160 和（或）	≥ 100

表 2-4　《中国高血压防治指南》（2021 年修订版）血压水平的定义和分类

类别	收缩压（mmHg）	舒张压（mmHg）
正常血压	＜ 120 和	＜ 80
正常血压高值	120 ～ 139 和（或）	80 ～ 89
高血压	≥ 140 和（或）	≥ 90
1 级高血压（轻度）	140 ～ 159 和（或）	90 ～ 99
2 级高血压（中度）	160 ～ 179 和（或）	100 ～ 109
3 级高血压（重度）	≥ 180 和（或）	≥ 110
单纯收缩期高血压	≥ 140 和	＜ 90

注　若患者的收缩压和舒张压分属不同级别时，则以较高的分级为准。舒张压＜ 90mmHg 的单纯性收缩期高血压也可按照收缩压水平分为 1、2、3 级。

　　血压水平从 115/75mmHg 开始，心脏病和脑卒中的危险随着收缩压和舒张压的增高呈连续且几何级数的增加。当血压数值超过 140/90mmHg 时，治疗的获益将大于风险。

　　《中国高血压防治指南》中的"正常高值"与美国 JNC7 中的"高血压前期"相同，是对血压的一种新划分，指的是血压轻度升高达到 120/80mmHg 至 139/89mmHg 的状态，这种血压水平的患者今后发展到高血压的可能是血压低于 120/80mmHg 者的 2 倍，并且与较低血压者相比，其心血管危险仍然成连续的对数线性增加的关系。血压 120/80mmHg 的心血管病死率低于 140/90mmHg 者，大约为后者的一半。

　　2009 年 11 月，美国高血压学会高血压写作组更新了高血压的定义及分类，文件中提出按有高血压性心血管病（CVD）标志物及靶器官损害证据将高血压划分为正常、1 期、2 期及 3 期，而无须考虑血压水平。该新定义认为高血压是一种由多种病因相互作用所致、复杂的、进行性的心血管综合征，血压本质上是高血压的一个生物标志。

　　由于心脏、血管的功能与结构重塑，肾脏、脑组织损伤等脏器亚临床或临床表现，均可能发生在血压升高之前，若仅仅根据血压数值判断疾病的严重程度存在很大缺陷。新定义是对以往过度强调血压水平在高血压诊断和预后评估中意义的纠正，是对高血压疾病本质的深入认识。但这种分期的目的在于病理生理上评价疾病的进展程度，提示未来高血压的防治趋势必定是越早越好。但在现实世界的临床实践中实用性不如高血压分级中的总体心血管危险评估，后者基于血压水平，结合靶器官损害或临床疾病状态，预测患者未来 10 年或更长时期内的心血管事件风险，并指导降压治疗策略选择以及其他危险因素的处理。

（二）病因及病理生理

对 90% ～ 95% 的高血压患者来说，无法明确存在单一的、可逆性致血压升高的病因，这些高血压患者即为原发性高血压。然而，绝大多数原发性高血压患者可确认存在稳定的行为因素——习惯性过多摄入能量、盐分和酒精，促进血压升高。其余 5% ～ 10% 的高血压患者中，可确诊一种少见而明确的机制，即为继发性高血压。在器官系统水平，高血压是有关促进血管收缩和肾脏钠潴留的功能机制增强或血管舒张和肾脏钠排除的功能机制逐步丧失的结果。神经、激素以及血管等诸多机制均参与其中。越来越多的证据表明，神经激素的活化削弱血管功能（如内皮依赖的血管舒张）和结构（如内向重构），在高血压出现之前的早期发病中具有重要意义。影响血压的最重要行为因素与饮食摄入热量和盐分有关。在各种人群中，高血压的患病率随体重指数呈线性增加。由于在发达国家和不发达国家均出现明显的肥胖流行，人们对代谢综合征的关注也越来越多，而代谢综合征常合并高血压。代谢综合征指一组常见的临床表现簇：以高血压和腹部肥胖（男性肥胖类型）、胰岛素抵抗和葡萄糖耐量异常，以及三酰甘油升高和高密度脂蛋白胆固醇低下为特点的血脂异常类型。已有大量证据显示，体重增加可致血浆容量扩张以及交感神经过度活化。一般认为，交感神经过度活化是为了代偿性消耗脂肪，但是却引起周围血管收缩，肾脏的水钠潴留，以及血压升高。某些肥胖患者，睡眠呼吸暂停是高血压的重要原因。由于反复的动脉血氧饱和度低下，颈动脉窦化学感受器敏感性增高，导致持续性交感神经过度活化而致血压升高。

在全球 52 个不同地点完成 INTERSALT 研究显示，30 年里成人高血压发病与饮食中钠盐摄入量呈紧密的线性相关。因此，饮食中钠盐摄入是人类高血压的另一个关键行为因素。然而，不同个体间的血压对饮食钠盐负荷和限钠饮食的反应存在显著的差别，提示遗传背景在钠盐与血压关系中的重要性。

遗传学研究已经明确了数十个孟德尔型遗传基因可导致高血压或低血压。这些基因均与肾脏处理水盐代谢的机制相关，因而强烈提示肾素 - 血管紧张素 - 醛固酮系统在人体血压调控中至关重要的地位。然而，所有确认的高血压孟德尔型仅占高血压患者中的极少数。目前几乎没有证据表明，任何这些基因单独或联合的微小变异，会对普通人群在日常环境中的血压升高产生增强或削弱的影响。不过，流行病学研究表明，家族内血压的相似性比在无关个体间更为明显，单卵双生子间的血压比双卵双生子间更相似，同一家庭内生物学子嗣间的血压比领养性子嗣间更相近。血压的家族聚集性中 70% 归咎于相同的基因而不是环境。尽管人类基因组图已经完成，但迄今为止，在全人群中有关血压变异的遗传因素尚未明了。

二、诊断

（一）血压测量方法

1. 诊所血压

诊所血压是最常用和最基本的血压检测方法，准确地测量诊所血压是高血压诊断以及评估患者心血管危险的基础。

测量方法：患者取靠背坐位，赤裸手臂至于心脏水平，静息 5min 后至少测量 2 次。将袖带充气至高于桡动脉搏动消失处 20mmHg 左右，再以每秒 3 ～ 5mmHg 的速度为袖带放气。每次就诊时至少测量 2 次以上血压值，相隔 1 ～ 2min 重复测量，取 2 次读数的平均值记录。如果收缩压或舒张压的 2 次读数相差 5mmHg 以上，应再次测量，取 3 次读数的平均值记录。取其平均值作为本次就诊时的血压水平并记录。在测量血压前 30min 内不能吸烟和饮用咖啡。

正常情况下人体血压在一天 24h 内变化明显，因此，高血压的诊断不可基于一次测量的血压水平升高而做出。应根据至少 2 次非同日就诊时血压水平来诊断是否为高血压，根据目前《中国高血压防治指南》，血压分为正常血压、正常血压高值或高血压。当一个人的平均收缩压和舒张压、收缩压落入不同的血压分级时，采纳更高的分级。

2. 家庭自测血压

具有独特优点，可重复性较好，且无白大衣效应。可用于评估血压水平及降压治疗的效果，增强患者对治疗的主动参与，改善治疗的依从性。在诊所外自我监测血压能使患者更关心自己的健康，并为医疗决策提供更好的日常血压估计。家庭自测血压在评价血压水平和指导降压治疗上已经成为诊所血压的重要补充。

推荐使用符合国际标准（BHS 和 AAMI）的上臂式全自动或半自动电子血压计，每个患者的家庭血压测量仪均须在诊所检查以确认其准确性。为了减少测量误差，还应该告知患者固定时段测量血压，并记录所有的测量值。当采用家庭血压自我监测时，血压读数的报告方式可采用每周或每月的平均值。绝大多数患者的诊所血压比家庭自测血压或家外日常生活中测量的血压更高一些。家庭自测血压 135/85mmHg 相当于诊所血压 140/90mmHg。

3. 动态血压监测

自动测量患者在日常活动中一日 24h 的血压，包括睡眠的时候。可用于诊断白大衣高血压、隐蔽性高血压、顽固难治性高血压、发作性高血压或低血压，评估血压升高的严重程度。应使用符合国际标准（BHS 和 AAMI）的监测仪。前瞻性转归研究证实，在不论是接受治疗的还是未接受治疗的高血压患者中，对预测致死和非致死性心肌梗死和脑卒中，动态血压监测优越于标准诊所血压测量。但目前仍主要用于临床研究，例如评估心血管调节机制、预后意义、新药或治疗方案疗效考核等，不能取代诊所血压测量。

动态血压监测是发现夜间高血压的唯一方法。正常血压在夜间睡眠时降低而在清晨唤醒开始活动后急剧升高。持续夜间高血压进一步增加了已经积聚于心血管系统上的血压负荷。与白日高血压或诊所高血压相比，夜间高血压预测心血管转归的能力更强。清晨血压急剧升高与脑卒中、心肌梗死和心脏猝死的发病高峰密切相关。故在用降压药物进行治疗时，应该精确地将血压水平调整到正常状态，尤其是对那些高危患者。诊所血压升高的患者中，家庭自测血压或动态血压监测正常者多达 1/3。24h 血压测量完全正常（包括平均白日动态血压低于 130/80mmHg），而诊所血压升高且无靶器官损害，此为"单纯诊所高血压"或"白大衣高血压"。这种血压升高被认为是由于在诊所测量血压时一过性肾上腺反应的结果。研究表明,在严格定义的白大衣高血压患者中,其 5 年病死率与诊所血压正常者无显著差别。

然而,很多患者并非纯粹的白大衣高血压。相反,常表现为"白大衣"加剧了患者需要治疗的原有持续性动态或夜间高血压。另外,日常生活中的工作或家庭应激、吸烟或其他肾上腺刺激引起交感神经过度活化,会导致一些患者日常血压升高,然而,当患者到诊所就诊时这些刺激已经消逝,故而诊所血压会低估动态血压水平。动态血压监测可以防止对这种"蒙面高血压"的漏诊和漏治。目前,高血压患者中 10% 为蒙面高血压,并且心血管危险明显增加(尽管诊所血压正常)。

此外,在多达 30% 接受治疗的持续诊所血压升高患者中,动态血压监测如实记录血压足够或过度血压控制,避免过度治疗。

(二)高血压患者的心血管危险分层

绝大多数血压水平处于高血压前期,或在高血压诊断范围的患者同时存在一种或多种其他动脉粥样硬化危险因素。其他危险因素的合并存在可大大加剧收缩压水平升高导致心血管危险增加的强度。

《中国高血压防治指南》根据国际高血压流行病学资料以及可获得的我国心血管流行病学数据,总结了适合我国高血压患者心血管风险评估的危险分层。

低危组:男性年龄 < 55 岁、女性年龄 < 65 岁,高血压 1 级、无其他危险因素者,属低危组。典型情况下,10 年随访中患者发生主要心血管事件的危险 < 15%。

中危组:高血压 2 级或 1 ~ 2 级同时有 1 ~ 2 个危险因素,患者应给予药物治疗,开始药物治疗前应经多长时间的观察,医生需十分缜密的判断。典型情况下,该组患者随后 10 年内发生主要心血管事件的危险为 15% ~ 20%,若患者属高血压 1 级,兼有一种危险因素,10 年内发生心血管事件危险约为 15%。

高危组:高血压水平属 1 级或 2 级,兼有 3 种或更多危险因素、兼患糖尿病或靶器官损害或高血压水平属 3 级但无其他危险因素患者属高危组。典型情况下,他们随后 10 年间发生主要心血管事件的危险为 20% ~ 30%。

很高危组:高血压 3 级,同时有 1 种以上危险因素或兼患糖尿病或靶器官损害,或高血压 1 ~ 3 级并有临床相关疾病。典型情况下,该组患者随后 10 年间发生主要心血管事件的危险最高(≥ 30%),应迅速开始最积极的治疗。

(三)排查继发性高血压(表 2-5)

对 90% ~ 95% 的高血压患者来说,无法明确存在单一的可逆性致血压升高的病因,即继发性高血压患者在高血压人群中只是少数。因此,如果对每例高血压患者均彻底排查继发性高血压的病因,耗费巨大,且效益 / 成本比很低。但是在两种情况下却是至关重要:①初次评估时发现患者存在必须进一步检查的线索;②高血压进展严重以至于多种药物强化治疗无效或者需要住院处理。

表 2-5　继发性高血压的评估指南

疑似诊断	临床线索	诊断性检测
肾实质性高血压	估测的 GFR ＜ 60mL/（min·1.73m²）尿白蛋白/肌酐比值 ≥ 30mg/g	肾脏超声影像检查
肾血管疾病	新近血清肌酐升高，初次使用 ACEI 或 ARB 后血清肌酐显著升高，顽固性高血压，急性肺水肿，腹部杂音	磁共振成像或 CT 血管造影，介入性血管造影
主动脉缩窄	上肢脉搏＞下肢脉搏，上肢血压＞下肢血压，胸部杂音，胸部 X 线片示肋骨凹陷	磁共振成像，主动脉造影
原发性醛固酮增生症	低血钾，顽固性高血压	血浆肾素和醛固酮、24h 尿钾、盐负荷后 24h 尿醛固酮和钾、肾上腺 CT、肾上腺静脉取血
库欣综合征	中心性肥胖，广泛的皮肤淡紫纹，肌肉无力	血浆可的松，地塞米松使用后检测尿可的松，肾上腺 CT
嗜铬细胞瘤	头痛，阵发性高血压，心悸，冷汗，面色苍白，糖尿病	血浆间羟肾上腺素和去甲肾上腺素、24h 尿儿茶酚胺，肾上腺 CT
呼吸睡眠暂停	响亮的鼾声，白昼嗜睡，肥胖，项颈肥大	睡眠检查

注　CT：计算机断层扫描；GFR：肾小球滤过率。

三、治疗

治疗高血压的主要目的是最大限度地降低心血管发病和死亡的总危险。因此，在治疗高血压的同时，应全面干预患者所有可逆性危险因素（如吸烟、血脂异常或糖尿病），并适当处理患者同时存在的各种临床情况。危险因素越多，其程度越严重，若还兼有临床情况，主要心血管病的绝对危险就越高，干预和治疗这些危险因素的力度应越大。

（一）降压治疗的启动

对绝大多数高血压患者，一般接受终身抗高血压治疗的起始血压水平为 140/90mmHg；对合并糖尿病或慢性肾病的高危患者，更低的血压水平 130/80mmHg 就应开始接受降压治疗；老年单纯收缩压＞ 150mmHg。

1. 无并发症的高血压

目标血压＜ 140/90mmHg。

2. 目标血压＜ 130/80mmHg 的适应证

（1）糖尿病。

（2）慢性肾病。①肾小球滤过率＜ 60mL/（min·1.73m²）；②尿白蛋白/肌酐比值 ≥ 30mg/g。

3. 其他应考虑目标血压＜ 130/80mmHg 的状况

（1）稳定性冠状动脉疾病。

（2）脑卒中或一过性脑缺血的二级预防。

（3）左心室肥厚。

（二）生活方式改变

在血压水平达到高血压出现之前，早期采取生活方式改变并持之以恒，有利于预防新发高血压。然而，一旦高血压出现，那么终身服药即为有效治疗的基石，生活方式改变只能作为附加措施，而不能替代药物治疗。生活方式改变可以减少需要使用的药物，获得对相关心血管危险因素控制有益的影响，强化患者在控制血压中的主观能动性。改善生活方式在任何时候对任何患者都是一种合理的治疗，其目的是降低血压、控制其他危险因素和并存临床情况。改善生活方式对降低血压和心血管危险的作用已得到广泛认可，所有患者都应采用，具体如下。

（1）戒烟。

（2）减轻体重，体重指数（kg/m^2）应控制在 24 以下。

（3）节制饮酒，每日酒精摄入＜ 25g。

（4）减少钠盐摄入，每人每日食盐量不超过 6g。

（5）适当运动，每周 3 ～ 5 次，每次 20 ～ 60min 即可。

（6）多吃水果和蔬菜，减少食物中饱和脂肪酸的含量和脂肪总量，注意补充钾和钙。

（7）减轻精神压力，保持心理平衡。

（三）药物治疗

高血压的降压治疗目的是通过充分降低血压和减少相关代谢异常，以降低心血管事件和终末期肾病的危险，而不影响患者的生活质量。常常需要采取二药、三药或者更多不同种类药物的多药联合治疗方案，以达到目前推荐的血压控制目标。低剂量固定药物联合可以发挥协同降压作用，最大程度减少不良反应，并且降低药的数量以及药物费用。对大部分高血压患者，小剂量阿司匹林和降脂治疗应该作为全面降低心血管危险策略的组成部分。目前推荐常用于初始降压并长期维持血压控制的药物主要有利尿药、β受体阻滞剂、血管紧张素转换酶抑制剂（ACEI）、血管紧张素 II 受体阻滞剂（ARB）、长效钙通道阻滞剂。其他可用于降压的药物种类还有直接肾素抑制剂（阿利吉仑），α受体阻滞剂（哌唑嗪、多沙唑嗪、特拉唑嗪），中枢交感神经抑制剂（胍法辛、可乐定、甲基多巴）和直接血管扩张剂（米诺地尔和肼屈嗪）等。

大多数慢性高血压患者应该在 1 ～ 3 个月内逐渐降低血压至目标水平，这样对远期事件的减低有益。推荐应用长作用制剂，其作用可长达 24h，每日服用 1 次，这样可以减少血压的波动、降低主要心血管事件的发生危险和防治靶器官损害，并提高用药的依从性。强调长期有规律的抗高血压治疗，达到有效、平稳、长期控制的要求。临床实践中，给特定的患者选择最适合的降压药物应该基于两方面的考虑：①有效降低血压并能预防高血压并发症，同时不良反应最少和花费最小；②同时治疗合并存在的心血管疾病（如心绞痛、心力衰竭）。

1. 根据病情选择药物

（1）单纯高血压患者：人们一直期望能够给特定高血压患者以降压疗效最好而不

良反应最少，并能最大幅度降低心血管危险的降压药物。目前仅有少量的资料提示可根据 DNA 顺序变化来确定某个个体患者的血压对某种特定药物特别敏感。然而，任何这些报道的作用均尚未足够有力来改变目前临床决策的制订。

根据血浆肾素（PRA）水平将高血压患者分为高肾素、低肾素和中间肾素水平 3 组，并将降压药物分为两类：一类是 R 型降压药物，以拮抗肾素 – 血管紧张素 – 醛固酮系统为主要作用机制（包括 ACEI 和 β 受体阻滞剂）的降压药物；另一类是 V 型降压药物，以缩减血容量为主要作用机制。

Alderman 等的研究显示，与 V 型降压药物相比，R 型降压药物对低 PRA 患者的降压疗效明显较弱，发生升压反应（收缩压升高＞ 10mmHg）的比例较高（11% 对 5%）；无论低、中和高 PRA 水平的患者，V 型降压药物治疗的降压效果均一致，而 R 型药物仅对高 PRA 水平的高血压患者降压反应较好。另有研究表明，高血压患者的血浆肾素水平与不同种类药物降压效果有关，较高肾素水平者对 β 受体阻滞剂的降压效应明显，而较低肾素水平者对利尿剂的降压效应明显强于 β 受体阻滞剂。

英国高血压学会主张对年轻高血压患者（年龄＜ 55 岁）以一种 ACEI、ARB 或 β 受体阻滞剂（"A" 或 "B" 药物）为起始治疗，因为他们经常是高肾素性高血压；对老年或黑种人高血压患者，选择一种 CCB 或利尿剂（"C" 或 "D" 药物），这些患者经常为低肾素性高血压。

目前由于检测 PRA 的可及性以及重复性存在相当大问题，尚无法用于临床高血压患者初始药物的选择依据。但是，考虑年龄、地域饮食、疾病等特点，鉴于 CCB 或利尿剂类降压药物适用于各类 PRA 水平的患者，因此 V 型降压药物可作为常规初始治疗选择，在此基础上增加其他类型降压药物，疗效可能更好。

根据临床观察的结果，JNC7 建议噻嗪类利尿剂作为对大多数高血压患者效益 / 成本比最好的一线降压药物。对 2 级高血压患者起始即以两种药物治疗（其中一种必须为噻嗪类）。相比之下，欧洲高血压学会和《中国高血压防治指南》没有提出特定某类药物的推荐，其观点是最有效的药物是患者能耐受并坚持服用的药物。

（2）特殊高血压患者。

1）老年人：HYVET 研究证实，即使年龄超过 80 岁的高血压患者接受利尿剂或（和）ACEI 治疗，以收缩压降低至＜ 150mmHg 为目标血压水平。降压治疗显著降低心血管不良事件的风险：致死或非致死性卒中减少 30%，卒中所致的死亡下降 39%，全因死亡下降 21%，心源性死亡下降 23%，心力衰竭减少 64%。

2）冠心病：稳定性心绞痛时首选 β 受体阻滞剂或长作用钙通道阻滞剂或 ACEI；急性冠脉综合征时选用 β 受体阻滞剂和 ACEI；心肌梗死后患者用 ACEI、β 受体阻滞剂和醛固酮拮抗剂。

3）心力衰竭：首选 ACEI 和 β 受体阻滞剂，也可将 ACEI、β 受体阻滞剂、ARB 和醛固酮受体拮抗剂与袢利尿剂合用。

4）糖尿病：首选 ACEI 或 ARB，必要时用钙通道阻滞剂、噻嗪类利尿剂、β 受体阻滞剂。

5）慢性肾病：ACEI、ARB 有利于防止肾病进展，为了最大程度保护肾功能，CCB 不应作为起始的降压药物，而应该在 ACEI 或 ARB 作为起始治疗后一起使用。重度患者可能须合用袢利尿剂。

2. 血压水平过低的标准

以血管事件或死亡为终点的随机临床试验及有关降压试验的汇总分析，为高血压治疗提供了一系列证据。

与安慰剂对照组比较，降压药治疗高血压患者，使血压降低 10～12mmHg/ 4～6mmHg 可使脑卒中相对危险减少 42%，冠脉事件减少 14%，总死亡减少 14%。降压治疗单纯收缩期高血压患者可使上述事件分别减少 30%、23% 和 13%。FEVER 研究是在中国完成的大规模随机临床试验，入选伴高危因素的高血压患者，在利尿剂应用基础上，随机用非洛地平或安慰剂治疗随访 4 年，结果非洛地平缓释片治疗组脑卒中事件相对危险明显下降；进一步证明降压目标应小于 140/90mmHg。在一定的范围内，降压治疗所能达到的血压水平越低，总的心脑血管事件的风险减少越显著。

2 型糖尿病患者血压高于 130/80mmHg 时，不良心血管事件发生率明显增高。HOT 研究表明，分别以舒张压＜ 90mmHg、＜ 85mmHg、＜ 80mmHg 为降压目标值，三组患者间总体心血管事件危险降低相似，但在合并糖尿病患者中，舒张压＜ 80mmHg 组的心血管事件发生率比舒张压＜ 90mmHg 组降低 51%。

因此，多种指南均推荐将 2 型糖尿病患者血压控制在 130/80mmHg 以下。ACCORD 研究降压试验是一项明确强化降压治疗能否减少糖尿病患者严重 CVD 事件风险性的随机对照研究，研究纳入 4 733 例伴有临床 CVD 或 CVD 危险因素的 2 型糖尿病患者，并将其随机分至强化治疗组（目标血压＜ 120mmHg，$n = 2$ 362）或常规治疗组（目标血压＜ 140mmHg，$n = 2371$）。

结果表明，在平均随访 5 年的研究期间，强化治疗组的平均血压为 119mmHg，标准治疗组为 134mmHg。在平均随访 5 年后，与常规治疗组相比，强化治疗组不能降低 2 型糖尿病患者主要复合终点事件发生率，强化治疗组的 77 例患者出现由血压降低所致的严重并发症，标准治疗组为 30 例。此外，强化治疗组的部分肾功能指标较差。强化治疗组脑卒中风险相对较低。ACCORD 降压试验结果提示试图将 2 型糖尿病患者血压降低至正常或接近正常水平并不会更多获益。

对糖尿病患者过度强化降压治疗并不能较标准治疗进一步降低心肌梗死和脑卒中，反而有增加全因死亡的风险，这提示高危高血压患者的降压治疗并非血压水平越低越好。

2009 年欧洲高血压学会对其高血压指南的再评价中反思了既往过度强调降压治疗，追求更低血压水平的趋势，对降压范围进行了新的界定，提出对于高危人群，血压应控制在 130/80mmHg 以下，而且不应低于 120/70mmHg。

3. 如何优化降压——降低血压变异性

血压变异性是指一定时间内血压波动的程度。常以不同时间多次血压读数的标准差、变异系数，或独立于均值的变异系数等来表示。根据观察周期的长短，血压变异分为短时血压变异和长时血压变异，前者指 24h 内（通过动态血压监测）的血压变异性，后者指数周或数月乃至数年内的血压变异性。近期发表的 ASCOT-BPLA 研究 19 257 例高血压患者的血压数据分析考察了长时血压变异性，结果显示钙通道阻滞剂氨氯地平和 β 受体阻滞剂阿替洛尔对 BPV 具有截然不同的作用，部分地诠释了两种基础降压药物对脑卒中风险作用的差异。对受试对象为既往有短暂性脑缺血发作患者的 TIA 和 UK-TIA 研究数据分析显示，收缩压变异性越大，脑卒中风险越高。ASCOT-BPLA 研究的 BPV 分析同样显示，降压治疗后，相对于血压水平平均值，血压变异性具有更强的脑卒中和冠脉事件风险预测价值，随访期间收缩压变异性和最大收缩压是独立于平均收缩压的强预测因子。不同类降压药物对血压变异性的作用也不同。

钙通道阻滞剂组收缩压变异性最小，脑卒中风险最低，而几类药物的收缩压变异性无显著差异。

血压变异性有可能成为新的高血压诊断指标，也可能成为预测心血管风险的另一指标，对心脑血管事件进行风险预测，并且还可用来选择降压药物。鉴于 CCB 类药物在降低血压变异性方面的优越性，建议 < 55 岁的高血压患者也应将 CCB 类药物作为初始降压治疗药物的选择之一。

ASCOT-BPLA 研究针对高血压患者选用两种降压方案，一种是给予钙通道阻滞剂氨氯地平联合血管紧张素转化酶抑制剂（ACEI）培哚普利，另一种是给予 β 受体阻滞剂阿替洛尔联合利尿剂苄噻嗪。随访 5.5 年结果显示，β 受体阻滞剂联合利尿剂方案在血压的稳定性、预防脑卒中和心血管事件方面均劣于钙通道阻滞剂联合 ACEI。钙通道阻滞剂优于 β 受体阻滞剂，这可能相当大程度上归益于钙通道阻滞剂组患者血压变异性的降低。血压变异性与心肌梗死和其他冠状动脉事件的风险有直接关联。最后提出，今后降低血压变异性将成为治疗高血压的主要目标，更多关注血压控制的平稳性，而不是仅仅关注血压降低的平均水平。

4. 联合降压药物的优化选择

目前临床使用的抗高血压药物单独治疗可能获得降压达标率不足 50%。在 ASCOT 研究中，分别仅有 15% 和 9% 的高血压患者在接受单一钙通道阻滞剂氨氯地平或 β 受体阻滞剂阿替洛尔后达到血压控制目标。根据已有的临床资料，超过 60% 的高血压患者需要至少 2 种的抗高血压药物联合治疗才能达到血压控制。

联合抗高血压药物治疗能够以分别较小的剂量获得与单一药物加倍剂量相似或更大的降压幅度，因而大大提高抗高血压药物治疗的降压达标率。在多个抗高血压药物的临床试验中，对轻、中度（一级和二级）高血压患者，联合抗高血压药物的降压达标率可达到 70% 以上；对重度（三级）高血压患者，能获得更好的疗效，降压幅度更大，血压控制达标率更高。同时，由于使用分别较小的剂量以及药物作用机制不同，临床不良反应发生率降低，长期接受治疗的安全性和耐受性显著提高。

ACCOMPLISH 研究是第一项研究联合药物在高血压初始治疗中疗效随机双盲前瞻性研究（$n = 10\ 704$），该研究比较了贝那普利 / 氨氯地平和贝那普利 / 氢氯噻嗪联合治疗的降压效果及其对临床转归终点事件的影响。其初始剂量分别为 20mg/5mg 和 20mg/12.5mg，最大剂量为 40mg/10mg 和 40mg/25mg，比较了两组间的降压效果和心血管事件发病率和死亡率。

在接受研究规定的联合药物治疗 6 个月后，平均收缩压和基线时相比出现了较大幅度的下降，从 145.5/80.2mmHg 降至 132.5/74.3mmHg，血压达标率为 73%，与之相对应的是基线时有 61.1% 的患者收缩压 ≥ 140mmHg。近 92% 的受试患者需要较大剂量的联合药物治疗。

可见，无论是 ACEI 联合利尿剂还是 ACEI 联合钙通道阻滞剂，均能获得良好的降压效果。即使对基线血压并不很高或已得到一定程度控制的高血压患者，在以 ACEI 为基础的联合降压治疗中，都能进一步获得更好的血压控制，降压达标率显著提高。

ASCOT 降压研究比较了阿替洛尔 + 苄氟噻嗪（噻嗪类利尿剂）与氨氯地平 + 培哚普利两种不同降压药物联合治疗策略对高血压患者的影响。结果显示，与阿替洛尔 + 苄氟噻嗪组患者相比，氨氯地平 + 培哚普利的降压作用更强，该组患者平均收缩压和舒张压分别比前者降低了 2.7mmHg 和 1.9mmHg；心脑血管死亡、心肌梗死和脑卒中减少了 23%，心血管原因的死亡减少了 24%；所有原因死亡率减少了 11%（$P = 0.025$）。与既往降压药物临床研究中显示的平均收缩压降低 1mmHg 可使病死率降低 1% 相比，ASCOT 研究中氨氯地平 + 培哚普利组总病死率减少 11% 显然不是完全由平均收缩压降低 2.7mmHg 引起的。该研究显示，不同降压药物的联合治疗可带来临床转归获益的显著差别。此研究中，各亚组患者，无论年龄、性别、是否吸烟、肥胖，是否存在左心室肥厚、糖尿病、血管疾病史、肾功能异常，以及是否有代谢综合征表现，都能从钙通道阻滞剂 +ACEI 的联合降压药物治疗中获得一致的、更大的益处。因此，在降压药物的长期治疗过程中，在获得相似降压效果的基础上，使用 ACEI 或 ARB 进一步抑制 RAS 系统的活性，可获得更强的保护高血压患者、改善预后、延长患者寿命等重要益处。

无独有偶，ACCOMPLISH 研究结果发现，贝那普利 + 氢氯噻嗪和贝那普利 + 氨氯地平两种方案血压控制率较基线的 37.2% 和 37.9% 均有显著大幅度提高，分别为 72.4% 和 75.4%，而两组间收缩压平均相差仅仅 0.9mmHg 时，钙通道阻滞剂 +ACEI 组进一步显著降低心血管事件风险达 20%（$P = 0.0002$）。ACCOMPLISH 研究中氨氯地平 + 贝那普利的联合方案不仅达到了非常好的血压控制率，并且为高血压患者采用联合治疗减少心血管事件提供了更佳选择。

目前优先推荐 ACEI 或 ARB+ 钙通道阻滞剂以及 ACEI 或 ARB+ 利尿剂的联合。亦可采用 β 受体阻滞剂 + 利尿剂，钙通道阻滞剂 + 利尿剂，二氢吡啶类钙通道阻滞剂 +β 受体阻滞剂，肾素抑制剂 + 利尿剂，肾素抑制剂 +ARB，利尿剂 + 保钾利尿剂等。不建议下列联合：ACEI+ARB，ACEI 或 ARB+β 受体阻滞剂，非二氢吡啶类钙通道阻滞剂 +β 受体阻滞剂，中枢性降压药 +β 受体阻滞剂。

5. 高血压患者的调脂和抗血小板治疗

在采取抗高血压药物治疗以及生活方式改变的同时，应考虑使用低剂量阿司匹林（100mg）和降脂药物作为综合降低心血管危险的一部分，以获得更大的心血管危险降低。在接受治疗的高血压患者中，收缩压降低至 < 150mmHg 后，低剂量阿司匹林能降低心肌梗死达 36%，而不增加颅内出血的危险。

对存在其他心血管危险因素，并且平均低密度脂蛋白胆固醇为 3.38mmol/L 中度高血压的患者，在抗高血压药物治疗方案的基础上，加用 10mg 阿托伐汀可减少 36% 的致死性和非致死性心肌梗死，并且致死性和非致死性脑卒中减少 27%。因此，对此类患者必须给予他汀类药物治疗，将其低密度脂蛋白胆固醇降低至目标值 2.6mmol/L 以下。

6. 降压药物与新发糖尿病

肥胖和高血压均为糖尿病的强大危险因素，并且糖尿病进展将急剧增加高血压相关的心血管危险。已经有大量一致的证据表明，新发糖尿病的危险进一步受抗高血压药物种类的选择所影响。这种危险在使用大剂量噻嗪类利尿剂和标准剂量 β 受体阻滞剂，尤其是利尿剂与 β 受体阻滞剂联合治疗后显著增大；钙通道阻滞剂可能不增加新发糖尿病的危险；而 ACEI 或血管紧张素受体拮阻滞以及 α 受体阻滞剂均能降低此危险。

然而，抗高血压药物相关的糖尿病发病率变化对心血管终点的重要性仍是一个争议颇大的题目。在 ALLHAT 试验里，不同药物治疗组间血糖水平的绝对差异很小，并且对噻嗪类利尿剂的降压所获心血管保护似乎没有不良影响。大多数临床试验为期 5 年，而 5 年对考察新发糖尿病的心血管并发症可能为时过短，因为一般需要 20 年以上的时间糖尿病的心血管并发症才能表现出来。对高血压合并糖尿病前期的患者以及需要终身服用降压药物的年轻高血压患者，现在已有比传统的 β 受体阻滞剂与噻嗪类利尿剂联合更好的药物可供选用。与其他降压药物相比，ARB 和 ACEI 具有更好的改善胰岛素抵抗作用。DREAM 研究表明，与安慰剂相比，大剂量雷米普利（每日 15mg）并不能降低糖耐量异常患者新发糖尿病的风险。与此相反，NAVIGATOR（那格列奈和缬沙坦对糖耐量异常患者预后影响的研究）研究显示，在严格生活方式干预基础上，降压药物缬沙坦进一步降低糖耐量异常人群新发糖尿病风险 14%，显著降低空腹及糖负荷后 2h 血糖水平。NAVIGATOR 研究为缬沙坦改善胰岛素抵抗的作用提供了充分、坚实的循证医学证据。NAVIGATOR 研究证实，在采取了严格的治疗性生活方式改变的基础上，缬沙坦在长期降压治疗的同时，能够显著降低糖耐量异常患者新发糖尿病的风险。

四、高血压的康复

（一）运动前评估

高血压患者在进行运动锻炼之前，通常需要进行全面的评估，以便制订个体化的运动方案。评估的内容包括 4 个方面：①查看患者的病史、症状，尤其是在活动中出现的症状；②分析心血管危险因素、靶器官损害、糖尿病和并存的临床情况等，进行危险性分层；③评估骨关节肌肉系统、神经系统及心理状况；④重点评估患者的心血管功能状态，尤其应该了解心血管系统在运动中的反应，因此，高血压患者在运动训练前，最好能完成运动心电图试验或心肺运动试验。

高血压患者进行运动心电图试验或心肺运动试验可达到 5 种目的：①了解患者运动时的血流动力学的改变，有无存在心脏变时性功能不全，有无血压的异常升高或降低反应；②了解有无运动诱发的心绞痛、心肌缺血及心律失常；③了解患者的最大耗氧量或运动最大心率，以便评估患者的心血管功能状态，同时为制订运动处方提供依据；④了解患者有无运动诱发的其他症状，如头晕、呼吸困难、下肢疼痛及关节疼痛等；⑤评估运动或其他干预措施的治疗效果。

（二）运动训练对高血压患者的益处

运动训练通过多重机制，降低总的外周血管阻力，或降低心排血量，或两者同时降低，从而达到降低血压的效果；而且，运动降低血压的作用是独立在减少体重、改变体成分和膳食改变之外的。大量的研究结果表明，有氧训练可以有效地降低正常人和高血压患者的血压水平，不仅可降低静息状态血压，对动态血压也有良好的影响。同时，运动训练还可降低运动时的血压过度反应，使患者在运动中的心脏负荷减少，降低了运动诱发的心血管意外的风险。

单次运动后即可出现血压降低的表现。血压降低的幅度和持续时间与运动度及持续时间相关。通常运动强度在 40% ～ 60% 最大耗氧量水平，持续时间至少 20min 的有氧运动，可降低收缩压 10mmHg 和舒张压 5mmHg，这种血压降低的效果可持续 1 ～ 4h。12h 后这种降压效果基本消失。

4 周以上的有氧运动训练降低血压的效果明显。一项综合分析了 25 项有氧运动降低高血压患者血压效果的研究结果表明，年龄在 15 ～ 70 岁的高血压患者，平均基线收缩压为 150mmHg，训练持续时间为 4 ～ 52 周。训练完成后，经过校正的收缩压平均降低 10.8mmHg，舒张压降低 8.2mmHg。对女性亚组的分析发现，运动降压效果更显著，运动训练可降低女性高血压患者收缩压达 19mmHg，舒张压达 14mmHg。

高血压患者在进行有氧运动时，若其运动高峰期收缩压 > 200mmHg，舒张压 > 110mmHg，则存在过度的血压反应。

有研究表明，运动血压的过度反应可能与高血压、心脏病的发病危险升高有关，也可能与心血管死亡率升高相关。有氧运动训练可削弱运动血压过度反应。16 周的有氧训练，高血压患者最大工作负荷显著升高，但峰值收缩压降低 20 ～ 27mmHg，舒张压降低 10 ～ 14mmHg。

左心室肥厚（left ventricular hypertrophy，LVH）被认为是心血管疾病的独立的危险因素，在高血压患者中普遍存在。高血压同时合并 LVH 的患者，其心血管死亡，包括猝死的危险性，是无 LVH 者的 3 倍。有氧运动训练可减缓运动血压反应，在同一负荷的情况下，经过训练的受试者血压和心率都较未训练者低。因此，通过运动训练增加体能可减少 LVH 的发生。

早期的研究强调，抗阻运动中 SBP 显著升高，增加心脏的后负荷，因此，不建议心血管病患者（尤其是高血压患者）参加抗阻训练。抗阻运动导致血压显著升高的主要原因为抵抗的阻力比较大，造成肌肉完全疲劳且肌肉仍在抵抗巨大阻力时，受试者自然做出的关闭声门、屏气用力的瓦尔萨尔瓦（Valsalva）动作，后者可导致胸腔内压显著升高，从而使主动脉内的压力自然随之显著升高。如果患者在进行抗阻活动时，避免阻力过大及 Valsalva 动作，血压并不会显著升高。抗阻训练是否能够降低血压，临床研究的结果并不一致。虽然抗阻训练对降低血压的作用尚未获得一致性的确定，但是有氧运动是控制血压的首选的运动方式，抗阻训练是有益的补充。在进行抗阻训练时，患者应避免高强度的等长运动（如举重等）。

（三）运动降低血压的机制

运动训练通过多重机制，降低总的外周血管阻力，或降低心排血量，或两者同时降低，从而达到降低血压的效果；而且，运动降低血压的作用是独立在减少体重、改变体成分和膳食改变之外的。

有氧运动后的血压降低与心排血量及外周血管阻力的变化有关。运动终止后的外周血管阻力变化呈双相性反应。运动刚终止时，外周血管阻力降低而心排血量保持不变，接着心排血量下降而外周血管阻力上升，综合表现为血压的下降。长期运动训练能降低血压的机制，也与外周血管阻力下降有关。运动训练后，全身血管阻力降低，血浆去甲肾上腺素浓度降低和血浆肾素活性降低是运动降低血压的主要机制。

运动降低血压的机制还与运动能增加胰岛素敏感性有关。胰岛素增加肾小管对钠的重吸收，提高交感神经的活性，两者均能导致血压升高。运动训练能够降低血浆胰岛素水平，当血压降低时，伴随着胰岛素敏感性升高。肥胖通常伴随血浆胰岛素升高、糖耐量增加和胰岛素抵抗，因此肥胖的 1 期高血压患者通过运动和饮食调节降低体重后，血压往往恢复到正常水平。

运动降低血压还与长期运动降低交感神经张力有关。交感神经张力升高可以减弱压力感受器的反应，在高血压患者体内普遍存在交感神经张力升高。每周 3 次，每次 60min，持续 6 个月的有氧运动训练，可以显著降低未服用任何降压药的高血压患者的血压，与运动降低交感神经张力、提高压力感受器敏感度和降低心率有关。

（四）高血压的运动治疗

1. 运动处方

高血压患者通常需要每周 3 ～ 5 次的有氧运动训练，超过 5 次的运动训练可能增加肌肉酸痛、软组织拉伤及关节损伤发生的危险。

达到理想降压效果的运动频率尚未完全确定，但是，由于高血压患者通常合并肥胖，而需要减重和控制体重反弹每周需额外消耗 1 000kcal 热量，几乎需每日运动才能完成。因此，如果患者无运动损伤，同时合并超重或肥胖，建议患者在每周大部分时间均应参与运动训练。

运动持续时间通常需要 30 ～ 60min，可一次完成或分次完成。但是，一次完成的长时间的中等强度运动降压的效果较分次完成的效果要好，因此建议患者采取持续长时间运动的方式。如果运动强度大，训练的时间可以短一些，但至少应有 20min 的训练。

运动的强度直接影响到运动的效果，通常推荐的运动强度为 40% ～ 70% 最大耗氧量，Borg 量表评分为 12 ～ 13 分的水平，即中等强度的运动。中等强度的有氧运动不仅能降低血压，还能提高高血压患者的生存质量。

适合高血压患者的有氧运动可选择的种类很多。开始时，可以采用步行、慢跑和骑功率自行车的运动方式，因为这些运动比较能控制运动强度，并且易于监护。游泳也能降低高血压患者静息血压水平，虽然游泳时监护患者的血压和心率较陆地运动困难，但是对合并肥胖、运动诱发哮喘及骨关节损伤的患者，游泳是一个较好的选择。

太极是我国传统的运动训练方法，通常认为，太极对血压的调节具有良好的作用。荟萃分析的结果显示，太极运动能降低收缩压 3～32mmHg，降低舒张压 2～18mmHg，具有显著的疗效，并且太极运动基本无任何不良反应，因此它是高血压患者运动的较好的选择。

除了有氧运动，高血压患者还应每周进行 2 次抗阻运动训练。抗阻训练主要针对四肢和腰背部的大肌群，选择高重复次数、低阻力的训练强度。在训练的过程中要避免出现屏气用力的动作，保证高血压患者进行抗阻训练是安全的。

2. 运动注意事项

长期的血压升高会导致左心室肥厚和收缩性或舒张性心力衰竭，这些患者具有更高的发生复杂性心律失常的危险。运动虽然对这些患者来说，依然在安全可控的范围内，但是，仍然建议在这些有左心室肥厚的患者刚开始运动训练时，要增加医疗监护的力度，直到运动可安全顺利地进行。

高血压患者服用的降压药物，通常不会对运动训练产生不良影响，以至于需要终止运动。β 受体阻滞剂可降低运动最大有氧能力，并且可影响运动心率反应。因此，服用β 受体阻滞剂的患者在运动时，可通过监测自我劳累程度来控制运动强度，而不是采用心率来控制运动强度。β 受体阻滞剂还会影响温暖环境下运动时的体温调节。因此，在较热的天气条件下进行运动的患者，需要控制运动的强度和运动量，并要注意补充足够的水分，穿着舒适透气的衣物，并保证环境的通风。另外，利尿药能减少血浆容量，在治疗的初期应用它，还能降低最大功能能力。服用利尿剂降压的高血压患者在进行运动训练时，一定要注意补足水分。其他的降压药（如血管紧张素转化酶抑制剂和钙通道阻滞剂）均可以影响运动血压反应，但是，导致运动血压不升，甚至血压下降则甚为少见。

超过 65 岁的老年高血压患者在进行运动时，更容易出现运动后血压过低、晕厥或心律失常，因此这些患者在运动终止时，要延长放松期。训练结束时，患者不要马上终止运动，而应该继续保持步行或慢跑，逐渐减慢速度至停止运动，整个放松期可达到10min 以上。服用利尿药的老年患者更容易出现运动期脱水，因此在运动前、运动中及运动结束后都要补充水分，并注意脱水的症状，如口渴、疲劳、胃纳减退和头晕等。

训练结束时，患者应避免突然终止运动。突然终止运动时，肌肉收缩停止，肌肉对静脉的挤压作用消失，使静脉回流迅速减少，导致心排血量突然下降，患者可能出现运动后血压过低甚至晕厥的症状，尤其是服用 α 受体阻滞剂及钙通道阻滞剂的患者。高血压患者在运动中，还可能出现血压过高的情况。如果运动时，收缩压＞250mmHg，舒张压＞115mmHg，运动训练应即刻停止。患者需再次就诊，调节抗高血压药物治疗后才重新开始训练。

部分患者在运动中出现血压不升的情况。如果运动中收缩压升高不足 20mmHg，或随着运动强度的增加反而出现血压下降的情况，往往意味着左室流出道不通畅，或严重左室功能不全，或严重心肌缺血。在某些患者运动时间过长或运动强度过大的情况下，或是某些患者服用利尿药或β受体阻滞剂，也可能出现运动血压不升。当发生这些情况时，患者需立即终止运动，进行进一步的检查和治疗。

　　高血压患者在运动中，除了监护血压和心率的变化，还应注意运动诱发的症状，尤其需注意有无运动诱发的胸痛、心悸和呼吸困难，如果有这些症状发生，应该进行进一步的检查，以便排除潜在的心脏病变。高血压患者运动时，还应注意环境污染物的影响。环境中的有害物质能使患者血压上升，心血管事件发生的危险性增加。因此，高血压患者运动时，应远离繁忙的道路，推荐在安静的道路、公园和休闲场所进行运动。

第三章

常见消化系统疾病的诊疗与康复

消化系统疾病是常见病、多发病，包括慢性胃炎、胃及十二指肠溃疡、肝硬化、肠粘连、便秘和大便潴留、胃肠自主神经功能紊乱、顽固性呃逆、肝移植、慢性胰腺炎及小肠功能失调等。在综合治疗的基础上，积极进行康复治疗和健康教育，能改善消化系统疾病患者的生理功能、心理功能、社会功能，提高患者的生活质量，早日回归社会。

第一节　慢性胃炎

一、概述

慢性胃炎（chronic gastritis）是由多种原因引起的胃黏膜慢性炎症和（或）腺体萎缩性病变。病因主要有幽门螺杆菌（Hp）感染，其次有长期服用损伤胃黏膜药物、十二指肠液反流，口鼻咽部慢性感染灶、酗酒，长期饮用浓茶、咖啡，胃部深度 X 线照射也可导致胃炎。我国成年人的幽门螺杆菌感染率明显高于发达国家，感染阳性率随年龄增长而增加，胃窦炎患者感染率一般为 70% ～ 90%，炎症持续可引起腺体萎缩和肠腺化生，胃体萎缩性胃炎常与自身免疫损害有关。

（一）病因

1. 慢性非萎缩性胃炎的常见病因

（1）Hp 感染：Hp 感染是慢性非萎缩性胃炎最主要的病因，两者的关系符合 Koch 提出的确定病原体为感染性疾病病因的 4 项基本要求，即该病原体存在于该病的患者中，病原体的分布与体内病变分布一致，清除病原体后疾病可好转，在动物模型中该病原体可诱发与人相似的疾病。

研究表明，80% ～ 95% 的慢性活动性胃炎患者胃黏膜中有 Hp 感染，5% ～ 20% 的 Hp 阴性率反映了慢性胃炎病因的多样性；Hp 相关胃炎者，Hp 胃内分布与炎症分布一致；根除 Hp 可使胃黏膜炎症消退，一般中性粒细胞消退较快，但淋巴细胞、浆细胞消退需要较长时间；志愿者和动物模型中已证实 Hp 感染可引起胃炎。

Hp 感染引起的慢性非萎缩性胃炎中胃窦为主全胃炎患者胃酸分泌可增加，十二指肠溃疡发生的危险度较高；而胃体为主全胃炎患者胃溃疡和胃癌发生的危险性增加。

（2）胆汁和其他碱性肠液反流：幽门括约肌功能不全时含胆汁和胰液的十二指肠

液反流入胃，可削弱胃黏膜屏障功能，使胃黏膜遭到消化液作用，产生炎症、糜烂、出血和上皮化生等病变。

（3）其他外源因素：酗酒、服用非甾体抗炎药（NSAID）等药物、某些刺激性食物等均可反复损伤胃黏膜。这类因素均可各自或与 Hp 感染协同作用而引起或加重胃黏膜慢性炎症。

2. 慢性萎缩性胃炎的主要病因

1973 年，Strickland 将慢性萎缩性胃炎分为 A 型和 B 型，A 型是胃体弥漫萎缩，导致胃酸分泌下降，影响维生素 B_{12} 及内因子的吸收，因此常合并恶性贫血，与自身免疫有关；B 型在胃窦部，少数人可发展成胃癌，与幽门螺杆菌、化学损伤（胆汁反流、非甾体抗炎药、吸烟、酗酒等）有关，我国 80% 以上的属于第二类。

胃内攻击因子与防御修复因子失衡是慢性萎缩性胃炎发生的根本原因。具体病因与慢性非萎缩性胃炎相似。包括 Hp 感染；长期饮浓茶、烈酒、咖啡过热、过冷、过于粗糙的食物，可导致胃黏膜的反复损伤；长期大量服用非甾体抗炎药如阿司匹林吲哚美辛等可抑制胃黏膜前列腺素的合成，破坏黏膜屏障；烟草中的尼古丁不仅影响胃黏膜的血液循环，还可导致幽门括约肌功能紊乱，造成胆汁反流；各种原因的胆汁反流均可破坏黏膜屏障造成胃黏膜慢性炎症改变。比较特殊的是壁细胞抗原和抗体结合形成免疫复合体在补体参与下，破坏壁细胞；胃黏膜营养因子（如胃泌素表皮生长因子等）缺乏；心力衰竭、动脉硬化、肝硬化合并门脉高压、糖尿病、甲状腺病、慢性肾上腺皮质功能减退、尿毒症、干燥综合征、胃血流量不足及精神因素等均可导致胃黏膜萎缩。

（二）病理生理和病理

1. 病理生理

（1）Hp 感染：Hp 感染途径为粪 - 口或口 - 口途径，其外壁靠黏附素而紧贴胃上皮细胞。

Hp 感染的持续存在，致使腺体破坏，最终发展成为萎缩性胃炎。而感染 Hp 后胃炎的严重程度则除了与细菌本身有关外，还决定于患者机体情况和外界环境。如带有空泡毒素（VacA）和细胞毒相关基因（CagA）者，胃黏膜损伤明显较重。患者的免疫应答反应强弱、其胃酸的分泌情况、血型、民族和年龄差异等也影响胃黏膜炎症程度。此外，患者饮食情况也有一定作用。

（2）自身免疫机制：研究表明，以胃体萎缩为主的 A 型萎缩性胃炎患者血清中，存在壁细胞抗体（PCA）和内因子抗体（IFA）。前者的抗原是壁细胞分泌小管微绒毛膜上的质子泵 H^+-K^+-ATP 酶，它破坏壁细胞而使胃酸分泌减少。而 IFA 则对抗内因子（壁细胞分泌的一种糖蛋白），使食物中的维生素 B_{12} 无法与后者结合被末端回肠吸收，最后引起维生素 B_{12} 吸收不良，甚至导致恶性贫血。IFA 具有特异性，几乎仅见于胃萎缩伴恶性贫血者。

造成胃酸和内因子分泌减少或丧失，恶性贫血是 A 型萎缩性胃炎的终末阶段，是自身免疫性胃炎最严重的标志。当泌酸腺完全萎缩时称为胃萎缩。

另外，近年发现 Hp 感染者中也存在着自身免疫反应，其血清抗体能与宿主胃黏膜上皮及黏液起交叉反应，如菌体 LewisX 和 LewisY 抗原。

（3）外源损伤因素破坏胃黏膜屏障：碱性十二指肠液反流等，可减弱胃黏膜屏障功能。致使胃腔内 H^+ 通过损害的屏障，反弥散入胃黏膜内，使炎症不易消散。长期慢性炎症，又加重屏障功能的减退，如此恶性循环使慢性胃炎久治不愈。

（4）生理因素和胃黏膜营养因子缺乏：萎缩性变化和肠化生等都与衰老相关，而炎症细胞浸润程度与年龄关系不大。这主要是老龄者的退行性变—胃黏膜小血管扭曲，小动脉壁玻璃样变性，管腔狭窄导致黏膜营养不良、分泌功能下降。

研究表明，某些胃黏膜营养因子（胃泌素、表皮生长因子等）缺乏或胃黏膜感觉神经终器对这些因子不敏感可引起胃黏膜萎缩。如手术后残胃炎原因之一是 G 细胞数量减少，而引起胃泌素营养作用减弱。

（5）遗传因素：萎缩性胃炎、低酸或无酸、维生素 B_{12} 吸收不良的患病率和 PCA、IFA 的阳性率很高，提示可能有遗传因素的影响。

2. 病理

慢性胃炎病理变化是由胃黏膜损伤和修复过程引起的。病理组织学的描述包括活动性慢性炎症、萎缩和化生及异型增生等。此外，在慢性炎症过程中，胃黏膜也有反应性增生变化，如胃小凹上皮过形成、黏膜肌增厚、淋巴滤泡形成、纤维组织和腺管增生等。

关于慢性胃炎的诊治，论述以下关键进展问题。

（1）萎缩的定义：1996 年，新悉尼系统把萎缩定义为"腺体的丧失"，这是模糊而易歧义的定义，反映了当时肠化是否属于萎缩，病理学家间有不同认识。其后国际上一个病理学家的自由组织——萎缩联谊会（Atrophy Club 2000）进行了 3 次研讨会，并在 2002 年发表了对萎缩的新分类，12 名作者中有 8 名曾是悉尼系统的执笔者，故此意见可认为是悉尼系统的补充和发展，有很高权威性。

萎缩联谊会把萎缩定义为"萎缩是胃固有腺体的丧失"，将萎缩分为 3 种情况：无萎缩、未确定萎缩和萎缩，进而将萎缩分两个类型：非化生性萎缩和化生性萎缩。前者特点是腺体丧失伴有黏膜固有层中的纤维化或纤维肌增生；后者是胃黏膜腺体被化生的腺体所替换。这两类萎缩的程度分级仍用最初悉尼系统标准和新悉尼系统的模拟评分图，分为 4 级，即无、轻度、中度和重度萎缩。

多灶性萎缩性胃炎的胃黏膜萎缩呈灶状分布，即使活检块数少，只要病理活检发现有萎缩，就可诊断为萎缩性胃炎。2006 年 9 月中华医学会消化病分会的《中国慢性胃炎共识意见》强调，需注意取材于糜烂或溃疡边缘的组织易存在萎缩，但不能简单地视为萎缩性胃炎。此外，活检组织太浅、组织包埋方向不当等因素均可影响萎缩的判断。

"未确定萎缩"是国际新提出的观点，认为黏膜层炎症很明显时，单核细胞密集浸润造成腺体被取代、移置或隐匿，以致难以判断这些"看来似乎丧失"的腺体是否真正丧失，此时暂先诊断为"未确定萎缩"，到炎症明显消退（大部分在 Hp 根除治疗 3 个月后），再取活检时做出最后诊断。对萎缩的诊断采取了比较谨慎的态度。

目前，我国共识意见并未采用此概念，原因如下。①炎症明显时腺体被破坏、数量减少，在这个时点上，病理按照萎缩的定义可以诊断为萎缩，非病理不能。②一般临床希望活检后有病理结论，病理如不做诊断，会出现临床难出诊断、对治疗效果无法评价的情况。尤其在临床研究上，设立此诊断项会使治疗前或后失去相当一部分统计资料。慢性胃炎是个动态过程，炎症可以有两个结局：完全修复和不完全修复（纤维化和肠化），炎症明显期病理无责任预料今后趋向哪个结局。可以预料对萎缩采用的诊断标准不一，治疗有效率也不一，采用"未确定萎缩"的研究课题，因为事先去除了一部分可逆的萎缩，萎缩的可逆性就低。

（2）肠化分型的临床意义与价值：用 AB-PAS 和 HID-AB 黏液染色能区分肠化亚型，然而，肠化分型的意义并未明了。传统观念认为，肠化亚型中的小肠型和完全型肠化无明显癌前病变意义，而大肠型肠化的胃癌发生危险性增高，从而引起临床的重视。支持肠化分型有意义的学者认为，化生是细胞表型的一种非肿瘤性改变，通常在长期不利环境作用下出现。这种表型改变可以是干细胞内出现体细胞突变的结果，或是表现遗传修饰的变化导致后代细胞向不同方向分化的结果。胃内肠化生部位发现很多遗传改变，这些改变甚至可出现在异型增生前。他们认为肠化生中不完全型结肠型者，具有大多数遗传学改变，有发生胃癌的危险性。但近年越来越多的临床资料显示，其预测胃癌价值有限而更强调重视肠化范围，肠化分布范围越广，其发生胃癌的危险性越高。另外，从病理检测的实际情况看，肠化以混合型多见，大肠型肠化的检出率与活检块数有密切关系，即活检块数越多，大肠型肠化检出率越高。客观地讲，该型肠化生的遗传学改变和胃不典型增生（上皮内瘤）的改变相似。因此，对肠化分型的临床意义和价值仍未定论。

（3）关于异型增生：异型增生（上皮内瘤变）是重要的胃癌癌前病变。分为轻度和重度（或低级别和高级别）两级。异型增生和上皮内瘤变是同义词，后者是 WHO 国际癌症研究协会推荐使用的术语。

（4）萎缩和肠化发生过程是否存在不可逆转点：胃黏膜萎缩的产生主要有两种途径，一是干细胞区室和（或）腺体被破坏，二是选择性破坏特定的上皮细胞而保留干细胞。这两种途径在慢性 Hp 感染中均可发生。

萎缩与肠化的逆转报道已经不在少数，但是否所有病患均有逆转可能，是否在萎缩的发生与发展过程中存在某一不可逆转点。这一转折点是否可能为肠化生，已明确 Hp 感染可诱发慢性胃炎，经历慢性炎症→萎缩→肠化→异型增生等多个步骤最终发展至胃癌（Correa 模式）。可否通过根除 Hp 来降低胃癌发生危险性始终是近年来关注的热点。研究表明，根除 Hp 可防止胃黏膜萎缩和肠化的进一步发展，但萎缩、肠化是否能得到逆转尚待更多研究证实。

Mera 和 Correa 等报道了一项长达 12 年的大型前瞻性随机对照研究，纳入 795 例具有胃癌前病变的成人患者，随机给予他们抗 Hp 治疗和（或）抗氧化治疗。他们观察到萎缩黏膜在 Hp 根除后持续保持阴性 12 年后可以完全消退，而肠化黏膜也有逐渐消退的趋向，但可能需要随访更为长时间。他们认为通过抗 Hp 治疗来进行胃癌的化学预防是可行的策略。

但是，部分学者认为在考虑萎缩的可逆性时，需区分缺失腺体的恢复和腺体内特定细胞的再生。在后一种情况下，干细胞区室被保留，去除有害因素可使壁细胞和主细胞再生，并完全恢复腺体功能。当腺体及干细胞被完全破坏时，腺体的恢复只能由周围未被破坏的腺窝单元来完成。

当萎缩伴有肠化生时，逆转机会进一步减小。如果肠化生是对不利因素的适应性反应，而且不利因素可以被确定和去除，此时肠化生有可能逆转。但是，肠化生还有很多其他原因，如胆汁反流、高盐饮食、乙醇。这意味着即使在 Hp 感染个体，感染以外的其他因素也可以引发或加速肠化生的发生。如果肠化生是稳定的干细胞内体细胞突变的结果，则改变黏膜的环境也许不能使肠化生逆转。

根治 Hp 可以产生某些有益效应，如消除炎症，消除活性氧所致的 DNA 损伤，缩短细胞更新周期，提高低胃酸者的泌酸量，并逐步恢复胃液维生素 C 的分泌。在预防胃癌方面，这些已被证实的结果可能比希望萎缩和肠化生逆转重要。

国际著名学者对是否有此不可逆转点也有争论。美国的 Correa 教授并不认同它的存在，而英国阿伯丁大学的 Emad Munir El-Omar 教授则强烈认为在异型增生发展至胃癌的过程中有某个节点，越过此则基本处于不可逆转阶段，但至今为止尚未明确此点的确切位置。

（三）临床表现

流行病学研究表明，多数慢性非萎缩性胃炎患者无任何症状。少数患者可有上腹痛或不适、上腹胀、早饱、嗳气、恶心等非特异性消化不良症状。某些慢性萎缩性胃炎患者可有上腹部灼痛、胀痛、钝痛或胀闷且以餐后为著，食欲缺乏、恶心、吸气、便秘或腹泻等症状。内镜检查和胃黏膜组织学检查结果与慢性胃炎患者症状的相关分析表明，患者的症状缺乏特异性，且症状的有无及严重程度与内镜所见及组织学分级并无肯定的相关性。

伴有胃黏膜糜烂者，可有少量或大量上消化道出血，长期少量出血可引起缺铁性贫血。胃体萎缩性胃炎可出现恶性贫血，常有全身衰弱、疲软、表情淡漠、隐性黄疸，消化道症状一般较少。

体征多不明显，有时上腹轻压痛，胃体胃炎严重时可有舌炎和贫血。

慢性萎缩性胃炎的临床表现经常缺乏特异性，而且与病变程度并不完全一致。

二、诊断

鉴于多数慢性胃炎患者无任何症状，或即使有症状也缺乏特异性，且缺乏特异性体征，因此根据症状和体征难以做出慢性胃炎的正确诊断。慢性胃炎的确诊主要依赖于内镜检查和胃黏膜活检组织学检查，尤其是后者的诊断价值更大。

按照悉尼胃炎标准要求，完整的诊断应包括病因、部位和形态学 3 方面，如诊断为"胃窦为主慢性活动性 Hp 胃炎"和"非甾体抗炎药相关性胃炎"。当胃窦和胃体炎症程度相差 2 级或以上时，加上"为主"修饰词，如"慢性（活动性）胃炎，胃窦为主"。当然这些诊断结论最好是在病理报告后给出，实际的临床工作中，胃镜医生可根据胃镜下表现给予初步诊断。

对于自身免疫性胃炎诊断，要予以足够的重视。因为胃体活检者甚少，或者很少开展 PCA 和 IFA 的检测，诊断该病者很少。为此，如果遇到以全身衰弱和贫血为主要表现，而上消化道症状往往不明显者，应做血清胃泌素测定和（或）胃液分析，异常者进一步做维生素 B_{12} 吸收试验，血清维生素 B_{12} 浓度测定可获确诊。注意不能仅仅凭活检组织学诊断本病，特别标本数少时，这是因为 Hp 感染性胃炎后期，胃窦肠化，Hp 上移，胃体炎症变得显著，可与自身免疫性胃炎表现相重叠，但后者胃窦黏膜的变化很轻微。另外淋巴细胞性胃炎也可出现类似情况，而其并无泌酸腺萎缩。

A 型、B 型萎缩性胃炎特点见表 3-1。

表 3-1　A 型和 B 型慢性萎缩性胃炎的鉴别

项目		A 型慢性萎缩性胃炎	B 型慢性萎缩性胃炎
部位	胃窦	正常	萎缩
	胃体	弥漫性萎缩	多正常
血清胃泌素		明显升高	不定，可以降低或不变
胃酸分泌		降低	降低或正常
自身免疫抗体（内因子抗体和壁细胞抗体）阳性率		90%	10%
恶性贫血发生率		90%	10%
可能的病因		自身免疫，遗传因素	幽门螺杆菌，化学损伤

慢性萎缩性胃炎的鉴别诊断如下。

1. 功能性消化不良

2006 年《中国慢性胃炎共识意见》将消化不良症状与慢性胃炎做了对比：一方面，慢性胃炎患者可有消化不良的各种症状；另一方面，一部分有消化不良症状者如果胃镜和病理检查无明显阳性发现，可能仅仅为功能性消化不良。当然，少数功能性消化不良患者可同时伴有慢性胃炎。这样在慢性胃炎与消化不良症状功能性消化不良之间形成较为错综复杂的关系。但一般说来，消化不良症状的有无和严重程度与慢性胃炎的内镜所见或组织学分级并无明显相关性。

2. 早期胃癌和胃溃疡

几种疾病的症状有重叠或类似，但胃镜及病理检查可鉴别。重要的是，如遇到黏膜糜烂，尤其是隆起性糜烂，要多取活检和及时复查，以排除早期胃癌。这是因为即使是病理组织学诊断，也有一定局限性。原因主要包括：①胃黏膜组织学变化易受胃镜检查前夜的食物（如某些刺激性食物加重黏膜充血）性质、被检查者近日是否吸烟、胃镜操作者手法的熟练程度、患者恶心反应等各种因素影响；②活检是点的调查，而慢性胃炎病变程度在整个黏膜面上并非一致，要多点活检才能做出全面估计，判断治疗效果时，尽量在黏膜病变较重的区域或部位活检，如是治疗前后比较，则应在相同或相近部位活检；③病理诊断易受病理医师主观经验的影响。

3. 慢性胆囊炎与胆石症

其与慢性胃炎症状十分相似，同时并存者也较多。对于中年女性诊断慢性胃炎时，要仔细询问病史，必要时行胆囊 B 超检查，以了解胆囊情况。

4. 其他

慢性肝炎和慢性胰腺疾病等，也可出现与慢性胃炎类似症状，在详询病史后，行必要的影像学检查和特异的实验室检查。

三、治疗

慢性非萎缩性胃炎的治疗目的是缓解消化不良症状和改善胃黏膜炎症。治疗应尽可能针对病因，遵循个体化原则。消化不良症状的处理与功能性消化不良相同。无症状、Hp 阴性的非萎缩性胃炎无须特殊治疗。

（一）一般治疗

慢性萎缩性胃炎患者，不论其病因如何，均应戒烟、忌酒，避免使用损害胃黏膜的药物如非甾体抗炎药（NSAID）等，避免食用对胃黏膜有刺激性的食物和饮品，如过于酸、甜、咸、辛辣和过热、过冷食物，浓茶、咖啡等，饮食宜规律，少吃油炸、烟熏、腌制食物，不食腐烂变质的食物，多吃新鲜蔬菜和水果，所食食品要新鲜且富于营养，保证有足够的蛋白质、维生素（如维生素 C 和叶酸等）及铁质摄入，精神上乐观，生活要规律。

（二）针对病因及发病机制的治疗

1. 根除 Hp

慢性非萎缩性胃炎的主要症状为消化不良，其症状应归属于功能性消化不良范畴。目前国内外均推荐对 Hp 阳性的功能性消化不良行根除治疗。因此，有消化不良症状的 Hp 阳性慢性非萎缩性胃炎患者均应根除 Hp。另外，如果伴有胃黏膜糜烂，也应根除 Hp。大量研究结果表明，根除 Hp 可使胃黏膜组织学表现得到改善；对预防消化性溃疡和胃癌等有重要意义。

2. 保护胃黏膜

关于胃黏膜屏障功能的研究由来已久。1964 年美国密歇根大学 Horace Willard Davenport 博士提出"胃黏膜具有阻止 H^+ 自胃腔向黏膜内扩散的屏障作用"。1975 年，美国的 A. Robert 博士发现前列腺素可明显防止或减轻 NSAID 和应激等对胃黏膜的损伤，其效果呈剂量依赖性，从而提出细胞保护的概念。

1996 年加拿大的 Wallace 教授较全面阐述胃黏膜屏障，根据解剖和功能将胃黏膜的防御修复分为 5 个层次，即黏液 – 碳酸氢盐屏障、单层柱状上皮屏障、胃黏膜血流量、免疫细胞 – 炎症反应和修复重建因子作用等。重要的上皮屏障主要包括胃上皮细胞顶膜能抵御高浓度酸、胃上皮细胞之间紧密连接、胃上皮抗原提呈，免疫探及并限制潜在有害物质，并且它们大约每 72h 完全更新 1 次。这说明它起着关键作用。

近年来，有关前列腺素和胃黏膜血流量等成为胃黏膜保护领域的研究热点。这与 NSAID 的广泛应用带来的不良反应日益引起学者的重视有关。美国加州大学戴维斯分校的 Tarnawski 教授的研究显示，前列腺素保护胃黏膜抵抗致溃疡及致坏死因素损害的机制不仅是抑制胃酸分泌，表皮生长因子（EGF）、成纤维生长因子（bFGF）和血管内皮生长因子（VEGF）及热休克蛋白等都是重要的黏膜保护因子，在抵御黏膜损害中起重要作用。

然而，当机体遇到有害因素强烈攻击时，仅依靠自身的防御修复能力是不够的，强化黏膜防卫能力，促进黏膜的修复是治疗胃黏膜损伤的重要环节之一。具有保护和增强胃黏膜防御功能或者防止胃黏膜屏障受到损害的一类药物统称为胃黏膜保护药。包括铝碳酸镁、硫糖铝、胶体铋剂、地诺前列酮、替普瑞酮、吉法酯、谷氨酰胺类、瑞巴派特等药物。另外，合欢香叶酯能加快胃黏膜更新，提高细胞再生能力，增强胃黏膜对胃酸的抵抗能力，达到保护胃黏膜作用。

3. 抑制胆汁反流

促动力药如多潘立酮可防止或减少胆汁反流。胃黏膜保护药，特别是有结合胆酸作用的铝碳酸镁制剂，可增强胃黏膜屏障、结合胆酸，从而减轻或消除胆汁反流所致的胃黏膜损害。考来烯胺可络合反流至胃内的胆盐，防止胆汁酸破坏胃黏膜屏障，方法为每次 3 ~ 4g，每日 3 ~ 4 次。

（三）对症处理

因为临床症状与慢性非萎缩性胃炎之间并不存在明确关系，所以症状治疗事实上属于功能性消化不良的经验性治疗。慢性胃炎伴胆汁反流者可应用促动力药（如多潘立酮）和（或）有结合胆酸作用的胃黏膜保护药（如铝碳酸镁制剂）。

（1）有胃黏膜糜烂和（或）以反酸、上腹痛等症状为主者，可根据病情或症状严重程度选用抗酸药、H_2 受体拮抗药或质子泵抑制药（PPI）。

（2）促动力药如多潘立酮、马来酸曲美布汀、莫沙必利、盐酸伊托必利主要用于上腹饱胀、恶心或呕吐等为主要症状者。

（3）胃黏膜保护药如硫糖铝、瑞巴派特、替普瑞酮、吉法酯、依卡倍特适用于有胆汁反流、胃黏膜损害和（或）症状明显者。

（4）抗抑郁药或抗焦虑药治疗：可用于有明显精神因素的慢性胃炎伴消化不良症状患者，同时应予耐心解释或心理治疗。

（5）助消化治疗：对于伴有腹胀、食欲缺乏等消化不良症而无明显上述胃灼热、反酸、上腹饥饿痛症状者，可选用含有胃酶、胰酶和肠酶等复合酶制剂治疗。

（6）其他对症治疗：包括解痉止痛、止吐、改善贫血等。

（7）对于贫血，若为缺铁，应补充铁剂。大细胞贫血者根据维生素 B_{12} 或叶酸缺乏分别给予补充。

四、康复治疗

对无症状或症状轻微的慢性胃炎患者，有时可不用药物治疗，只给予物理因子治疗和饮食调节即可治愈。慢性胃炎中最需要药物治疗的是伴有恶性贫血的胃炎，需要补充维生素 B_{12}。康复治疗目标为消除幽门螺杆菌，改善胃的分泌功能、胃动力、日常生活活动（ADL）能力、工作能力，提高生活质量。

（一）物理治疗

1. 物理因子治疗

有促进胃的血液循环及营养状况、调节胃黏膜的分泌功能、抗炎解痉止痛的作用。

（1）超短波疗法：电极置于上腹部胃区和背部相应脊髓节段（$T_{6\sim10}$），距离 3～4cm，剂量温热量，15～20min，每日 1 次，8～12 次为 1 疗程。适用于胃酸分泌少，胃酸低。

（2）调制中频电疗法：两个电极胃区前后对置，强度以患者能耐受为度。每次 20min，每日 1 次，15 次为 1 疗程。适用于有上腹痛的慢性胃炎患者。

（3）紫外线疗法：对胃区和 $T_{5\sim7}$ 节段进行紫外线照射，剂量从 2～3MED 开始，每次增加 1/2～1MED，隔日照射 1 次，7～8 次为 1 疗程。适于胃酸分泌功能低下的患者。

（4）直流电及直流电离子透入疗法：直流电离子透入疗法适用于胃酸高、胃分泌亢进、胃痛症状较重的患者；直流电疗法适用于胃酸缺少者。

普鲁卡因透入：先让患者口服 0.1%～0.2% 普鲁卡因溶液 200～300mL，阳极置于胃区，另一极置于背部的相应节段（$T_{6\sim9}$），电流强度 10～20mA，时间 15～20min，每日 1 次，12～18 次为 1 疗程。

阿托品透入：方法同普鲁卡因导入法，阿托品每次用量为 3～5mg。

直流电疗法：电极大小、部位、电流强度、时间及疗程同上述电离子导入疗法，但胃区电极接阴极。

（5）间动电疗法：用 2 个电极，置于胃区及背部的相应节段，电流强度 15～20mA，时间 15～20min，每日 1 次，15～20 次为 1 疗程。胃液分泌多用密波，分泌少用疏波；上腹痛选疏密波，萎缩性胃炎加间升波。

（6）其他：红外线、石蜡疗法等，适用于胃酸增高型慢性胃炎。

2. 运动疗法

具有减轻慢性胃炎患者消化不良症状、维持和改善胃蠕动功能、改善机体整体耐力的作用。根据病情选择有氧耐力运动项目，如步行、跑步、游泳、打太极拳等，以改善肌力、肌耐力和整体体能。每日 1 次，每次 20～30min，每周 3～5 次，连续 4 周或长期运动。

（二）心理治疗

心理治疗具有改善或消除慢性胃炎患者忧郁、焦虑和抑郁心理的作用。一般采用心理支持、疏导的治疗方法，使慢性胃炎患者得到帮助，消除心理障碍。

第二节　胃及十二指肠溃疡

一、概述

胃溃疡（gastric ulcer，GU）及十二指肠溃疡（duodenal ulcer，DU）统称为消化性溃疡（pepticulcer，PU），主要是指发生在胃及十二指肠的慢性溃疡，也可是发生在与酸性胃液相接触的其他部位的溃疡，包括食管、胃肠吻合术后的吻合口及其附近肠袢、梅克尔（Meckel）憩室，溃疡的病损超过黏膜肌层，与糜烂不同。消化性溃疡的发生是由于胃黏膜损害因素（幽门螺杆菌、胃酸及非甾体抗炎药等）大于防御因素（胃黏膜屏障、黏液、黏膜血流、细胞更新及前列腺素等）所致。

病理及发病机制：典型的溃疡呈圆形或椭圆形，黏膜缺损深达黏膜肌层。溃疡深而壁硬，呈漏斗状或打洞样，边缘增厚或是充血水肿，基底光滑，表面可覆盖有纤维或脓性呈灰白或灰黄色苔膜。胃溃疡多发生在胃窦部小弯侧，以胃角最多见，胃体部也可见。十二指肠溃疡主要在球部，发生在球部以下的溃疡称为球后溃疡，球部前后壁或是大小弯侧同时出现溃疡称为对吻溃疡。

胃十二指肠溃疡的病因并非单一因素，而是胃酸分泌异常，幽门螺杆菌感染和黏膜防御机制的破坏及一些综合因素共同作用的结果。

1. 胃酸分泌增加

消化性溃疡发生的经典理论是"无酸无溃疡"，胃酸分泌增加至今仍认为是溃疡病的主要致病机制。溃疡只发生在与胃酸相接触的黏膜，抑制胃酸分泌可使溃疡愈合，充分说明了胃酸分泌过多是胃十二指肠溃疡的病理生理基础。胃底壁细胞分泌的盐酸是胃酸的主要成分。正常人胃底壁细胞大约10亿个，每小时泌酸22mmol，而十二指肠溃疡患者的胃壁细胞约20亿个，每小时泌酸44mmol，为正常人的2倍。此外，壁细胞基底膜含有胆碱能受体、胃泌素受体和组胺H_2受体3种，分别接受乙酰胆碱、胃泌素和组胺的刺激。溃疡患者在胃窦酸化情况下，正常的抑制胃泌酸机制受到影响，胃泌素异常释放，而组织中生长抑素水平低，黏膜前列腺素合成减少，削弱了对胃黏膜的保护作用，使黏膜易受胃酸伤害，形成溃疡。

2. 幽门螺杆菌感染

幽门螺杆菌感染与消化性溃疡密切相关。确认幽门螺杆菌为消化性溃疡的主要病因的主要证据是：95%以上的十二指肠溃疡与近80%的胃溃疡患者中检出幽门螺杆菌的感染，明显高于正常人群。有1/6左右的感染者发展为消化性溃疡；清除幽门螺杆菌感染可以明显降低溃疡病的复发率。该菌具有高活性的尿激酶，分解尿素产生酶，在菌体周围形成低氧弱酸保护层，在酸性胃液中存活。产生多种酶和毒素，如尿素酶等，作用于胃黏膜细胞，引起黏膜障碍，改变细胞的通透性，诱发局部组织损伤，破坏黏膜层的保护作用，导致溃疡。据流行病学调查，全球有50%以上的人感染过幽门螺杆菌。对消化性溃疡的治疗，采用中和胃酸，减少胃液酸度或用H_2受体拮抗药以减少胃壁细胞分泌，治愈率约为70%，但停药后复发率为80%。临床表明，清除幽门螺杆菌可促进溃疡愈合，停药后溃疡复发率大大下降。

3. 胃黏膜损害

胃黏膜在溃疡发生和愈合的过程中发挥着重要的作用。胃黏膜屏障是指胃黏膜具有防止胃液自身消化，抵御食物或药物等损伤因子的刺激，进而保护胃黏膜细胞，阻止H^+逆向弥散，同时阻止Na^+从黏膜细胞扩散到胃腔的生理功能的特殊结构。其机制主要包括以下几方面。

（1）细胞屏障和黏液 – 碳酸氢盐屏障，由黏液层、黏膜上皮细胞、基底膜、黏膜血管和血液等组成。该屏障的完整性是胃黏膜得到保护和消化性溃疡得以防止的重要基础。胃表面上皮的颈黏液细胞分泌由水、电解质、糖蛋白和核酸组成的黏液，在细胞表面形成一个非流动层，所含的大部分水分充填于糖蛋白的分子间，从而有利于氢离子的逆向弥散。在胃黏膜急性损伤后，大量组织液和 HCO_3^- 渗透到胃腔内，中和腔内胃酸，为胃黏膜上皮细胞的快速修复提供一种良好的中性环境，有利于胃黏膜损伤后的修复。

（2）胃黏膜微循环的维持功能。胃的血液供应极为丰富，毛细血管数量多，内皮有较大的孔隙，通透性大。血管的这种分布特征、内皮的通透性及充足的血流量有利于胃黏膜上皮细胞和胃腺细胞获得充足的养料、氧气和激素等功能物质，也有利于上皮细胞从血液中获得足够的 HCO_3^-。这对维持黏膜上皮的完整性、促进代谢、维持黏膜屏障和黏液屏障的正常生理功能均起着重要的作用。

（3）胃黏膜限制逆弥散的作用。单层上皮细胞的顶端可暴露于 pH 值为 2.0 的酸性环境下长达 4h，而不受损害。胃黏膜表面上皮对高浓度酸具有特殊抵抗力，是由于其上皮细胞间的紧密连接组成了一道胃黏膜细胞屏障。该屏障可以阻止胃腔内的 H^+ 逆向扩散到黏膜内，同时也阻止黏膜细胞间隙中 Na^+ 弥散入胃腔内，使胃腔与胃黏膜之间的 H^+ 浓度保持在一个高浓度的生理状态。非甾体抗炎药、肾上腺皮质激素、胆汁、盐酸、乙醇等均可破坏胃黏膜屏障，造成 H^+ 逆流入黏膜上皮细胞，引起胃黏膜水肿、出血、糜烂，甚至溃疡。长期使用非甾体抗炎药胃溃疡发生率显著增加。

4. 其他因素

包括遗传、吸烟、心理压力和咖啡因等。遗传因素在十二指肠溃疡的发病中起一定作用，单卵孪生患相同溃疡病者占 50%，双卵孪生者仅占 14%。O 型血者患十二指肠溃疡比其他血型者显著为高。

正常情况下，酸性胃液对胃黏膜的侵蚀作用和胃黏膜的防御机制处于相对平衡状态。如果平衡受到破坏，侵害因子的作用增强，胃黏膜屏障等防御因子的作用减弱，胃酸、胃蛋白酶分泌增加，最终导致溃疡。在十二指肠溃疡的发病机制中，胃酸分泌过多起重要作用。胃溃疡患者的平均胃酸分泌比正常人低，胃排空延缓，十二指肠液反流是导致胃黏膜屏障破坏形成溃疡的重要原因。

二、诊断

1. 临床表现

胃溃疡与十二指肠溃疡统称为消化道溃疡，但两者之间差别仍很显著。胃溃疡发病年龄平均比十二指肠溃疡高 15 ～ 20 岁，发病高峰在 40 ～ 60 岁。胃溃疡患者基础胃酸分泌平均为每小时 1.2mmol，明显低于十二指肠溃疡患者的每小时 4.0mmol。部分胃溃疡可发展为胃癌，而十二指肠溃疡很少恶变。因此，胃溃疡的外科治疗尤显重要。

十二指肠溃疡多见于中青年男性，有周期性发作的特点，秋、冬、春季节好发。主要表现为上腹部及剑突下的疼痛，有明显的周期性，与进食密切相关，多于进食后 3 ～ 4h 发作，服抗酸药物可缓解，进食后腹痛可暂时缓解。饥饿痛和夜间痛是十二指肠溃疡的特征性症状，疼痛多为灼烧痛或钝痛，程度不等。溃疡好发于十二指肠球部，查体时右上腹可有压痛。十二指肠溃疡每次发作时持续数周，可自行缓解，间歇 1～2 个月再发。如缓解期缩短，发作期延长或腹痛程度加重，提示溃疡病加重。

胃溃疡同样以腹痛为主要症状，但腹痛节律性不如十二指肠溃疡明显。进食后 0.5～1h 腹痛即开始，持续 1～2h 缓解。进食不能使疼痛缓解，有时反而加重腹痛。溃疡好发于胃窦小弯侧，查体时压痛点常位于上腹剑突与脐连线中点或偏左，抗酸治疗后易复发，约有 5% 胃溃疡可以发生恶变。对于年龄较大的胃溃疡患者，典型溃疡症状消失，呈不规则持续性疼痛或症状日益加重，服用抗酸药物不缓解，出现体重减轻、乏力、贫血等症状时，需高度警惕溃疡恶变。胃溃疡根据其部位和胃酸分泌量可以分为 4 型：Ⅰ型最常见，占 50%～60%，低胃酸，溃疡位于胃小弯角切迹附近；Ⅱ型约占 20%，高胃酸，胃溃疡合并十二指肠溃疡；Ⅲ型约占 20%，高胃酸，溃疡位于幽门管或幽门前，与长期应用非甾体抗炎药有关；Ⅳ型约占 5%，低胃酸，溃疡位于胃上部 1/3，胃小弯高位接近贲门处，常为穿透性溃疡，易发生出血或穿孔，老年人多见。

2. 诊断思路及诊断风险防范

在溃疡病的诊断过程中，病史分析很重要，根据慢性病程和周期性发作的节律性上腹痛，应考虑到溃疡病的可能。纤维胃镜检查是首选的检查方法。胃镜检查不仅可以对胃十二指肠黏膜直接观察、摄像，还可在直视下取活组织做病理学检查及幽门螺杆菌检测，因此胃镜检查在对消化性溃疡的诊断及良恶性的鉴别上有着不可替代的作用。X 线钡剂检查适用于对胃镜检查有禁忌证或不能耐受胃镜检查者。溃疡的 X 线征象有直接和间接两种：龛影是直接征象，对溃疡有确诊价值；局部压痛，十二指肠球部激惹和球部畸形，胃大弯侧痉挛性切迹均为间接征象，仅提示可能有溃疡。活动性上消化道出血是钡剂检查的禁忌证。

三、治疗

1. 胃溃疡外科治疗

胃溃疡的患者年龄偏大，常伴有慢性胃炎，幽门螺杆菌感染率高，溃疡愈合后胃炎依然存在，内科治疗后容易复发，且有 5% 的恶变率，因此临床上对胃溃疡的手术指征较宽，包括以下几种。

（1）包括抗幽门螺杆菌在内的严格内科治疗 8～12 周，溃疡不愈合或短期复发者。

（2）发生溃疡出血、瘢痕性幽门梗阻、溃疡穿孔者。

（3）溃疡直径 > 2.5cm 或高位溃疡。

（4）胃十二指肠复合溃疡。

（5）不能排除恶变或已恶变者。胃溃疡的外科手术治疗，尤其是 Ⅰ 型胃溃疡，目前大多主张用比尔罗特 Ⅰ 式手术，即胃大部切除胃十二指肠吻合术。近年来主张切除包括溃疡在内的 50% 左右的胃即可。治疗机制是胃幽门窦部黏膜内的 G 细胞释放促胃液素进入血液循环，作用于分泌胃酸的壁细胞和分泌胃蛋白酶的主细胞。切除胃幽门窦部，换言之就是切除了黏膜内释放促胃液素的 G 细胞，没有 G 细胞释放促胃液素刺激，壁细胞就大大减少了胃酶分泌。同时由于切除了大部胃体也使分泌胃酸的壁细胞和分泌胃蛋白酶的主细胞腺体数大大减少。这种术式的优点是吻合后的胃肠道符合人们的正常解剖生理，食物经吻合口入十二指肠，减少了胆汁、胰液反流入胃，术后并发症少。Ⅱ、Ⅲ型胃溃疡远端胃大部切除加迷走神经干切断术，比尔罗特Ⅰ式吻合，如十二指肠炎症明显或有严重瘢痕形成，则可行比尔罗特Ⅱ式胃空肠吻合术。Ⅳ型，即高位小弯溃疡处理困难根据溃疡所在部位的不同可采用切除溃疡的远端胃大部分切除术，在不引起贲门狭窄的情况下，尽可能行胃十二指肠吻合，即游离胃小弯侧至贲门部，于贲门下将胃壁溃疡与远端胃一并切除。贲门前小弯处可绕过溃疡切除，小弯侧闭锁，再切除胃远端50%，为防止反流性食管炎也可行 Roux-en-Y 胃空肠吻合。溃疡位置过高可以采用旷置溃疡的远端胃大部分切除术治疗。术前或术中应对溃疡做多处活检以排除恶性溃疡的可能。对溃疡恶变的病例，应行胃癌根治术。

2. 十二指肠溃疡的外科治疗

促进溃疡愈合，预防溃疡复发，处理特殊并发症以及减少手术后的不良反应是十二指肠溃疡治疗的目的。

对于无严重并发症的十二指肠溃疡以内科治疗为主，而外科手术治疗的适应证如下。

（1）十二指肠溃疡出现急性穿孔，大出血及瘢痕性幽门梗阻等严重并发症。

（2）经正规内科治疗无效的十二指肠溃疡，即顽固性十二指肠溃疡需手术治疗。正规内科治疗指规范应用抑酸药、抗幽门螺杆菌药物和黏膜保护药等，停药4周后复查纤维胃镜，溃疡未愈合者按上述方案重复治疗，3个疗程溃疡不愈合者视为治疗无效。

（3）溃疡病史长，发作频繁，症状严重者。

（4）纤维胃镜观察溃疡深大，溃疡底可见血管或附有血凝块。

（5）X线钡剂检查有球部变形，龛影较大有穿透至十二指肠外的影像者。

（6）既往有严重溃疡并发症而溃疡仍反复活动者。

十二指肠溃疡的外科治疗，采用比尔罗特Ⅱ式手术即胃大部切除胃空肠吻合术和选择性或高选择性迷走神经切断术。近些年，国内外专家一致认为切除胃的60%即可。比尔罗特Ⅱ式手术方法的优点，是由于切除了足够的胃而不至于吻合口张力过大，术后复发率低。术后胃液与食物不经过十二指肠直接进入空肠，如溃疡本身不切除也能愈合。缺点是远期并发症高，特别是碱性反流性胃炎、倾倒综合征、溃疡复发、营养性并发症、残胃癌等。

胃迷走神经切断术主要用于治疗十二指肠溃疡。迷走神经切断术可按切断的水平不同分为迷走神经干切断术、选择性迷走神经切断术和高选择性胃迷走神经切断术。迷走神经干切除术在切断胃迷走神经的同时也切断了支配肝、胆、胰和小肠的肝支和腹腔支，可引起胃排空障碍、小肠吸收失调引起顽固性腹泻及胆囊舒缩功能障碍导致胆囊结石等。所以现已不常用。选择性迷走神经切断术是在迷走神经左干分出肝支，右干分出腹腔支后再将迷走神经予以切断，切断了到胃的所有迷走神经支配，减少了胃酸分泌。该术式保留了支配肝、胆、胰和小肠的肝支和腹腔支，可避免其他内脏功能紊乱，但是由于支配胃窦部的迷走神经被切断，术后胃蠕动减退，往往引起胃潴留，而必须加做胃幽门成形术等胃引流手术。高选择性迷走神经切断术是指切断支配胃底胃体贲门部的迷走神经，保留支配胃窦部与远端肠道的迷走神经分支，即鸦爪分支。保留迷走神经左干发出的肝支和迷走神经右干发出的腹腔支。优点是由于切断了迷走神经对胃底胃体贲门部的壁细胞的神经支配，使这些部位胃腺体的壁细胞失去了迷走神经的控制，大大减少了胃酸的分泌。同时由于手术保留了幽门，也保留了幽门窦部的鸦爪支，因此，幽门窦部舒缩蠕动功能正常，减少了发生胃潴留、碱性胆汁反流和倾倒综合征等并发症和后遗症的概率。同时，不用加幽门成形术等，是治疗十二指肠溃疡较为理想的手术。高选择性迷走神经切断术主要适用于难治性十二指肠溃疡，病情稳定的十二指肠溃疡出血和十二指肠溃疡急性穿孔在控制了出血和穿孔后也可施行。手术后倾倒综合征与腹泻发生率很低，胃排空在术后 6 个月内可恢复正常，同时基础胃酸分泌明显减少。高选择性迷走神经切断术后溃疡的复发率为 5% ～ 30%。复发率高与迷走神经解剖变异、手术操作困难、切断不彻底，有胃输出道梗阻以及术后仍需长期服用可诱发溃疡的药物的患者有关，此类患者术后溃疡极易复发。

3. 腹腔镜手术在胃十二指肠溃疡中的应用

腹腔镜外科是当前微创外科的重要组成部分。腹腔镜技术已有一百多年的发展史。这一百多年来，腹腔镜是外科领域最重要的一次技术变革。腹腔镜胃手术技术难度大，手术解剖层面多，但对于需手术治疗的胃良性疾病，因为不需要行根治性手术，手术时间短、创伤小，无肿瘤转移种植复发，可充分体现出腹腔镜的微创优势。胃十二指肠溃疡手术如溃疡穿孔修补、迷走神经切断、胃大部切除等手术，都可以在腹腔镜下完成。腹腔镜下胃大部切除术主要用于溃疡引起的瘢痕性幽门梗阻、巨大并难治的胃溃疡和怀疑恶变的胃溃疡的治疗。对于上述疾病，传统手术创伤大，术后胃肠道恢复慢，腹腔镜下胃部分切除术具有明显的优越性。

胃十二指肠溃疡多采用腹腔镜辅助下胃大部切除术，切除范围与开腹手术相同。目前国内外普遍认为腹腔镜辅助下手术较全腔镜胃大部切除能明显降低手术费用和手术难度，减少手术时间和手术并发症发生的机会。手术只需紧贴胃壁游离远端胃，游离充分后，在剑突下做一小切口，切断胃壁行远端胃大部切除术，再行比尔罗特Ⅰ式或比尔罗特Ⅱ式吻合，手术难度不大。对于寻找病灶困难的病例，可于术前 30min 经内镜定位并注入亚甲蓝标记，或术中内镜协助定位。

总之，腹腔镜治疗胃良性疾病只要严格把握手术适应证，熟练应用腹腔镜技术，对于不同位置、性质的病灶因地制宜、灵活多变地处理，是安全可行的，能够达到开腹手术同样的效果。

四、康复治疗

消化性溃疡的康复治疗目标为调节中枢及自主神经系统功能，改善胃及十二指肠血液循环，消除痉挛和水肿，调节胃及十二指肠分泌功能，缓解症状，促进溃疡愈合，改善 ADL 能力，提高生活质量。

（一）物理治疗

1. 物理因子治疗

具有抗炎止痛、改善循环和防治消化不良的作用。但出现以下情况者为治疗禁忌证：①伴有出血者；②伴有穿孔者；③伴有幽门梗阻者。

（1）中频电疗法。

1）正弦调制中频电疗法：两个电极胃区前后对置，选用交调和变调波，调制频率100Hz，调制深度75%，每个波群治疗10min，每日1次，12次为1疗程。

2）干扰电疗法：4个电极交叉置于腹部和背部$T_{6\sim7}$区，频率50～100Hz和90～100Hz，每日1次，12次为1疗程。

（2）超声波疗法：治疗前先让患者饮用温开水400～500mL，患者取坐位或卧位，移动法，强度1.0～2.0W/cm²，分别在胃区和脊柱（$T_{5\sim10}$）两侧皮肤各治疗8～12min，每日1次，15～20次为1疗程。

（3）直流电离子导入疗法。

1）鼻黏膜反射疗法：将浸湿的2.5%维生素B_1溶液的小棉条，轻轻塞入患者的鼻前庭，棉条末端置于口唇上方（皮肤上垫块小胶皮），用一铅板电极与阳极连接；另一极置于枕部接阴极。电流强调度0.5～3mA，每次15～20min，每日1次，15～20次为1疗程。适用于溃疡病早期或有出血的患者。

2）颈交感神经节反射疗法：用电极浸湿2%普鲁卡因溶液，置于喉结节两侧颈交感神经节处，与阳极相接；另一极置于肩胛间，与阴极相接，电流强度3～5mA，时间15～30min，每日1次，15～18次为1疗程。

（4）超短波疗法：用五官超短波治疗仪，电极置于喉结两侧颈交感神经节处，微热量，时间8～12min，每日1次，15次为1疗程。

（5）其他：温度生物反馈疗法、电睡眠疗法等也可消除大脑皮质的兴奋灶，反射性地调节胃肠活动功能。

2. 运动疗法

具有减轻胃及十二指肠溃疡患者消化不良症状、维持和改善胃蠕动功能、改善机体整体耐力的作用。根据病情选择有氧运动项目，如步行、跑步、游泳、打太极拳等，以改善肌力、肌耐力和整体体能。每日1次，每次20～30min，每周3～5次，连续4周或长期运动。

（二）心理治疗

心理治疗具有改善或消除消化性溃疡患者忧郁、焦虑和抑郁心理的作用。一般采用心理支持、疏导的治疗方法。要鼓励患者正确认识疾病，树立战胜疾病的信心，积极配合治疗，使患者从心理支持系统中得到帮助，消除心理障碍。

第三节　肝硬化

一、概述

肝硬化（hepatic cirrhosis，HC）是临床常见的慢性进行性肝病，由一种或多种病因长期或反复作用形成的弥漫性肝损害。在我国大多数为肝炎后肝硬化，少数为酒精性肝硬化和血吸虫性肝硬化。病理组织学表现上有广泛的肝细胞坏死、残存肝细胞结节性再生、结缔组织增生与纤维隔形成，导致肝小叶结构破坏和假小叶形成，肝脏逐渐变形、变硬而发展为肝硬化。早期由于肝脏代偿功能较强可无明显症状，晚期则以肝功能损害和门脉高压为主要表现，并有多系统受累，晚期常出现上消化道出血、肝性脑病、继发感染、脾功能亢进、腹腔积液、癌变等并发症。

（一）病因

肝硬化的病因很多，包括病毒性肝炎、酒精性肝病、代谢性肝病、血吸虫病等。在我国以乙型病毒性肝炎最为常见，而在国外，尤其是欧美，则以酒精性肝病最为常见。

1. 病毒性肝炎

乙型、丙型和丁型病毒性肝炎均可能发展到肝硬化。我国 70% 以上肝硬化由病毒性肝炎发展而来，其中以乙型病毒性肝炎最为常见，其次为丙型病毒性肝炎。慢性乙型病毒性肝炎患者中有 1/4 ～ 1/3 可发展成肝硬化，而丙型肝炎患者发生肝硬化的比例更高。病毒性肝炎发展到肝硬化的病程长短不一，短至数月，长达数十年。少数情况下，急性病毒性肝炎由于出现大量肝细胞坏死和纤维化可不经过慢性肝炎阶段而直接发生肝硬化。丁型肝炎病毒或丙型肝炎病毒与乙型肝炎病毒重叠感染，均可加快肝硬化发生，其中乙型、丙型肝炎病毒重叠感染的慢性肝炎有 70% ～ 80% 发展到肝硬化。甲型和戊型肝炎一般不引起肝硬化。

2. 慢性酒精中毒

酒精性肝硬化是欧美国家最常见的肝硬化原因，近年来我国的发病率也有所增加。长期（10 年以上）酗酒（每日摄入乙醇量 ≥ 80g）可因酒精（乙醇）直接毒性作用及其氧化产物（乙醛）的间接毒性作用损害肝细胞膜，促进胶原合成致纤维化，继而发展为肝硬化。酒精还可加速乙型病毒性肝炎肝硬化的进展。

3. 非酒精性脂肪性肝炎

非酒精性脂肪性肝炎（nonalcoholic steatohepatitis，NASH）也是引起肝硬化的重要原因，目前认为，它是非酒精性脂肪性肝病发展到肝硬化的必经阶段。据统计，非酒精性脂肪性肝炎患者 10 ～ 15 年内肝硬化发生率高达 15% ～ 25%。年龄 > 50 岁、肥胖（内脏性肥胖）、高血压、2 型糖尿病、ALT 升高、AST/ALT > 1、血小板减少等均是非酒精性脂肪性肝炎发展到肝纤维化、肝硬化的危险因素。

4. 化学毒物或药物

长期服用或接触某些化学毒物或药物，如双醋酚酊、甲基多巴、四环素、异烟肼、磷、砷、四氯化碳等均可导致中毒性肝炎，引起肝硬化。

5. 遗传代谢性疾病

很多遗传代谢性疾病，如血色病、肝豆状核变性（Wilson 病）、半乳糖血症、α_1-抗胰蛋白酶缺乏症、糖原贮积症、酪氨酸血症等均可导致肝硬化。在我国以肝豆状核变性最为常见。它是一种由于先天性铜代谢异常引起铜在肝、脑等组织沉积而引起的疾病，常见于儿童和青少年，主要病理改变为双侧基底核变性和肝损害，临床上表现为精神异常、锥体外系症状、肝硬化表现，可出现角膜色素环、血清铜蓝蛋白降低、铜代谢异常和氨基酸代谢异常等。血色病是一种铁代谢障碍导致的疾病，男性发病多于女性，临床主要表现为肝硬化、糖尿病、皮肤色素沉着和性腺萎缩等；其肝硬化主要由过多的含铁血黄素沉积在肝脏中所导致。

6. 肝淤血

巴德－基亚里综合征、慢性充血性心力衰竭、慢性缩窄性心包炎及肝小静脉闭塞症均可引起肝脏长期淤血、缺氧，导致肝细胞坏死，网状支架塌陷和星芒状纤维化，并最终引起肝硬化。

7. 自身免疫性疾病

自身免疫性肝炎、原发性胆汁性肝硬化（primary biliary cirrhosis，PBC）、原发性硬化性胆管炎（primary sclerosing cholangitis，PSC）等免疫性疾病可最终发展成肝硬化。此外，系统性红斑狼疮等全身自身免疫性疾病在肝脏的损害也可表现为肝硬化。

8. 长期胆汁淤积

各种原发性和继发性因素导致的长期慢性肝内外胆管梗阻、胆汁淤积均可引起肝硬化。华支睾吸虫病导致的肝硬化常由继发性胆汁淤积引起。

9. 其他

血吸虫卵沉积在汇管区可刺激结缔组织增生，引起肝脏纤维化，并出现门脉高压等症状，既往也曾将血吸虫作为肝硬化的常见原因，称为不完全分隔性肝硬化；但由于血吸虫病一般不形成完整的假小叶，故目前认为该病虽然具有肝硬化相关的症状，但尚不是真正的肝硬化，将其称为血吸虫性肝病更为恰当。其他一些原因，如营养不良、感染等也可导致肝硬化。此外，有 5% ～ 10% 的肝硬化患者由于病史不详、组织病理辨认困难、缺乏特异性诊断标准等原因无法明确其病因，被称为隐源性肝硬化。

（二）病理

肝硬化的肝脏明显变形，早期肿大，晚期则明显缩小，质地变硬、重量变轻，表面呈现高低不平的结节状。镜下可观察到弥漫性肝细胞变性坏死、肝细胞再生和结节形成以及纤维组织增生和间隔形成。大量肝细胞坏死后形成的纤维间隔将肝实质分为大小不等、圆形或类圆形的肝细胞团，称为假小叶。假小叶形成是肝硬化的基本病理特点，也是确定肝硬化病理诊断的主要依据。

根据病理形态，可将肝硬化分为大结节性、小结节性和混合结节性肝硬化。小结节性肝硬化结节大小相仿，直径小于 3mm；结节失去正常肝小叶结构，被纤维间隔包绕；纤维间隔较窄而均匀；多见于酒精性和淤血性肝损害。大结节性肝硬化较为常见，乙型和丙型肝炎病毒所致肝硬化多为此类。该类型结节粗大且大小不均，直径大于 3mm，较大的可达数厘米；纤维间隔较宽，分布不均；大结节内可包含正常肝小叶。混合结节性肝硬化则是上述两种病理形态的混合。

肝硬化时，脾、肾、胃肠道、性腺等也可出现相应的病理改变。脾常出现淤血、肿大，镜下可见脾窦扩张、脾髓增生、动静脉扩张迂曲，脾窦内网状细胞增生并可见吞噬红细胞。胃肠道黏膜淤血水肿而增厚，消化性溃疡发病率明显升高。胃黏膜血管扩张充血形成门脉高压性胃病；食管、胃底、直肠静脉扩张迂曲，形成侧支循环，压力高时可破裂出血。

（三）发病机制及病理生理

各种病因引起的慢性肝损伤导致肝实质细胞发生炎症、变性、坏死，细胞损伤由可逆向不可逆发展，正常肝小叶结构被破坏。慢性炎症坏死过程中肝星状细胞（hepatic stellate cell，HSC）激活，各种细胞因子释放增加，进一步导致肝细胞再生和胶原合成增加、降解减少，引起纤维组织增生。再生结节和纤维增生进一步导致血管改建、血栓形成，加重肝脏血液循环障碍和肝细胞损伤，并最终导致肝硬化。

肝纤维化既是所有慢性肝病发展到肝硬化的必经阶段，又是肝硬化发生发展最重要的病理生理基础。它是一可逆性的病理过程，是以细胞外基质（extracellular matrix，ECM）在肝内过度沉积为主要特征的肝脏损伤修复反应。ECM 主要由活化的 HSC 分泌。因而，HSC 激活和 ECM 沉积是肝纤维化发生发展的中心环节。肝损伤后，炎症介质不断释放，在转化生长因子（transforming growth factor，TGF）–β、TGF–α、胰岛素样生长因子（insulin–like growth factor，IGF）–1、IGF–2、血小板衍生生长因子（platelet–derived growth factor，PDGF）、表皮生长因子（epidermal growth factor，EGF）、成纤维细胞生长因子（fibroblast growth factor，FGF）、白介素（interleukin，IL）–10、IL–6、干扰素（interferon，IFN）–α、IFN–β、IFN–γ 等细胞因子作用下，HSC 激活，导致 ECM 沉积。除 HSC 这一 ECM 的主要来源外，研究表明，慢性肝病时，肝细胞、胆管上皮细胞等也可通过上皮细胞间质转型（epithelial–to–mesenchymal transition，EMT）转化为肌成纤维样细胞（myofibroblasts，MFS），参与 ECM 合成与分泌。

不同病因导致肝纤维化时，其沉积的 ECM 成分相似。ECM 包括胶原、非胶原糖蛋白蛋白多糖等三类大分子，其中胶原为富含脯氨酸和甘氨酸的蛋白分子，可分为 14 型，肝脏中仅有 Ⅰ、Ⅲ、Ⅳ、Ⅴ、Ⅵ 5 型；非胶原糖蛋白包括一系列对细胞分化、生长、代谢发挥重要调控作用的蛋白，如纤维连接蛋白（fibronectin，FN）、层粘连蛋白（laminin，LN）等；蛋白多糖是一类侧链为糖胺多糖的大分子，包括硫酸乙酰肝素、透明质酸和硫酸软骨素等。针对 HSC 激活和 ECM 沉积的不同环节进行干预，可能为预防肝纤维化向肝硬化发生和进展提供方法。

正常肝细胞成分与非细胞成分呈高度有秩序的排列，而且细胞与细胞、细胞与基质间由极其精密的联系连接在一起，传递细胞内、外信息，调控细胞表型等，共同构建了肝脏的强大功能。肝脏是机体合成和代谢的重要脏器，肝硬化时肝脏的合成和代谢功能显著下降，清蛋白和凝血因子合成、胆色素代谢、激素灭活、解毒功能下降；同时可出现门脉高压，导致腹水、内分泌和血液系统等病理生理改变。

（四）临床表现

多数肝硬化患者起病隐匿，病程发展缓慢，可潜伏 3 年以上，症状与慢性肝炎无明显分界线。目前根据临床表现将肝硬化分为代偿期和失代偿期，但两者之间的界限常不清楚。

1. 代偿期

代偿期常症状较轻、缺乏特异性，可表现为轻度乏力、消瘦、食欲缺乏、腹胀、厌油、上腹部不适，右上腹隐痛等；部分患者体格检查可触及质地较硬的肝脏，边缘较钝，表面尚平滑；肝功能正常或轻度异常。

该期症状多呈间歇性，因过劳或伴发病而诱发，适当治疗或休息可缓解。部分患者甚至可无症状，仅仅在体检或因其他疾病进行手术时偶然发现。

2. 失代偿期

失代偿期症状明显加重，患者主要表现为门脉高压、肝细胞功能减退所致的两大综合征，同时可有全身各系统症状，并出现腹水、消化道出血和肝性脑病等多种并发症。

（1）肝功能减退的临床表现。

1）全身症状：患者一般情况较差，出现消瘦、乏力、营养不良、食欲缺乏、皮肤干枯粗糙，面色灰暗黝黑，部分患者伴有口角炎、多发性神经炎。约 1/3 患者可有不规则低热，可能与大量肝细胞炎症坏死、内毒素血症、合并感染或并发肝癌有关。

2）消化道症状：由于消化道炎症、门脉高压消化道淤血和肠道菌群失调，进入失代偿期后，消化道症状明显加重，表现为食欲缺乏、厌食、恶心、呕吐、腹胀、腹泻等，进脂餐饮食症状更为明显。

3）黄疸：除胆汁淤积性肝硬化外，出现较深的黄疸表示肝硬化处于活动期，提示肝细胞炎症坏死显著，病情发展快，预后不良。

4）出血倾向及贫血：因肝脏合成凝血因子减少、门脉高压导致脾大、脾功能亢进、毛细血管脆性增加，失代偿期肝硬化患者可出现鼻出血、牙龈出血、胃肠黏膜弥漫出血、皮肤紫癜等症状。同时，由于营养缺乏、肠道吸收功能下降、失血、脾功能亢进因素，肝硬化患者可出现贫血。

5）内分泌失调：肝脏是多种激素和大分子物质合成和灭活的重要脏器。肝硬化失代偿期，患者常出现激素异常导致的内分泌失调表现。其中最常见的为雌激素和雄激素比例失衡，表现为雌激素增加、雄激素减少，女性患者可出现月经失调，男性可有性欲减退、睾丸萎缩、毛发脱落及乳房发育等。此外，蜘蛛痣、毛细血管扩张、肝掌等也与雌激素增加有关。醛固酮、抗利尿激素等灭活减少可导致水钠潴留，诱发水肿并参与腹水形成。继发性肾上腺素皮质功能减退可促进皮肤，尤其是面部和其他暴露部位皮肤色素沉着。

6）肝脏：失代偿期肝硬化时患者肝脏常缩小，呈结节状，胆汁淤积或淤血性肝硬化到晚期仍可有肝大。

（2）门脉高压的临床表现。

1）脾大、脾功能亢进。

2）侧支循环建立与开放：常见的侧支循环可形成于食管下端胃底部、肝脏周围、前腹壁脐周、直肠下端肛周、腹膜后等部位，其中以食管 – 胃底静脉曲张较为常见，其破裂导致的出血是门脉高压症患者的重要死亡原因之一。十二指肠、小肠和结肠静脉曲张虽然较为少见，但也可出现曲张静脉破裂出血，如由门静脉系的直肠上静脉和下腔静脉系的直肠中、下静脉吻合而成的痔静脉破裂可导致便血，腹壁及脐周静脉曲张可出现静脉鸣、海蛇头征。

3）腹水：是门脉高压最突出的临床表现，表现为腹胀、不适、消化不良、腹围增大。

腹水出现前很多患者便有腹腔胀气，出现腹水后腹胀症状明显加重，大量腹水时尚可因腹内压力增大导致呼吸困难、气急和端坐呼吸。体格检查可发现腹部膨隆、脐疝，移动性浊音阳性，水波感等。部分患者还可出现肝性胸腔积液，右侧多见，双侧次之，单纯左侧胸腔积液较少。胸腔积液常呈漏出液，形成机制与腹水一致，多见于晚期肝硬化伴低蛋白血症和大量腹水者，可能与胸腔负压和横膈解剖异常有关。

4）门静脉高压性胃病（portal hypertensive gastropathy，PHG）：是门静脉高压患者发生的胃黏膜的特殊病变，组织学上表现为胃黏膜和黏膜下层血管、毛细血管明显扩张、扭曲而没有明显炎症改变，内镜下表现为各种类型的充血性红斑和糜烂，伴或不伴出血。其内镜表现分类方法较多，包括麦科马克（McCormack）分类、新意大利内镜俱乐部（NIEC）分类、Tanoue 分类等，其中以 McCormack 分类方法较为常用（表 3-2）。

表 3-2　门静脉高压性胃病分类（McCormack 分类）

门脉高压症分型	内镜表现
轻型	细小的粉红色斑点或"猩红热"疹条纹状外观的皱襞表面出现浅表红斑"蛇皮征"或"马赛克征"
重型	散在"樱桃红"斑点、弥漫性出血性胃炎

二、诊断

肝硬化的诊断依赖于肝损伤的病因及病史，肝功能损害及门脉高压的症状、体征及实验室检查依据。完整的肝硬化诊断还需包括病因、肝功能状况及并发症的诊断。目前临床一般采用蔡尔德－皮尤（Child-Pugh）分级方法评判肝功能见（表 3-3）。

表 3-3　肝功能 Child-Pugh 分级标准

临床生化指标	分数		
	1 分	2 分	3 分
总胆红素（μmol/L）*	< 34	34 ～ 51	> 51
清蛋白（g/L）	> 35	28 ～ 35	< 28
PT 延长（s）	< 4	4 ～ 6	> 6
腹水	无	轻度	中～重度
肝性脑病	无	Ⅰ～Ⅱ期	Ⅲ～Ⅳ期

注　*对 PBC 患者进行评分时要求相应提高为：17 ～ 68（1 分）；68 ～ 170（2 分）；> 170（3 分）。总分：A 级，5 ～ 6 分；B 级，7 ～ 9 分；C 级，10 ～ 15 分。

失代偿期肝硬化依据门脉高压及肝功能减退的表现，临床诊断通常不困难。代偿期肝硬化往往症状、体征不典型，诊断较为困难，注意以下几点可能有助于早期发现代偿期肝硬化。

（1）对病毒性肝炎、长期饮酒、长期营养不良、慢性肠道感染的患者，密切随访，必要时进行肝活检。

（2）对于不明原因肝大者，特别是肝脏表面不光滑者，应尽量采用多种方法，包括影像学、腹腔镜检查及肝活组织检查等及早明确诊断。

早期肝硬化常表现为肝大，此时应注意与慢性肝炎、原发性肝癌，尤其是肝硬化合并肝癌等鉴别，必要时可进行肝活检。

脾大是肝硬化门脉高压的重要表现，部分患者可能因脾功能亢进、贫血或血小板减少等就诊，此时需注意与慢性肝炎、慢性疟疾、血吸虫病、特发性血小板减少性紫癜、慢性溶血性贫血、白血病、淋巴瘤、恶性组织细胞病等导致的脾大鉴别。此外，出现腹水和消化道出血等并发症时，应注意与导致腹水和出血的其他疾病鉴别。

三、治疗

肝硬化的治疗是综合性的，主要治疗原则包括：控制病因，预防为主；避免肝损害；恢复肝功能，维持机体代谢；防治并发症。代偿期肝硬化的治疗目标是延缓肝硬化进展；失代偿期肝硬化的治疗目标是防治并发症，延长生存期和提高生存质量。

（一）一般治疗

1. 休息

代偿期肝硬化患者提倡劳逸结合，可参加一般轻微工作。而失代偿期患者应卧床休息，出现并发症者宜绝对卧床。

2. 营养

肝硬化患者以摄入高热量、高蛋白质、高维生素、易消化食物为宜。严禁饮酒，应限制脂肪，尤其是动物脂肪的摄入。肝功能减退明显或血氨增高以及有肝性脑病前兆时禁高蛋白饮食。有腹水者，应限制钠盐摄入；有食管－胃底静脉曲张者，应避免进食坚硬、粗糙的食物。

（二）病因治疗

病因治疗包括停用肝毒性药物，酒精性肝硬化患者禁酒，继发性胆汁性肝硬化设法解除胆道梗阻等。由于我国大部分肝硬化由病毒性肝炎引起，抗病毒治疗目前已经成为肝硬化治疗的重要组成部分。

1. 乙型病毒性肝炎肝硬化

多项前瞻性、随机、对照研究结果显示，代偿期和失代偿期乙型病毒性肝炎肝硬化患者经抗病毒治疗均能改善肝功能，减少并发症，延长生存期，因此，近年来乙型病毒性肝炎肝硬化的抗病毒治疗引起了充分重视。

（1）代偿期乙型病毒性肝炎肝硬化：其抗病毒治疗的目标是延缓或降低肝功能失代偿和原发性肝癌的发生。我国《慢性乙型肝炎防治指南（2010 年版）》推荐，对于代偿期乙型病毒性肝炎肝硬化患者，无论 ALT 是否升高，HBeAg 阳性者 HBV–DNA ≥ 104copy/mL，HBeAg 阴性者 HBV–DNA ≥ 103copy/mL 均应抗病毒治疗。

药物宜选择耐药发生率低的核苷（酸）类药物。因干扰素（IFN）有导致肝功能失代偿等并发症的可能，使用时应十分慎重。如认为有必要，宜从小剂量开始，根据患者的耐受情况逐渐增加到预定的治疗剂量。代偿期乙型病毒性肝炎肝硬化抗病毒治疗的疗程尚不明确，大部分学者推荐长期服药，部分学者甚至推荐终生服药。对于 HBV-DNA 可检测到但未达到上述水平者，如有疾病活动或进展的证据，且无其他原因可解释，在知情同意的情况下，也可开始抗病毒治疗。

（2）失代偿期乙型病毒性肝炎肝硬化：抗病毒的目的在于改善肝功能并延缓或减少肝移植的需求。目前推荐，对于失代偿期肝硬化患者，无论 ALT 或 AST 是否升高，只要能检出 HBV-DNA，均建议在知情同意的基础上，及时应用核苷（酸）类药物抗病毒治疗。因需要长期治疗，最好选用耐药发生率低的核苷（酸）类药物治疗，如恩替卡韦、阿德福韦酯等。抗病毒治疗过程中不能随意停药，一旦发生耐药变异，应及时加用其他能治疗耐药变异的核苷（酸）类药物。多项研究显示，对发生拉米夫定耐药的代偿期和失代偿期肝硬化患者，联合阿德福韦酯治疗均有效；而另外的研究也表明拉米夫定治疗失败患者使用恩替卡韦每日 1.0mg 也能抑制 HBV-DNA、改善生物化学指标，但疗效较初治者降低。IFN 治疗可导致肝衰竭，因此禁用于失代偿期肝硬化。

2. 丙型病毒性肝炎肝硬化

鉴于丙型病毒性肝炎所致肝硬化患者 10 年存活率仅为 80%，且其中 HCC 的年发生率高达 1% ~ 7%，我国 2004 年《丙型肝炎防治指南》指出，对于丙肝所致的代偿期肝硬化患者，为使病情稳定，延缓或阻止肝衰竭原发性肝癌等并发症的发生，建议给予抗病毒治疗。推荐治疗方案为聚乙二醇（PEG）化 IFN-α 联合利巴韦林口服，疗程 48 周。不过由于肝硬化患者对治疗的耐受性和效果有所降低，该治疗必须在严密观察和监测下进行。失代偿期肝硬化患者不适宜采用 IFN 治疗。蛋白酶抑制剂，如 Telaprevir、Boceprevir 等被证实有良好的抗丙肝病毒作用，近期该两类药物 I 期临床结果初步表明 Telaprevir/Boceprevir 联合 IFN-α 及利巴韦林对已进展至肝硬化的丙肝患者疗效可能优于传统治疗，不过由于病例数较少，结论尚待进一步证实。由于失代偿期肝硬化患者不适用 IFN，目前尚无 Telaprevir/Boceprevir 单独用于丙肝肝硬化的研究资料，有必要进行相关大规模临床研究，为丙肝肝硬化患者提供更佳的抗病毒选择。

（三）药物治疗

目前尚无针对肝硬化的特效药。药物治疗主要包括保护肝功能的药物和抗肝纤维化药物。

1. 保护肝功能的药物

水飞蓟素、1，6- 二磷酸果糖（FDP）等可促进肝脏代谢，有利于肝细胞修复；还原型谷胱甘肽是由谷氨酸、甘氨酸、半胱氨酸组成的含巯基胱肽物质，能保护细胞正常代谢，发挥解毒作用；上述药物均可使用于肝硬化的保肝治疗。熊去氧胆酸有减轻胆盐毒性、抗氧化、免疫调理等作用，适用于 PBC 治疗。复合维生素 B、维生素 C、维生素 E 等维生素及肌苷、辅酶 A 等可保护肝细胞膜，防止脂肪肝，适用于酒精性肝硬化和脂肪性肝病患者。甘草甜素有抗炎、免疫调节、保护肝细胞膜、抗肝纤维化作用，但有水钠潴留的不良反应，适用于早期肝硬化患者。促肝细胞生长素有促肝细胞再生功能，仅用于肝功能严重衰竭者。值得注意的是，因为大部分药物均经过肝脏代谢，所以不提倡过多使用，滥用药物对肝脏有害无益。

2. 抗肝纤维化药物

纤维化是肝硬化发生的基本病理改变，而且肝纤维化是可逆转的，故抗肝纤维化药物是目前研究的热点。但迄今为止尚无抗肝纤维化的理想药物，有报道证实秋水仙碱可抑制胶原聚合，肾上腺皮质激素可通过抗炎和抑制肝脯氨酰羟化酶抑制胶原合成，但由于上述药物均有较强的不良反应，限制了其临床应用。秋水仙碱仅用于部分血吸虫性肝病治疗，肾上腺皮质激素用于部分自身免疫性肝炎患者。研究发现，中药苦参素、丹参、桃仁提取物、虫草菌丝、黄芪、粉防己碱等均有一定抗肝纤维化作用。我国研制的中成药如扶正化瘀胶囊、复方鳖甲软肝片在研究中显示了良好的抗肝纤维化前景，有必要开展大规模、多中心、前瞻性、随机对照研究进一步证实其临床疗效。

（四）肝移植

肝移植是失代偿期肝硬化的最终治疗手段。不同原因导致的终末期肝硬化均可考虑肝移植。肝硬化患者肝移植指征包括肝硬化患者出现腹水、门脉高压导致的慢性消化道失血或难治性静脉曲张破裂出血、门脉高压性胃病、肝性脑病、营养不良、肝肺综合征和肺动脉高压、部分原发性肝癌等。此外，遗传代谢性肝病，包括 Wilson 病、α_1- 抗胰蛋白酶缺乏症、家族性淀粉样变、糖原贮积病、原发性草酸尿症、血色病等也是肝移植的重要指征。终末期肝病模型（model for end-stage liver disease，MELD）评分是目前评判肝移植指征的重要指标，它利用血清肌酐、胆红素、凝血酶原时间（PT）的国际标准化比值（international normalized ratio，INR）和病因 4 个较为客观的指标评价终末期肝病时的肝脏贮备功能和死亡风险，计算公式为：$R = 9.6 \times \ln$（肌酐 mg/dL）$+3.8 \times \ln$（胆红素 mg/dL）$+11.2 \times \ln$（INR）$+6.4 \times$ 病因（胆汁淤积性和酒精性肝硬化为 0，病毒等其他原因肝硬化为 1）。对于年龄 ≥ 12 岁的患者，R 值越高，代表死亡风险越大，越需优先考虑肝移植。

（五）干细胞移植

肝移植是失代偿期肝硬化的最终治疗手段。但由于目前供肝严重缺乏，移植手术价格昂贵、面临着围术期风险和术后免疫抑制剂长期使用带来的术后移植肝炎、并发肿瘤等系列问题，限制了其临床开展。晚近，随着干细胞领域研究的进展，干细胞移植开始试用于肝硬化治疗。干细胞是一种具有自我复制能力的多潜能细胞，一定条件下可分化成多种功能细胞。体内外研究证实，骨髓来源的干细胞可归巢到肝脏，向肝细胞分化并减轻肝纤维化和肝硬化程度；而临床研究表明，采用外周血动员或抽取骨髓分离骨髓干细胞经外周血及肝动脉注射途径能显著改善部分失代偿期患者的肝功能。早期的一项研究采用干细胞移植治疗酒精性肝病所致失代偿期肝硬化 9 例，1 周后患者出现 ALT/AST 下降，4 周后出现胆红素下降，随访中 7 例患者 Child-Pugh 评分改善，5 例患者腹水明显减退；而另一项研究采用干细胞移植治疗丙型病毒性肝炎和自身免疫性肝炎所致失代偿期肝硬化共 48 例，可使血清 ALT、总胆红素、PT、INR 和清蛋白等指标显著改善。我国学者采用干细胞移植治疗 78 例肝硬化患者，发现治疗第 1 周，患者精神状态明显改善；第 2 周出现实验室指标变化；第 4 周患者 ALT、AST 明显下降；血清清蛋白、纤维蛋白原和凝血酶原时间均较术前显著改善。

四、康复治疗

肝硬化的康复治疗目标是改善肝循环，增加运动能力，改善 ADL 能力，提高生活质量，最大限度地促进患者回归社会。肝硬化代偿期的患者可进行运动治疗，但肝硬化失代偿期患者应禁止运动，须绝对卧床休息。

（一）物理治疗

物理治疗有改善肝脏的血液循环、促进胆汁分泌、抗炎止痛的作用。

1. 超短波疗法

有助于改善肝脏的血流，促进胆汁分泌。每次 15min，每日 1 次，15 次为 1 疗程。

2. 运动疗法

具有改善肝硬化代偿期患者机体整体耐力的作用。根据病情选择有氧运动项目以改善肌力和整体体能，如散步、打太极拳、做保健操等。具体运动量要根据患者的病情而定，肝硬化失代偿期患者应禁止运动，须绝对卧床休息。

（二）作业治疗

肝功能代偿期的患者可根据个人兴趣，给予休闲性作业治疗，如玩扑克、缝纫、下棋等娱乐活动。作业治疗师对患者的娱乐功能进行评定，并指导患者，使其在娱乐活动中达到治疗疾病、促进康复的目的。肝硬化失代偿期患者应禁止竞争性娱乐活动。

（三）康复辅具

康复工程在肝硬化中的应用主要涉及辅助器具，对行走困难的患者使用轮椅改善其步行功能和社会交往能力。

（四）心理治疗

心理治疗具有改善或消除肝硬化患者震惊、恐惧、否认、淡漠、抑郁、焦虑、悲伤情绪及绝望的作用。一般采用心理支持、疏导的治疗方法，鼓励患者正确认识疾病，树立战胜疾病的信心，积极配合治疗，使肝硬化患者从支持系统中得到帮助，消除心理障碍。

第四章

常见内分泌系统及代谢性疾病的诊疗与康复

第一节　糖尿病

一、概述

（一）定义

糖尿病（diabetes mellitus，DM）是一组常见的以糖和脂肪代谢紊乱、高血糖为特征的代谢性疾病。糖尿病的发生和发展可能与遗传、自身免疫及环境因素等综合作用有关，机制十分复杂。糖尿病基本上可分为两大类，第一类（1型糖尿病）为胰岛素分泌的绝对缺乏；第二类（2型糖尿病）为胰岛素抵抗和胰岛素代偿反应不足。此外，还有少数的糖尿病患者有其特有的病因和发病机制，可归于其他特殊类型。还有部分患者仅表现血糖升高但未达到糖尿病诊断标准，其空腹血糖、餐后2h血糖或服糖后2h血糖介于正常与糖尿病诊断标准之间，称为糖调节受损（impaired glucose regulation，IGR），包括空腹血糖受损（impaired fasting glucose，IFG）成糖耐量受损（impaired glucose tolerance，IGT）两种情况。

我国糖尿病的发病率在11%左右。随着经济的发展，人口老龄化及饮食、生活习惯的改变，预计在今后糖尿病的发病率还将会明显增加。因此，在开展糖尿病防治研究的同时，进一步开展康复治疗，以提高糖尿病整体防治的水平是十分重要的。

（二）临床表现

1. 症状与体征

糖尿病的临床表现大致可归纳为糖、脂肪及蛋白质代谢紊乱综合征和各种糖尿病慢性并发症两大部分。前者主要表现为多饮、多尿、烦渴、乏力、体重减轻、易饥及多食，有些患者可因严重物质代谢紊乱而呈现酮症酸中毒或非酮症性高渗综合征。糖尿病慢性并发症可涉及全身各重要器官，主要包括糖尿病的大血管病变如心脑血管疾病，糖尿病的微血管病变如糖尿病肾病、糖尿病眼病，还有糖尿病的神经病变。此外，糖尿病患者还可因抵抗力下降导致反复感染，常见疖、痈等皮肤化脓性感染，有时可引起败血症或脓毒血症，也可发生皮肤真菌感染或尿路感染。

2. 实验室检查

（1）血糖测定：多采用静脉血浆测定。如果临床明确有糖尿病症状，空腹血糖 ≥ 7.0mmol/L 或随机血糖 ≥ 11.1mmol/L，并排除非糖尿病性血糖升高，即可诊断为糖尿病（临床症状不典型者，需另一日再次证实）；空腹血糖 ≥ 6.1mmol/L 且 < 7.0mmol/L 为空腹血糖受损（IFG），随机血糖 ≥ 7.8mmol/L 且 < 11.1mmol/L，为糖耐量受损（IGT）。

（2）口服糖耐量试验（OGTT）：空腹血糖或随机血糖异常但未达上述糖尿病诊断标准时，需进行口服葡萄糖耐量试验，即口服葡萄糖 2h 后再测静脉血糖，< 7.8mmol/L 为正常，≥ 7.8mmol/L 且 < 11.1mmol/L 为糖耐量受损，≥ 11.1mmol/L 为糖尿病。

（3）糖化血红蛋白 Alc（HbAlc）及糖化血浆白蛋白测定：有助于了解糖尿病的控制情况，HbAlc 反映的是近 3 个月的血糖水平，糖化血浆白蛋白反映近 2 ～ 3 周的血糖水平。

（4）其他：还可有尿糖测定、胰岛素测定、C 肽功能测定、糖尿病抗体测定，以及血脂、水电解质检测等实验室检查。

二、诊断

（一）诊断标准

糖尿病是一种以糖代谢紊乱为主要表现的代谢内分泌综合征，所以糖尿病的诊断应包含病因诊断、分期、并发症及合并症的诊断。我国目前采用 WHO（1999 年）糖尿病诊断标准，即糖尿病症状（典型症状包括多饮、多尿和不明原因的体重下降），加上：①随机血糖（不考虑上次用餐时间，一日中任意时间血糖）≥ 11.1mmol/L（200mg/dL），或空腹血糖（空腹状态至少 8h 没有进食热量）≥ 7.0mmol/L（126mg/dL），或葡萄糖负荷后 2h 血糖 ≥ 11.1mmol/L（200mg/dL）；②无糖尿病症状者需另日重复检查明确诊断。

葡萄糖调节受损指介于正常葡萄糖稳态调节与糖尿病之间的代谢中间状态，包括葡萄糖耐量受损和空腹血糖受损。葡萄糖耐量受损表现个体的葡萄糖耐量试验后血糖水平超过正常范围但低于糖尿病诊断标准，即口服葡萄糖耐量试验（OGTT）2h 静脉血浆血糖 ≥ 7.8mmol/L 且 < 11.1mmol/L。空腹血糖受损是指空腹血糖高于正常但低于糖尿病诊断标准，即空腹静脉血浆血糖 ≥ 6.1mmol/L 且 < 7.0mmol/L。随机血糖不能用来诊断 IFG 或 IGT，只有相对应的 2h 毛细血管血糖值有所不同：糖尿病的 2h 血糖 ≥ 12.2mmol/L，IGT 为 2h 血糖 ≥ 8.9mmol/L 且 < 12.2mmol/L。

1. 根据血糖确立糖尿病诊断

空腹或餐后血糖水平是一个连续分布的变量指标，可能存在一个大致的切点。血糖高于此切点（空腹血糖 ≥ 7.0mmol/L，或 OGTT 2h 血糖 ≥ 11.1mmol/L）者发生慢性并发症的风险陡然增加，糖尿病的诊断标准主要是根据血糖高于此切点人群视网膜病变显著增加的临床事实确定的。

空腹血糖、随机血糖及 OGTT 均可用于糖尿病诊断，必要时次日（伴有急性应激者除外）复查核实。IFG 和葡萄糖耐量减退 IGT 是未达到糖尿病诊断标准的高血糖状态（糖尿病前期），IFG 和 IGT 都是发生糖尿病和心血管病变的危险因素。研究证明，生活方式或药物干预能延缓其发展至糖尿病的速度。过去将 IFG 和 IGT 定义为糖尿病前期，它们对应的血糖范围分别是 ≥ 6.1mmol/L 且 < 6.9mmol/L 和 ≥ 7.8mmol/L 且 < 11.0mmol/L。2006 年 NHANES 的资料显示，在非糖尿患者群中，空腹血糖 6.1mmol/L 相对的 HbA1c 为 5.6%，而空腹血糖 5.6mmol/L 相对的 HbA1c 为 5.4%，受试者操作曲线（ROC）显示，反映 IFG 患者的最佳 HbA1c > 5.7%，敏感性和特异性分别为 39% 和 91%。HbA1c = 5.7% 时糖尿病危险性增加，与 DPP 研究中的高危受试者相似。因此，HbA1c > 5.7% 时将来发生糖尿病的危险性增加。故在 2010 版的 ADA 临床实践指南中，取消了"糖尿病前期"的定义，而代之以"糖尿病风险增高类型"，包括以往的 IFG 和 IGT，并增加了 HbA1c 5.7% ～ 6.4% 的人群。

不管是空腹、餐后还是随机血糖水平，血糖水平均存在较大的波动，仅根据某一次的血糖测定结果来诊断糖尿病存在一定弊端。即使是相同的个体，不同时期的相同时点所测定的血糖水平均不相同，重复性差，特别是 2 型糖尿病；而口服葡萄糖耐量试验费时，需要多次采血，重复性也较差，给糖尿病的诊断，特别是糖调节受损（空腹血糖受损和糖耐量受损）的诊断增加一定的困难。HbA1c 是反映糖尿病患者 3 个月内血糖控制平均水平的一项金标准，自 1980 年应用至今，一致作为评价糖尿病患者血糖控制状况的指标，但是它始终未能成为糖尿病的筛选和诊断标准。在 2010 版的 ADA 临床实践指南中终将 HbA1c 作为糖尿病的诊断标准。

（1）早期诊断线索：糖尿病早期多无症状，有些患者的主诉也无特异性。早期确诊本病的关键是提高对糖尿病的警惕性和加强对高危人群的普查工作。在临床上，遇有下列情况时，要想到糖尿病可能。

1）家族一级亲属中有 1 型糖尿病和 2 型糖尿病患者。

2）食量增多而体重下降，或伴多饮和多尿。

3）原因不明的高血压或直立性低血压。

4）疲乏及虚弱。

5）反复发作性视物模糊。

6）顽固性阴道炎或外阴瘙痒。

7）遗尿。

8）重症胰腺疾病。

9）甲亢。

10）垂体瘤。

11）胰腺肿瘤。

12）肾上腺皮质及髓质疾病。

13）阳痿。

14）长期使用生长激素（GH）、生长抑素和糖皮质激素。

15）黑棘皮病。

16）高脂血症。

17）肥胖。

18）多囊卵巢综合征。

19）顽固性或反复发作性肺部、胆道和泌尿系等感染。

20）伤口不愈合或骨折不愈合。

21）不明原因的心力衰竭、肾衰竭及脂肪肝。

22）影像学检查发现胰腺纤维钙化性病变。

23）血胰岛素升高。

24）曾经有 IGT 病史。

25）曾有妊娠糖尿病病史。

26）有巨大儿（出生体重 ≥ 4.0kg）分娩史。

（2）糖尿病普查：医疗和预防机构应在医疗保险公司及政府的支持下，定期开展 2 型糖尿病高危人群的普查工作。检查空腹血糖和餐后血糖的时间不是随意而定的，而是有要求的。检查空腹血糖的时间最好在早上 6：00 ~ 8：00；抽血时，患者要保证前一日晚餐后至次日清晨做检测时，空腹 8 ~ 12h，超过 12h 的"超空腹"状态会影响检测结果。前一日晚上的药效持续时间已过，故患者血糖可能会比平常升高。如果抽血的时间太迟（超过 10：00），空腹时间过长，血糖也可能比平日偏低。

（3）OGTT：在门诊就诊的患者中，对糖尿病高危者要常规进行血糖和糖化血红蛋白检查；对可疑者应进一步行 OGTT 试验。如 OGTT 试验可疑，不能排除糖尿病，可用可的松 –OGTT 试验明确诊断。

对于病情较重者，要时刻警惕患者并发急性并发症可能，如糖尿病酮症酸中毒、非酮症性高渗性昏迷和急性冠脉综合征。另外，对于病期超过 10 年的患者，尤其是年龄在 60 岁以上者，要注意做相关的检查，尽早明确糖尿病视网膜病变、肾脏病变及神经病变的诊断，并特别注意心、肾和脑功能的评估。

2. 根据糖化血红蛋白确立糖尿病诊断

长期以来，糖尿病是以空腹血糖、餐后 2h 血糖和口服糖耐量试验为诊断标准。在临床研究和实践中，这个诊断标准存在一定的局限性，它只能反映即时的血糖水平，且受许多因素影响，易导致误诊和漏诊。2009 年，美国和欧洲糖尿病学会及国际糖尿病联盟先后提出用糖化血红蛋白作为糖尿病的诊断标准，认为以糖化血红蛋白 ≥ 6.5% 作为糖尿病与非糖尿病的分界值与在流行病学发现的与视网膜患病率显著增高相关的拐点有关。一些研究者确定糖尿病诊断分界值为 6.1%。糖化血红蛋白诊断糖尿病的分界值与地区、性别、年龄和当地人群糖尿病的患病率有关。因此，用糖化血红蛋白作为糖尿病诊断标准要根据当地人群中糖化血红蛋白的流调结果来确定。美国糖尿病学会推荐的糖化血红蛋白诊断糖尿病的标准是否适用于全球人群，还有待证实。我国暂未将 HbA1c 列入糖尿病诊断标准。

慢性肾衰竭、靠频繁血液透析维持肾功能、慢性溶血性贫血、脾功能亢进症、地中海贫血和白血病患者不能用糖化血红蛋白来诊断糖尿病，因为可使红细胞寿命缩短而使所测得的糖化血红蛋白偏低，或者因为胎儿血红蛋白增多，用层析法测定糖化血红蛋白不能将胎儿血红蛋白与糖化血红蛋白分开，使测得的糖化血红蛋白呈假性增高而误诊为糖尿病。

3. 妊娠糖尿病诊断执行特殊标准

具有妊娠糖尿病高危因素的孕妇（明显肥胖、糖尿、既往妊娠糖尿病病史、异常孕产史和糖尿病家族史）应尽早监测血糖，如果空腹血糖 ≥ 7.0mmol/L（126mg/dL）和（或）随机血糖 ≥ 11.1mmol/L（200mg/dL）应在 2 周内重复测定。所有妊娠妇女应在妊娠 24 ～ 28 周行口服葡萄糖耐量试验（OGTT），OGTT 可选用以下两种方法之一。

（1）1 步法：进行 75g OGTT 检测。

（2）2 步法：先行 50g OGTT 进行初筛，口服葡萄糖后 1h 血糖高于 7.2mmol/L（130mg/dL）者再进行 75g OGTT。妊娠糖尿病使用胰岛素者多数可在分娩后停用胰岛素（1 型糖尿病除外），分娩后血糖正常者应在产后 6 周行 75g OGTT，重新评估糖代谢情况并进行随访。

（二）鉴别诊断

1. 排除继发性糖尿病和特异型糖尿病

（1）继发性糖尿病。

1）弥漫性胰腺病变致 β 细胞广泛破坏引起的胰源性糖尿病。

2）肝脏疾病所致的肝源性糖尿病。

3）内分泌疾病（肢端肥大症、库欣综合征、胰高血糖素瘤、嗜铬细胞瘤、甲亢和生长抑素瘤）因拮抗胰岛素外周作用或因抑制胰岛素分泌（如生长抑素瘤和醛固酮瘤）而并发的糖尿病。

4）药物所致的糖尿病，其中以长期应用超生理量糖皮质激素（类固醇性糖尿病）多见。

5）各种应激和急性疾病伴随的高血糖症（应激性高血糖症）。详细询问病史、全面细致的体格检查以及配合必要的实验室检查，一般不难鉴别。

（2）特异型糖尿病：其类型很多，临床上较常见的有胰岛 β 细胞功能遗传性缺陷、胰岛素作用遗传性缺陷、胰腺外分泌疾病、内分泌疾病、药物或化学品所致的糖尿病等。

2. 发病年龄较大的成人晚发自身免疫性糖尿病（LADA）与 2 型糖尿病鉴别

分型诊断一般可根据临床表现，但有时 1 型糖尿病在缓解期和 LADA 早期不需要胰岛素治疗或 2 型糖尿病病情恶化需要胰岛素治疗，不易分型，此时，要结合胰岛素释放试验、C 肽释放试验、GAD 抗体、ICA 和 IAA 等胰岛自身抗体测定，甚至是 HLA 易感基因测定或基因突变分析明确分型，部分患者仍不能确定分型，则应定期随访胰岛功能等相关检查和治疗疗效。

LADA 的早期诊断有时甚为困难，对可疑患者及高危人群可进行抗胰岛细胞抗体、GAD 抗体及其他自身抗体检查。必要时可进行 HLA 亚型鉴定及其他免疫学与分子生物学方面的检查。

LADA 的临床表现酷似 2 型糖尿病，但其本质是自身免疫性 1 型糖尿病。目前尚无统一的 LADA 诊断标准，较公认的诊断要点是：① 20 岁以后发病，发病时多尿、多饮和多食症状明显，体重下降迅速，BMI ≤ 25kg/m²，空腹血糖 ≥ 16.5mmol/L；②空腹血浆 C 肽 ≤ 0.4nmol/L，OGTT 1h 和（或）2 小时 C 肽 ≤ 0.8nmol/L，呈低平曲线；③抗谷氨酸脱羧酶抗体（GADA）阳性；④ HLA-DQ 者 B 链 57 位为非天冬氨酸纯合子。

上述的①是基本临床特点，加上②、③或④中的任何 1 项就应诊断为 LADA。

过去认为儿童和青少年糖尿病都是 1 型糖尿病，但随着儿童肥胖症的增加，儿童和青少年 2 型糖尿病的发病率也明显增加，所以目前在儿童和青少年中发现糖尿病时，要注意有下列 4 种常见糖尿病类型的可能（表 4-1）。

表 4-1　儿童和青少年常见糖尿病的特征

项目	1 型糖尿病	2 型糖尿病	青少年发病的成人糖尿病	非经典 1 型糖尿病
流行病学	常见	逐渐增加	在高加索人 ≤ 5%	≥ 10%
发病年龄	整个儿童期	发育期	发育期	发育期
发病形式	急性严重	从隐蔽到严重	逐渐	急性严重
起病时有酮症	常见	≥ 1/3	少见	常见
亲属有糖尿病	5% ～ 10%	75% ～ 90%	100%	> 75%
女：男	1：1	2：1	1：1	不定
遗传性状	多基因	多基因	常染色体	常染色体
HLA-DR3/4	相关	不相关	不相关	不相关
种族	所有种族	所有种族	高加索人	非洲美国人 / 亚洲人
胰岛素分泌	降低或缺陷	不定	不定或降低	降低
胰岛素敏感性	控制状态下正常	降低	正常	正常
胰岛素依赖	终生	间歇性	罕见	不定
肥胖	无	> 90%	不常见	随人群变化
黑棘皮病	无	常见	无	无
胰岛自身抗体	存在	无	无	无

3. 黎明高血糖与低血糖后高血糖现象鉴别

（1）黎明现象：黎明现象是每日黎明后（清晨 5：00 ～ 8：00）出现的血糖升高现象。出现高血糖之前的午夜无低血糖，不存在低血糖后的高血糖反应。黎明现象的基本特点是清晨高血糖，血糖波动性增大。黎明时患者体内的升血糖激素（生长激素、糖皮质激素和儿茶酚胺等）分泌增加，血糖随之升高。该时段机体对血糖的利用率最低，使血糖进一步升高，从而引发清晨高血糖。黎明现象提示患者的血糖控制不良。

（2）低血糖后高血糖现象：虽然黎明现象与低血糖后高血糖现象（Somogyi 现象）均表现为清晨空腹血糖升高，但两者的病因和机制不同，处理刚好相反，故需仔细鉴别。若单凭症状难以区别，可以通过自我监测凌晨 0：00 ～ 4：00 的 2 ～ 3 次血糖识别。如监测到的血糖偏低或低于正常值，或先出现低血糖，随后出现高血糖，则为 Somogyi 现象；

如监测到的血糖升高或几次血糖值一直平稳，则为黎明现象。

三、治疗

多个临床研究结果证明，严格控制血糖，微血管病变风险明显降低，UKPD 和 DCCT 延后研究结果显示早期血糖干预治疗大血管病变后期获益。因此，控制血糖是糖尿病治疗的基本内容。降糖治疗主要采用平衡饮食、合理运动、适时选用各类药物、血糖检测和糖尿病自我管理教育。糖尿病患者多并发高血压、高血脂，故糖尿病患者也需降压、调脂。近年来国外推出胆酸螯合剂及多巴胺受体激动剂治疗 2 型糖尿病并获较好疗效，钠—葡萄糖同向转运蛋白抑制剂也将上市，还可采用手术治疗肥胖型 2 型糖尿病，这是糖尿病治疗学发展的动向。另外，糖尿病及其并发症在相当程度上是可以预防的，甚至有部分患者经上述综合治疗后病情是可逆转的（即相当长一段时间内可不用降糖药），因而各级医疗机构要关注和加强糖尿病的预防工作及增加患者的信心。

（一）饮食治疗

饮食治疗是糖尿病的基本治疗方法，各种类型的糖尿病患者都应该坚持科学合理的饮食，即平衡饮食，而并非简单地控制进食量，因此建议以平衡饮食替代饮食控制的概念。使之配合运动和药物的作用，良好地控制血糖、血脂及血压。

1. 饮食治疗的原则

（1）调控每日摄入的总热量。

（2）均衡饮食，合理安排各种营养成分，提倡多食粗粮。

（3）规律、定量饮食，少食多餐。与运动、药物治疗密切配合。

（4）戒烟、限酒。

（5）饮食治疗个体化，满足生长发育，满足妊娠、哺乳妇女的特殊需要。

（6）严格遵守，长期坚持。

2. 每日总热量的估计

以成人为例：控制每日热量摄入，以维持成人理想体重，保证儿童正常的生长发育，对妊娠和哺乳的妇女要保证充足的营养，对合并其他慢性消耗性疾病的患者应有利于其康复。

（1）对每日总热量的限制以维持标准体重（kg）为原则，可按下列公式粗略计算。

1）桂法：[身高（cm）— 100]×0.9。

2）Broca 法：身高（cm）— 110（身高在 165cm 以上）；身高（cm）— 105（身高在 165cm 以下）。

其中用桂法计算的结果比较接近我国承认的标准体重表。

（2）营养状况的评价：实际体重在标准体重上下 10% 范围内为正常体重，超过标准体重 20% 为肥胖，超过标准体重 10% ～ 20% 为超重，低于标准体重 10% ～ 20% 为体重不足，低于标准体重 20% 为消瘦。

也可以用体质指数（BMI）= [体重（kg）/ 身高（m^2）] 评价。按中国标准，BMI 正常范围是 18.5 ～ 22.6，BMI > 18.5 为体重过低，BMI > 23 为超重，BMI > 25 为肥胖。

3. 各种营养物质的分配和摄入量

（1）糖类：占总膳食热量的 50%～55%，多用米面和一定杂粮，女性以每日 200～250g 大米，男性以每日 300～350g 大米为宜。

（2）蛋白质：占 15%～20%。推荐每日摄入 0.8～1.2g/kg 标准体重，处于生长发育阶段的儿童或糖尿病患者合并感染、妊娠、哺乳、营养不良以及慢性消耗性疾病者，这一比例应适当增加。可每日 1.2～1.5g/kg 体重计算；儿童每日 2g/kg 体重。糖尿病肾病患者减至 0.6～0.8g/kg 体重。其中动物蛋白占到 1/3 以上。

（3）脂类：＜30%。每日 0.6～1.0g/kg 体重。单不饱和脂肪酸占 10%～15%，多不饱和脂肪酸＜10%，避免反式不饱和脂肪酸，胆固醇＜每日 300mg；若血清 LDL＞100mmol/dL，则饱和脂肪酸＜7%，胆固醇＜每日 200mg。

（4）维生素、无机盐与微量元素：维生素和矿物质充足，尤其是 B 族维生素和钙。每日食盐量为 3～6g。如无心脏和肾、肝病变，进水不限量。

（5）膳食纤维：每日 20～35g。

（6）戒烟、限酒：每日红酒少于 150mL，每日白酒不超过 30mL。酒精可增加低血糖的危险性，应与食物同时摄入。

4. 膳食设计

每克糖类、蛋白质均产热 16.7kJ（4kcal），每克脂肪产热 37.7kJ（9kcal）。按照每日所需总热量和各营养素的比例，将热量换算为食物重量。膳食设计时先计算糖类，然后计算蛋白质量，再计算脂肪需要量，最后用炒菜油补足脂肪的需要量。三餐能量一般按 1/5、2/5、2/5 或 1/7、2/7、2/7、2/7 或 1/3、1/3、1/3 分配。可根据个人饮食习惯、病情和配合药物治疗的需要适当调整。

2007 年国际糖尿病联盟（IDF）颁布的餐后血糖管理指南，详细阐述了血糖指数（GI）和血糖负荷（GL）的概念及其在饮食治疗中的应用。GI 是指食入含 50g 糖类的食物后在一定时间（一般为 2h）体内血糖反应水平，与食入相当量的葡萄糖后血糖反应水平的百分比值，反映食物与葡萄糖相比升高血糖的速度和能力。通常将葡萄糖的 GI 值定为 100。一般 GI＜55 为低 GI 食物，56～69 为中 GI 食物，＞70 为高 GI 食物。食物摄入后血糖水平还与食物中糖类的含量有关。将摄入糖类的质量和含量结合起来，就产生了一个新的概念，即血糖负荷（GL）。GL 值的大小为食物 GI 值与其糖类含量乘积的百分比。GL＜10 为低 GL 食物，11～19 为中 GL 食物，＞20 为高 GL 食物。

例如，西瓜有相对高的葡萄糖指数（72），但每个单位西瓜中含有相对低的糖类（6）所以糖负荷相对较低，72×6/100＝4.3，对血糖的影响也相应较低。而烤土豆的葡萄糖指数是 85，每个单位中包含 30g 糖类，对血糖的影响就高得多，85×30/100＝25.5。GL 已是心肌梗死的一个独立危险因素。研究结果显示，综合考虑血糖指数和血糖负荷有助于餐后血糖波动的控制，并能减少心血管病的危险因素。

（二）运动疗法

1. 糖尿病运动疗法的作用和意义

（1）可增强组织对胰岛素的敏感性。

（2）调节糖代谢，降低血脂。

（3）有利于血糖的控制，加速脂肪分解，降低体脂和控制肥胖。

（4）改善心肺功能，降低血压。

（5）改善凝血功能，降低心血管危险。

（6）促进心理健康、改善睡眠，提高机体的适应性。

2. 适应证和禁忌证

主要适用于轻、中度 2 型糖尿病患者，尤其是肥胖者，1 型糖尿病患者接受胰岛素治疗病情稳定者也可。

合并各种急性感染，伴有心功能不全或心律失常，患有严重糖尿病慢性并发症，新近发生的血管栓塞，空腹血糖＞ 16.7mmol/L，直立位低血压，糖尿病急性并发症等情况下不宜进行运动疗法。

3. 实施

（1）运动项目：有氧代谢运动特点是强度低、有节奏、不中断和持续时间较长，但简单易坚持，此类运动包括步行、慢跑、骑车、游泳、打太极拳、徒手体操、羽毛球、扭秧歌、做健身操等。

（2）运动量：运动量＝运动强度 × 运动时间，运动强度可以用运动后心率来衡量，如实际运动后心率（靶心率）＝ 170 －年龄（岁），则这样的运动量属于中等。一般以达到靶心率后持续 20 ～ 30min 为好。运动后精力充沛、不易疲劳，心率在运动后 10min 恢复至安静时心率数说明运动量比较适合。也可测定心率指数（运动后心率除以运动前心率）来判断是否到达有氧代谢运动。如果心率指数在 1.3 ～ 1.5 可以认为达到有氧代谢运动。每周至少运动 3 次，累计时间 150min 为好。

（3）运动时间的选择：推荐餐后 30min 后运动为宜。

（4）几种常用的运动方法。

1）步行：走平路速度在每分钟 80 ～ 100m 比较适宜，每日走 3 000m，如果体力不能耐受或时间不允许，可以走 10min，休息 5min 再走，或者稍放慢速度，不急于求成，应该循序渐进。

2）慢跑：可自 10min 开始，逐步延长至 30 ～ 40min，慢跑速度每分钟 100m 比较合适，可以跑步和走路交替进行，也可穿插必要的间歇时间。运动时间和运动强度共同决定了运动量，两者可协调配合。

3）骑自行车：可用功率自行车在室内锻炼，也可在室外，但应注意安全，最好在晨间或运动场内进行，速度以每小时 8 ～ 15km 为宜。

（三）口服降血糖药

目前临床使用的口服降血糖药主要包括非促胰岛素分泌剂（双胍类、α 葡萄糖苷酶抑制剂和噻唑烷二酮类）和促胰岛素分泌剂（磺酰脲类、格列奈类），二肽基肽酶 –4（DPP–4）抑制剂可阻断胰高血糖素样肽 –1（GLP–1）的降解而备受青睐。上述药物的作用机制是针对 2 型糖尿病不同的病理生理过程，并有不同的常规剂量和剂型。临床医师应据降糖效应、安全性、不良反应、耐受性、依从性、降糖外的作用及患者胰岛损伤和胰岛素抵抗的程度、经济状况等，综合平衡多方面因素后选择适当的口服降血糖药，常能获得比较满意的效果。在设计降糖时必须考虑和观察心血管危险因素是否下降。

1. 双胍类药物

双胍类药物主要改善胰岛素敏感性，减少肝葡萄糖的生成，抑制葡萄糖在肠道的吸收，轻度改善外周组织对葡萄糖的利用等多种作用，降低空腹和餐后血糖，减轻胰岛素抵抗，改善血脂谱及适当地减轻体重，但对胰岛素分泌并无刺激作用，故不引起高胰岛素血症，被公认为胰岛素增敏剂之一。如单用本类药物，对正常人或患者不致引出低血糖症。现知双胍类药物改善胰岛素敏感性的机制主要通过抑制在 2 型糖尿病患者中过度表达的浆细胞膜糖蛋白 –1（PC–1），后者活性的增高，可引起胰岛素抵抗。

本类药物临床应用的有苯乙双胍和二甲双胍，前者因严重的不良反应而被弃用。二甲双胍餐时服用，从小剂量开始，初始剂量为每日 500mg，每日 1 次或 2 次，每 1 ~ 3 周增加 500mg，每日 2 ~ 3 次，最有效的剂量是每日 2 000mg，最大剂量是每日 2 550mg。目前已有此类药物的缓释型及与格列本脲、格列吡嗪的复合制剂。

二甲双胍适用于经单纯饮食治疗和体育锻炼不能满意控制的 2 型糖尿病，尤其是肥胖患者疗效更佳；用磺酰脲类药物，效果不理想者，可联合此药物；胰岛素治疗的 1、2 型糖尿病患者，加服双胍类药物可减少胰岛素用量。研究提示，对 2 型糖尿病的高危人群应用二甲双胍可推迟或防止其发展成 2 型糖尿病。荟萃分析及 UKPD 研究均显示，二甲双胍能更有效地改善大血管病变所致危险。二甲双胍是一种既兼顾疗效，又兼顾费用及安全的降糖药物，几乎各个糖尿病指南均将二甲双胍推荐为 2 型糖尿病治疗的一线用药。

二甲双胍单药治疗不会导致低血糖的发生，但长期的剧烈运动后可发生低血糖。二甲双胍可增加乳酸酸中毒的危险，但非常罕见，其发生率低于 1/100 000 故不应在肾功能不全、任何形式的酸中毒、充血性心力衰竭、肝病和严重缺氧患者中使用，在男性血肌酐 > 1.5mg/dL 或女性 > 1.4mg/dL 者禁用，如肌酐清除率不正常应禁用，定期检查肾功能。其最常见的胃肠道不良反应是腹泻、厌食、恶心、金属味等，通过调节剂量可以有效避免。在危重、不能进食、接受放射显影造影剂的患者应停用，并使用胰岛素一直到再次服用二甲双胍。该类药在肝代谢，故不应在肝疾病或重度酒精摄入的患者中使用。

2. 磺酰脲类药物

（1）作用机制：磺酰脲类药物是通过与胰岛 β 细胞膜上的磺酰脲受体结合，关闭 β 细胞 ATP–K$^+$ 通道，导致 β 细胞去极化，促进钙离子内流增加，促进胰岛素释放，发挥降糖作用。其降糖作用有赖于尚存的相当数量（30% 以上）有功能的胰岛 β 细胞组织。此外，目前认为磺酰脲类药物不是单纯的胰岛素促分泌剂，有很强的胰外降糖作用，包括增强靶组织对胰岛素的敏感性，改善胰岛素受体和（或）受体后缺陷等作用。

（2）磺酰脲类药物适用于：①饮食治疗和体育锻炼不能获得良好控制的非肥胖 2 型糖尿病患者；②肥胖 2 型糖尿病患者应用双胍类降糖药血糖控制仍不满意，或因胃肠道反应不能耐受，可加用或改用磺酰脲类降糖药；③磺酰脲类药物继发性失效后可与胰岛素联合；④每日胰岛素需要量在 0.3U/kg 体重以下者。

（3）下述情况禁用磺酰脲类药物而应予胰岛素治疗：①1型糖尿病患者；②糖尿病急性并发症者；③2型糖尿病合并严重慢性并发症；④急性严重感染、手术、创伤等应激；⑤严重肝、肾功能不全。

（4）磺酰脲类药物失效：糖尿病患者初用磺酰脲类药物，应用足量（如格列齐特，每日240mg），1个月后未见明显的降糖效应（餐后2h血糖>14mmol/L），称为原发性失效。其发生率为20%~30%，可能与缺乏饮食控制、严重的胰岛β细胞功能损害等有关，此时应加用或改用α葡萄糖苷酶抑制剂或胰岛素等治疗。使用磺酰脲类药物已取得良好疗效，但在使用过程（1个月以上，多数在1年以上）中突然或逐渐疗效消失，虽使用至足量（次足量）仍不能达到良好的血糖控制（空腹血糖仍然高于11.1mmol/L，餐后2h血糖>14mmol/L），称为继发性失效，发生率为20%~30%，其发生率随使用时间的延长而增多。继发性失效与胰岛素β细胞功能下降和外周组织的胰岛素抵抗等密切相关，应重新审查适应证及可能存在的可消除性诱因。继发性失效者宜联合应用其他类型的抗糖尿病药物或改用胰岛素治疗。

（5）不良反应：主要的不良反应有低血糖反应、体重增加、高胰岛素血症，其中低血糖反应常在夜间、空腹或餐后4~6h发生，通常与过量服用、饮食不配合、体力活动增加、酒精摄入或肾功能不全等有关，尤其在老年患者多见。体重增加是由胰岛素水平增加及血糖控制好转所致。其他少见的不良反应有胃肠道反应、皮肤反应（皮肤瘙痒、红斑、剥脱性皮炎等）、血液系统反应（白细胞减少、粒细胞缺乏、贫血、血小板减少等）、中毒性肝炎等，一旦出现，应立即停药，并给予相应处理。

（6）注意事项：要酌情调整磺酰脲类药物，应从低剂量开始，每4~7d增减剂量1次，根据自我监测血糖结果调整药量。餐前30min服用疗效最佳，因为服药后1.5h药效最强，而餐后1h又是血糖最高，故两个高峰重叠就可以取得更好疗效。但由于磺酰脲类药效时间较长，餐后服用药效相对温和，尤其对高龄患者，餐后服药可避免遗忘，对预防发生低血糖更有意义。磺酰脲类药都在肝内代谢，建议定期评估肝功能。应用时还要注意与其他药物的相互作用，如水杨酸制剂、磺胺类药物、保泰松、氯霉素、胍乙啶、利舍平、β受体阻滞剂、单胺氧化酶抑制剂等可减弱糖异生或降低磺酰脲类药物与血浆蛋白结合，或降低磺酰脲类药物在肝的代谢和肾的排泄等机制，增强磺酰脲类药物的降糖效应；噻唑类利尿药、呋塞米、依他尼酸（利尿酸）、糖皮质激素、雌激素、钙通道阻滞药、苯妥英钠、苯巴比妥等药物因抑制胰岛素，或拮抗胰岛素作用，或促进磺酰脲类药物在肝降解等，可减低磺酰脲类药的降糖作用。

（7）选择：最大剂量时，一般情况下，不推荐使用第一代磺酰脲类药物，除非患者有良好的服药史。第二代磺酰脲类药物不良反应较小，可提供更佳的预期疗效。应根据患者的一般情况如年龄、并发症、患者的依从性、肝肾功能及药物的临床特点等选用不同的药物。如对老年、合并糖尿病并发症尤其是肾并发症或肝肾功能较差的患者，应选用短半衰期的速效药物，防止低血糖的发生；而依从性差的患者，则可选用使用方便、作用时间较长的药物，以达到良好的血糖控制；肾功能较差的患者可选用格列喹酮，以防止药物蓄积引起的低血糖反应。再次选择时还要考虑到药物的缺血预适应，对有心、脑等缺血性疾病的 2 型糖尿病患者，应选用对 β 细胞膜 ATP-K$^+$ 有高亲和力和高选择性的磺酰脲类。临床研究证实，格列齐特、格列吡嗪缓释片等在治疗浓度下不阻断心、脑 ATP-K$^+$ 开放所激发的舒血管效应。

（8）第二代磺酰脲类：有格列本脲、格列吡嗪格列齐特、格列波脲、格列喹酮及格列美脲等药物。格列本脲的降糖作用在口服降糖药中最强，最大不良反应是较容易引起低血糖，甚至导致严重或顽固性低血糖及低血糖昏迷。故老年糖尿病，肝、肾功能不全和有心脑血管并发症的患者，应慎用或禁用。格列吡嗪 24h 内经肾排泄达 97%。一般不易发生体内蓄积，不会发生持续的低血糖。在肾功能减退者优先选用，剂量大于 15mg 时，应分次服用。格列齐特 60% ～ 70% 从肾排泄，10% ～ 20% 自胃肠道排出，比较适用于老年糖尿病患者。大多数患者对此药耐受性好，偶有腹痛、恶心、头晕及皮疹，剂量过大者也可引起低血糖反应。研究证实，以格列齐特为基础的降糖治疗可使 2 型糖尿病患者糖化血红蛋白长期稳定在 6.5% 以下，且显著降低新发和恶化肾病发生率及大量蛋白尿的发生率。格列波脲主要从肾排泄。格列喹酮 95% 从胆道经肠随粪便排泄，仅 5% 由肾排出。适用于老年糖尿病，糖尿病伴轻、中度肾功能减退及服用其他磺酰脲类药物反复发生低血糖的患者。格列美脲具有胰岛磺酰脲类受体结合特异性、更快的起效时间、更短的作用时间，临床研究发现其对心血管作用及低血糖反应较少。适合与胰岛素联合治疗，显示有一定的胰岛素增敏作用。

3. 格列奈类药物

（1）作用机制：格列奈类药物是一种非磺酰脲类的促胰岛素分泌剂，是苯甲酸或苯丙氨酸的衍生物，与胰岛 β 细胞膜 ATP 敏感钾离子通道上的受体结合后，关闭 β 细胞膜上的 ATP 依赖性钾通道，使细胞膜去极化，造成钙离子内流，细胞内钙离子浓度增加而引起胰岛素的释放，降低餐后血糖。但与磺酰脲类药物的结合位点完全不同，格列奈类药物结合于 ATP 依赖性钾通道 36kDa 的磺酰脲类受体，不影响 β 细胞的胞吐作用。此类药物可有效增强胰岛素基础分泌、第一相分泌，增强胰岛素脉冲分泌的振幅，对胰岛素第二相分泌无影响或影响很小。因其起效快，作用时间较短，通常应在进餐当时服用。格列奈类刺激胰岛 β 细胞释放胰岛素的作用是依赖于一定的血浆葡萄糖水平，在葡萄糖浓度较低的情况下，其对基础胰岛素分泌的刺激作用微弱。此外，格列奈类还能保护 β 细胞数量，不诱导 β 细胞凋亡。

（2）临床应用：目前主要有瑞格列奈和那格列奈。适用于饮食控制、降低体重及运动治疗尚不能有效控制的 2 型糖尿病患者，其中新诊断的非肥胖者可作为首选，对餐后血糖增高者更适合。可单独使用，也可与双胍类、噻唑烷二酮类联合用药。瑞格列奈在新诊断的或 HbA1c < 8% 的 2 型糖尿病时，剂量每餐 0.5mg，HbA1c > 8% 时每餐 1 ～ 2mg。瑞格列奈 92% 经大小便、胆汁途径排出，不加重肾负担，无因肾功能不全引起的药物蓄积，是 2 型糖尿病并发肾功能不全患者的首选用药。那格列奈引起餐后胰岛素快速、短期分泌，起效比瑞格列奈快，持续作用时间为 2h，每次 60 ～ 120mg，餐前即时服用。在妊娠期及哺乳期妇女、1 型糖尿病患者、糖尿病酮症酸中毒、严重肝功能不全及对本药产生变态反应者禁用。

（3）不良反应及注意事项：瑞格列奈的不良反应有低血糖反应、体重增加和高胰岛素血症，肝、肾功能减退者慎用。那格列奈发生低血糖的可能性小，无明显禁忌证，但中、重度肝病应慎用，需定期评估肝功能。此外有轻度的胃肠道反应、暂时性视觉异常、皮肤变态反应等。格列奈类起效快（口服30min内起效）、达峰时间早（1h达峰），为了减少餐后血糖漂移，峰群居高不降，也可在餐前15～30min给药。根据进餐时间灵活掌握，即进餐服药，不进餐不服药。

4. 噻唑烷二酮类

噻唑烷二酮类降糖药是过氧化物酶体增生物活化受体-γ（PPAR-γ）激动剂，通过结合和激活PPAR-γ，从而改善胰岛素抵抗，促进葡萄糖吸收和脂肪分化，轻度降低肝葡萄糖输出；保护β细胞功能；减轻血管炎症反应。

目前在临床上可使用的有罗格列酮和吡格列酮，尽管不能进行两者之间的直接比较，但它们有相似的疗效。罗格列酮单次或分次剂量开始为每日4mg，必要时12周内增加至每日8mg，每日最大剂量为8mg；吡格列酮开始剂量为每日15～30mg，单药治疗最大剂量为每日45mg，联合治疗为每日30mg。

噻唑烷二酮类药物增加胰岛素敏感性，同时降低空腹血糖和餐后血糖，防治糖尿病血管并发症。糖尿病终点进展试验（ADOPT）研究结果显示，单一药物治疗糖尿病时，罗格列酮比二甲双胍或格列本脲在延缓药物失效方面的效果更加显著，罗格列酮能延缓进行性高血糖，优于二甲双胍或格列本脉。因此，此类药物适用于2型糖尿病的胰岛素抵抗及糖耐量减低的治疗，此外，妊娠期糖尿病、肥胖、高血压、血脂异常、多囊卵巢综合征等常伴有胰岛素抵抗，也可使用本类药物。

该类药物可引起轻度体重增加（1～2kg），轻、中度外周性水肿，血细胞比容下降和血容量增加。研究显示该类药物应用后心力衰竭发生率增加，但心力衰竭病死率没增加，提示心力衰竭与水钠潴留有关。另外，如果谷丙转氨酶（ALT）大于正常上限2.5倍应避免使用，ALT大于正常上限3倍应停用。因此，肝病或充血性心力衰竭患者禁忌使用噻唑烷二酮类。我国将罗格列酮的适应证修改为其他降糖药物无法达到血糖控制目标的2型糖尿病患者。

5. α葡萄糖苷酶抑制剂

α葡萄糖苷酶抑制剂是通过抑制小肠绒毛中分解寡糖为单糖的葡萄糖苷酶活性，延缓复杂糖类和双糖的分解和消化，延迟并减少肠腔对葡萄糖的吸收，主要降低餐后血糖，而不影响葡萄糖利用和胰岛素分泌。阿卡波糖主要抑制α淀粉酶，伏格列波糖主要抑制麦芽糖酶和蔗糖酶。长期应用可以降低空腹血糖，这是由于持续抑制餐后高血糖而减少了胰岛素的需要量和消除了高葡萄糖毒性，因此减轻了胰腺β细胞的负荷。该药还可以增加外周组织对胰岛素的敏感性、减轻对胰岛素抵抗的作用。本类药物常用有阿卡波糖、伏格列波糖、米格列醇等。适用于单纯饮食治疗和体育锻炼不能满意控制的2型糖尿病，尤其是肥胖者更优，可单独使用，也可与双胍类、磺酰脲类、胰岛素联合用药；糖耐量减低（IGT）的干预治疗；1型糖尿病患者的餐后高血糖，不能单独用α葡萄糖苷酶抑制剂，应与胰岛素联合应用。该类药要和第一口糖类食物同时服用，饮食成分中有一定糖类时才能发挥效果。因此，特别适合于传统中国饮食结构的人群。

单用此药一般不会引起低血糖，但若与磺酰脲类或胰岛素联合应用，可能出现低血糖。此时应使用葡萄糖来纠正，而不能给蔗糖口服，因为复合糖的降解和吸收迟缓，且该类药可抑制蔗糖吸收。主要的不良反应有肠胃胀气、腹胀、腹泻，可能与寡糖排至大肠增加有关。采用小剂量开始，逐渐加量法，可减轻胃肠道反应，如需要，可以阿卡波糖 25mg，每日 2 次开始，每隔 1 ~ 2 周，每日增加 25mg 至预定每日用量。如果同时存在胃肠道疾病，不宜应用本药，并且应避免与消化酶制剂、抗酸剂同时治疗。此类药物部分从肾排泄，故血肌酐大于 177μmol/L 时应避免使用。阿卡波糖可引起肝损伤，因此服药第 1 年应该每 3 个月检查血清转氨酶。

6. 二肽基肽酶-4（DPP-4）抑制剂

研究证实，IGT 和 2 型糖尿病患者餐后 GLP-1 下降，应用 GLP-1 的类似物明显改善血糖，其机制涉及增加胰岛素分泌、抑制胰高血糖素分泌、减少肝糖输出、抑制肠道葡萄糖吸收及改善 β 细胞的功能。GLP-1 从肠道 L 细胞分泌至血液循环很快降解。DPP-4 抑制剂阻断 GLP-1 的降解，DPP-4 抑制剂（西格列汀、沙格列汀等）已获批准临床应用并获得好评。在二甲双胍基础上加用西格列汀的疗效与加用磺酰脲类药物格列吡嗪相当，HbA1c 从基线 7.5% 下降了 0.7%，而且前者具有耐受性良好的优点，患者体重显著减轻（-1.5kg，+1.1kg），低血糖发生率也降低（5% vs 32%）。由于西格列汀的安全性好（尤其是低血糖事件减少），使其在大多数患者中与二甲双胍早期联合应用成为可能。临床研究显示，西格列汀（50mg，每日 2 次）与二甲双胍（1 000mg，每日 2 次）联用，HbA1c 水平在第 1 年和第 2 年时分别下降 1.8% 和 1.7%。最常见的不良反应是鼻塞、流涕，以及咽喉痛、上呼吸道感染和头痛。因其 79% 以原形从尿排出，故在肾功能减退的患者应减量。DPP-4 抑制剂不适用 1 型糖尿病及糖尿病酮症酸中毒的治疗。利格列汀（5mg，每日给药 1 次）应用于已经接受了饮食控制和体育锻炼的成年 2 型糖尿病患者的血糖水平的改善。在利格列汀治疗过程中，无须因患者肾功能或肝功能的下降而进行剂量调整。

7. 胆汁酸螯合剂

胆汁酸螯合剂通过在胃肠道交换胆汁酸中的氯离子，将其从肠肝循环中螯合出来，阻断胆汁从肠道的再吸收。一般用于降低胆固醇，研究证明胆汁酸螯合剂（4g，每日 3 次）可改善血糖控制，减少肝糖合成并抑制糖原分解，激活 GLP-1 受体；通过激活棕色脂肪和肌肉中 G 蛋白偶联受体 TGR5，诱导 GLP-1 释放，改善胰腺功能，减少肝糖输出，提高葡萄糖耐量。不良反应主要表现为便秘、腹泻和腹胀等胃肠道不良反应。

8. 溴隐亭

2009 年美国 FDA 批准速效溴隐亭 Cycloset 可以作为饮食运动控制不佳的 2 型糖尿病患者的辅助治疗。与以往降糖药物作用机制完全不同，Cycloset 属于一种麦角类生物碱，主要是通过作用于中枢多巴胺达受体影响营养物质代谢的昼夜节律达到调控血糖的目的。速效溴隐亭（每日 2.5 ~ 5mg）与安慰剂相比能够降低糖化血红蛋白 0.5% ~ 0.7%，能够显著降低空腹及三餐后游离脂肪酸和三酰甘油浓度，减少心血管事件。除此之外，对于体重无明显影响，而且有轻度降低血压作用。不良反应主要是轻度的恶心，低血糖发生率极低。

9. 钠－葡萄糖同向转运蛋白抑制剂

钠－葡萄糖同向转运蛋白（SGLT）是一种广泛分布的膜蛋白。SGLT 共有 6 种，即 SGLT 1 ～ SGLT 6，其中 SGLT 1 主要分布在胃肠道，主要作用为吸收、转运葡萄糖进入血液；SGLT 2 几乎仅在肾近端小管的 S1 段表达。SGLT 2 主要调控肾小管葡萄糖的重吸收。SGLT 2 抑制剂（达格列净）通过增加肾脏葡萄糖的清除率降低血糖，可减弱肾脏对葡萄糖的重吸收，使多余的葡萄糖从尿液排出，从而降低血糖，为糖尿病的治疗提供了新的降糖药物。经二甲双胍单药治疗不能充分控制血糖的 2 型糖尿病患者给予达格列净治疗，与安慰剂组相比，空腹血糖水平有明显下降。达格列净可改善单用二甲双胍治疗控制不良患者的血糖水平，且安全性和耐受性较好。其作用机制不依赖于胰岛素，且能降低体重，不增加低血糖风险。但可增加尿道感染的机会。

（四）胰岛素治疗

1921 年 Banting 和 Best 成功地发现胰岛素并应用于临床取得显著疗效，自此开创人类胰岛素治疗的历史。随着现代科学技术的进步，胰岛素制剂及其应用技术得到了不断完善和发展，胰岛素应用越来越广泛。1 型糖尿病患者需外源性胰岛素控制血糖，并依赖胰岛素而生存。对 2 型糖尿病而言，胰岛素抵抗和胰岛素分泌不足均存在。尽管胰岛素抵抗是其发病的主要原因，但随着病程进展，胰岛素分泌不足便成为主要矛盾，最终大部分患者也需外源胰岛素治疗控制血糖。因此，胰岛素治疗几乎是所有类型糖尿病控制血糖的重要手段。

1. 胰岛素应用指征

（1）1 型糖尿病。

（2）2 型糖尿病：根据病情及 β 细胞功能测定，可分长期适应证及短期适应证两类。

1）长期适应证。①胰岛 β 细胞功能衰竭。目前趋向于对 2 型糖尿病患者在合理饮食控制、体力活动并排除各种应激因素基础上，联合应用足量的口服药（如格列本脲，每日 20mg），若血糖仍不能达标 [空腹血糖 > 7.8mmol/L 和（或）血糖化血红蛋白 HbA1c > 7%]，提示有胰岛素应用的指征。同时，糖负荷后 C 肽或胰岛素释放水平也有较强的指导意义。尤其对体重正常或消瘦的糖尿病患者，使用胰岛素的态度应该更加积极。②由于肝、肾功能不全及药物的不良反应，而无法坚持口服药物治疗。③存在严重的糖尿病慢性并发症，如 3 期及以上的视网膜病变、临床糖尿病肾病等。

2）短期适应证。①严重急性代谢并发症，如糖尿病酮症酸中毒、非酮症高渗性昏迷和乳酸性酸中毒等。待病情稳定后，可根据其胰岛功能决定是否改用口服降糖药或联合或单独胰岛素应用。②急性或慢性应激状态。急性应激状态，如严重感染，急性脑卒中，急性心血管事件，开胸、开腹、截肢或骨科大手术的围手术期等。慢性应激状态，如慢性活动性肺结核，慢性活动性肝炎等。③“糖毒性”状态，尤对于空腹血糖高于 15mmol/L（也包括初发的患者）。目前认为，此类患者普遍存在高血糖对胰岛 β 细胞的毒性损伤，为尽快解除葡萄糖毒性作用，可立即予以胰岛素治疗。同时可结合其胰岛功能，若葡萄糖负荷后胰岛素、C 肽均低（有建议以 2.5 倍左右作为参考），则提示有胰岛功能不足存在，胰岛素治疗的指征强。若胰岛功能并不太差，则建议至少须和胰岛素敏感剂合用。

（3）其他：如垂体性糖尿病、胰源性糖尿病等引起的糖尿病。

2.胰岛素制剂分类

（1）按照其来源不同：可分为动物胰岛素（牛胰岛素、猪胰岛素、牛 – 猪混合胰岛素）、半合成人胰岛素、生物合成人胰岛素（即基因工程胰岛素如诺和灵、优泌林等）、胰岛素类似物（速效类似物 Lispro、Aspart，特慢类似物等）。

（2）根据其纯度不同：又可分成结晶胰岛素、纯化胰岛素、单组分胰岛素、人胰岛素。常规的结晶胰岛素制剂含有的杂质小于 10 000ppm，单组分胰岛素杂质含量小于 50ppm，而超纯化制剂的杂质在 1 ～ 10ppm。胰岛素中的"杂质"主要指胰岛素原、小量的胰岛素二聚体、胰岛素原样产物、胰高血糖素、胰源性多肽、生长激素释放抑制素和某些血管活性多肽等。

（3）根据其作用时间的不同胰岛素可分为超短效、短效、中效和长效 4 种。速效（超短效）胰岛素类似物目前在临床上应用的主要有两种：其一是赖脯人胰岛素，是用基因工程技术将人胰岛素 B28 位与 B29 位氨基酸互换；其二是门冬胰岛素（诺和锐，Aspart），是通过基因工程技术将人胰岛素 B28 位的脯氨酸替换为门冬氨酸，主要特点是吸收快，作用集中而短，注射时间可在餐前 15min 或餐前即刻。可溶性长效胰岛素类似物制剂目前临床应用的主要也有两种：其一是甘精胰岛素，其通过胰岛素分子内氨基酸的置换（A21 位门冬氨酸被甘氨酸替代，且在人胰岛素 B 链末端增加 2 个精氨酸）；其二是长效胰岛素类似物地特胰岛素，其去除了人胰岛素 B30 位的氨基酸，并在 B29 位的赖氨酸上增加了一个肉豆蔻酸侧链。在有锌离子存在的药液中，胰岛素分子仍以六聚体形式存在，而 C14 – 脂肪酸链的修饰会使六聚体在皮下组织的扩散和吸收减慢。在单体状态下，含有 C14 – 脂肪酸链又会与白蛋白结合，进一步减慢吸收入血液循环的速度。在血浆中，98% ～ 99% 的地特胰岛素与白蛋白结合，因此，向靶组织的扩散也较未结合白蛋白的胰岛素要慢。另外，把不同作用时间的胰岛素按一定比例混合又衍生出新的制剂，即预混胰岛素，如门冬胰岛素 30 注射液及精蛋白锌重组赖脯胰岛素混合注射液。

3.胰岛素制剂的使用方式

传统的胰岛素制剂使用方式有静脉滴注、皮下注射两种。但随着科技进步，在胰岛素制剂不断发展的同时，胰岛素应用技术也不断完善。吸入胰岛素（肺吸入、鼻腔吸入、颊黏膜吸入等）、口服胰岛素、胰岛素泵及微针技术等不断进入临床试验。埋植式人工内分泌胰岛、胰岛移植、基因治疗等也在不断研制中。

4.胰岛素的治疗方案与选择

胰岛素治疗方法可因所应用的制剂不同、每日注射的次数不同而产生显著的差异，最终的效果也有明显的区别。

（1）1 型糖尿病的胰岛素治疗：1 型糖尿病患者需要胰岛素以控制血糖，目前常采用以下胰岛素治疗方案。

1）分剂混合方案：即 R+N — R+N，早、晚餐前皮下注射短效加中效胰岛素。通常以普通胰岛素（RI）与低精蛋白锌胰岛素（NPH）或慢胰岛素锌悬液混合后注射。近年来，常直接使用预混的人胰岛素制剂，其中RI占30%～50%，NPH占50%～70%。在中国也常使用动物RI与长效制剂（精蛋白锌胰岛素，PZI）混合后注射。分剂方案比强化胰岛素治疗时采用的方案简便易行，部分患者病情可得到较好控制。但有以下缺点：①血糖较难达到严格控制目标；②晚餐前中效胰岛素作用常不能维持至次日凌晨，致黎明现象突出，增加中效剂量则常于夜间达高峰作用时引起低血糖；③早餐前中效胰岛素常不能有效控制晚餐前的血糖，换用高峰作用时间出现较晚的动物NPH，则往往不能提供中餐时所需的胰岛素高峰浓度。

2）改进的分剂混合方案：为防止出现夜间低血糖，克服早晨空腹高血糖，本方案推迟晚餐前中效胰岛素至夜晚睡前注射，许多患者可收到满意效果。如晚餐前血糖控制不佳，可于中餐前增加注射1次RI。该两种改进方案的缺点是均需将胰岛素注射增至每日3次，并要求进餐时间和进餐量的相对恒定。如患者不愿注射3次，为克服黎明现象，可将传统分剂混合方案中的晚餐前中效制剂换成长效制剂，如超慢胰岛素锌悬液；而对晚餐前血糖控制不佳者，可在早餐前RI加NPH基础上加入适量的Ultralente。这样均可使2次注射的效果接近于3次注射。

3）多剂注射方案：又称1日多次胰岛素方案（MDI），即三餐前皮下注射RI，睡前注射中效胰岛素（NPH或Lente）。餐前注射的RI可提供随进餐所需的胰岛素高峰浓度，睡前注射中效胰岛素旨在提供夜间及次晨基础状态下胰岛素血浓度，本方案在强化胰岛素治疗时较常采用。主要优点：①较易使血糖达到严格控制的目标；②可允许进食量的变化，即可根据即将进餐的食量事先调整一下餐前RI的剂量。其缺点是仍需保持进餐时间的相对恒定，每日注射多达4次。

4）改进的多剂注射方案：每日餐前仍注射RI，但以长效制剂如Ultralente（或PZI）取代中效制剂进行注射而获基础状态下所需胰岛素浓度，长效胰岛素于睡前注射或晚餐前给予，又可分早、晚两次餐前注射。虽然PZI一次皮下注射后作用可持续24～36h，但其高峰出现时机并不符合机体生理需求，且其过长的作用有可能导致清晨胰岛素需要量最少时出现低血糖症，故在北美等地已不再使用，而首选入Ultralente。优点：①血糖较易达到严格控制的目标，而很少引起夜间或清晨低血糖；②首选入Ultralente，早、晚两次餐前与RI同时注射，这样每日仅需注射3次，比传统的MDI方案减少1次，但效果更优；③对生活方式影响小，允许进餐量和进餐时间的变动，即使省去1餐（同时省去餐前RI）也不会出现低血糖。其缺点是皮下始终保留较多量的胰岛素积存，吸收可能会有变动，存积胰岛素动员时有导致长时间低血糖的可能。

另一改进方案是用Lispro胰岛素取代RI，其中早晚餐前与Ultralente（或NPH）混合，中餐前单独注射Lispro。由于Lispro吸收比RI更快，降糖高峰出现于60～90min，故较注射RI更符合生理需要，且可于餐前5～10min注射，更为方便，但目前价格较高。

5）胰岛素泵治疗：目前投入临床使用的主要有两种。①持续性皮下胰岛素输注（CSII）：该泵可模拟体内胰岛素基础分泌，持续向皮下输注微量RI或Lispro，并于进餐时显著增加胰岛素释放量，模拟进餐相关的胰岛素分泌。优点是可允许进餐量和进餐时间的变化，可避免皮下大量胰岛素存积。但有如下缺点：胰岛素补充途径与生理性分泌不同，可产生外周高胰岛素血症和体重增加；因缺乏皮下胰岛素存积，在泵发生故障且未及时发现时，有可能引起糖尿病性酮症酸中毒；价格昂贵，有能力并愿意接受 CSII 治疗的患者较少。②腹腔内植入型胰岛素输注泵：此泵经手术植入于腹壁皮下脂肪与腹直肌鞘之间，泵的导管穿过肌鞘悬在腹腔中。与 CSII 比较，此型泵释放的胰岛素吸收与生理途径相似，进入腹腔的胰岛素大部分被吸收入门静脉，进入肝发挥效应，并约有 50% 被降解，可避免外周高胰岛素血症，也使血糖更易控制而低血糖发生较少。但该泵需手术植入，增加了患者痛苦和发生感染的机会。此外，治疗费用较高也是其难以推广的一个原因。

6）强化胰岛素治疗：DCCT 和 UKPD 结果的相继发表，证实加强胰岛素治疗，使血糖严格控制可显著减少 1 型糖尿病慢性并发症的发生率。强化治疗多采用 MDI 方案，改进的多剂注射方案或 CSII 治疗。但主要缺点是低血糖发生率显著增高和体重增加。故强化治疗主要用于新诊断的 1 型患者且无严重并发症、青少年、妊娠糖尿病或糖尿病合并妊娠，以及胰岛素泵治疗者。其他患者是否采用强化治疗，需根据患者各方面情况和条件整体考虑后确定。

（2）2 型糖尿病的胰岛素治疗。

1）胰岛素联合口服药治疗方案：多个临床研究显示，2 型糖尿病患者口服降糖药物失效后与胰岛素联合治疗是首选方案。因为只要患者仍有部分内生胰岛功能，内源胰岛素的作用方式更符合生理状况，而且口服降糖药联合胰岛素比单纯胰岛素治疗在长期血糖控制中效果更好，体重上升少，且低血糖发生也较少。在除外饮食不节制及生活不规律的基础上，糖尿病患者的空腹血糖持续升高往往与内源胰岛素缺乏呈线性相关，即空腹血糖越高，胰岛素缺乏越严重。空腹血糖升高的原因有 3 种情况：药物在夜间作用不足使胰岛素缺乏或肝对胰岛素抵抗严重；黎明现象；Somogyi 现象（低血糖后的高血糖反应）。如果能排除 Somogyi 现象，均应加强夜间药物作用的强度。因此，建议空腹血糖＞7mmol/L 时，应在原治疗基础上联合治疗，空腹血糖＞10mmol/L 时，应使用胰岛素进行强化治疗。

睡前联合 NPH 或长效胰岛素方案：①无须住院；②使用 NPH 剂量相对偏小，由于 NPH 睡前注射 6～8U 后达峰时恰在黎明时分，降低空腹血糖作用最强，前半夜很少发生低血糖；③血浆 INS 水平升高轻微；④体重增加少；⑤空腹血糖下降后，白日口服降糖药物作用加强。使用方法：睡前使用 NPH 或长效胰岛素；起始剂量为每日每千克体重 0.1～0.2U，每 3～5d 调整 1 次胰岛素用量；监测空腹血糖，＜6mmol/L 达标。若连续 3 次＞8mmol/L，上调 2～4U；若连续 3 次在 7～8mmol/L 上调 2U。若晚餐后 2h 血糖＞10mmol/L，则可使用预混胰岛素，在晚餐前皮下注射，其中普通胰岛素帮助控制晚餐后血糖，NPH 在夜间到清晨控制空腹血糖。使用剂量估计：睡前 NPH 起始剂量一般为 4～6U，肥胖者因 IR 明显或空腹血糖很高时血糖毒性严重，起步量可酌情增加，一般使用剂量肥胖者 10～15U，非肥胖者 5～10U。

早餐前和睡前 2 次 NPH 注射方案：在睡前 NPH 方案治疗后，如果空腹血糖达标，早餐后和午餐后血糖下降明显但晚餐后血糖仍高，可在早餐前加用 NPH 注射，改成

NPH 2 次注射方案，如果患者需要 2 次胰岛素注射才能满意控制血糖，表明患者内生胰岛功能较差，可停用磺酰脲类或其他胰岛素促分泌剂。

2）替代治疗：2 型糖尿病在口服药物联合胰岛素治疗后，随病程延长，如果联合外源胰岛素的日剂量接近生理剂量时，口服促胰岛素分泌剂作用很差，可停用，是否继续使用加强胰岛素作用的药物（如双胍类、噻唑烷二酮类）可视患者使用的胰岛素日剂量和肥胖程度而定，如果胰岛素日剂量 > 40U，肥胖者可联合上述药物。

2 次预混胰岛素治疗方案：将胰岛素日剂量大约分为 3 份，2/3 用在早餐前，1/3 用在晚餐前，注射预混胰岛素（一般为 30R 或 50R），并因人而异地调整剂量。优点：简单、患者依从性好。缺点：如果患者内生胰岛功能较差，此方案不符合生理要求；10：00 ～ 11：00 易出现低血糖，尤其是早餐后 2h 血糖 < 9mmol/L 时；午餐后血糖很难控制满意，一般需口服 α 葡萄糖苷酶抑制剂或双胍类药物帮助改善餐后血糖。此方案一般不适用于内生胰岛功能很差的患者。

3 次胰岛素注射方案：即 R — R — R+N，三餐前注射。此方案较 2 次给予预混胰岛素注射更趋近生理需求，但须注意若晚餐前 NPH 用量大时，前半夜容易发生低血糖。

4 次胰岛素注射方案：即 R — R — R — NPH，三餐前和睡前注射。此方案为目前推荐的强化治疗方案之一，在 2 型糖尿病或老年糖尿病需替代胰岛素治疗者使用普遍。优点：三餐后血糖及空腹血糖均能控制满意，量调整易行；使用得当，不容易发生低血糖。缺点：胰岛素极度缺乏者需全天基础胰岛素补充时，睡前 NPH 不能覆盖 24h，故注射后 16h 基础胰岛素浓度较低，需补充另一剂量 NPH 以便满足全日基础胰岛素需求。

5 次胰岛素注射方案：即 R+NPH — R — R — NPH，早餐前和睡前 NPH 和三餐前 R 注射方案。2 次（早 8：00 左右，睡前 22：00 左右）NPH 注射覆盖 24h 补充基础胰岛素，三餐前 R 补充餐后胰岛素，是目前强化治疗模拟生理性胰岛素分泌模式的最理想方案。优点：与生理性胰岛素分泌模式最接近，2 次 NPH 注射，24h 内基础胰岛素控制餐前及过夜空腹血糖，三餐前 R 控制进餐后血糖峰值。缺点：注射次数较多。具体方法：2 次 NPH 量作为全日基础量的补充，一般占全日胰岛素用量的 30% ～ 50%；其余胰岛素用量分配到三餐前，根据用餐及餐后血糖值适当调整。

5. 胰岛素剂量调整与注射部位

胰岛素临床应用时，要提倡个体化的用药原则，针对不同患者的文化背景、民族习惯等因素进行必要的调整。血糖控制的成功与否与许多因素有关，其中最主要的是与患者的进食量、活动量及胰岛素用量三者间的平衡密切有关。此外，胰岛素注射部位和深度的不同，以及所使用的胰岛素制剂品种和浓度的不同，都会使药物的吸收发生改变，降糖效果各异。因此，胰岛素治疗时剂量应尽量准确，在使用中效或预混制剂时，要进行适当混匀摇晃，切忌振荡，同时注意剂型及药物外观，固定就餐时间和饮食量。

正常人基础状态下胰岛素每小时分泌 1 ～ 2U，进餐后每小时分泌 4 ～ 5U，1 日合计分泌 40 ～ 50U，多数患者起始剂量为 18 ～ 24U。各次注射量的分配原则为：早餐前 30% ～ 45%，中餐前 20% ～ 25%，晚餐前 25% ～ 30%，睡前中效胰岛素 20%。胰岛素剂量调整的基础是严密监察血糖的控制情况。如餐前血糖高应增加前一餐前的短效胰岛素剂量，餐后血糖高则增加本次餐前的胰岛素剂量，睡前血糖高，应增加晚餐前胰岛素剂量；如血糖偏低，则可相应地减少胰岛素剂量。若早晨高血糖又不能判断原因，应加测凌晨 3 ~ 5 点的血糖，如属黎明现象则增加中效胰岛素 1 ~ 2U，如属 Somogyi 效应应减少睡前中效胰岛素 1 ~ 2U；为减少胰岛素用量和增加体重等原因，可加用口服药物，如二甲双胍或阿卡波糖等；胰岛素全日用量在 20 ~ 30U 者，可改用口服药物治疗；使用动物胰岛素的患者，换用人基因重组胰岛素时，应减少胰岛素用量 2 ~ 4U。

注射部位可短期轮流选择上臂、臀部、下肢或腹部皮下。各部位吸收速率：腹部＞上臂＞大腿＞臀部。

6. 胰岛素治疗的主要并发症

（1）低血糖反应：低血糖较多发生在希望严格控制血糖的病例，用药时间不当容易促使其发生。应尽量避免低血糖反应，经常发生严重的低血糖反应是极其有害的，对中枢神经系统有不良反应。研究表明，下丘脑腹内侧核（VMH）是感应血糖的中枢，糖尿病患者 VMH 葡萄糖感知及信号系统受损，因此糖尿病患者易并发严重的低血糖。如果在控制过程中经常出现低血糖，应减少胰岛素用量，使血糖达到一般控制即可。在实际诊疗时，尤其应重视低血糖反应引起的 Somogyi 现象。

（2）变态反应：少数患者在注射部位发生各种变态反应，表现为局部痒、红斑、各种皮肤损害或皮下结节，甚至发生注射局部的脂肪萎缩性增生。这些反应随着高纯度胰岛素的应用而明显减少，可以使用抗组胺药物治疗，也可把高纯度的猪胰岛素或人工合成胰岛素直接再注射到脂肪萎缩的部位，使局部脂肪得以再生。

（3）胰岛素性水肿：常出现于血糖控制后 4 ~ 6d，可能与胰岛素促进肾小管回吸收钠有关。继续应用胰岛素后常可自行消退。

（4）屈光失常：多见于血糖波动较大的幼年型患者。由于治疗时血糖迅速下降，影响晶状体及玻璃体内渗透压，使晶状体屈光率下降，发生远视。此为暂时性变化，一般可随血糖浓度恢复正常而迅速消失，不致发生永久性的改变。

（五）胰高血糖素样肽 -1 类似物

胰高血糖素样肽 -1（GLP-1）是肠促胰岛素分泌激素之一，主要是肠道 L 细胞受营养物质刺激后分泌，经血液循环到达胰腺刺激胰岛 P 细胞分泌胰岛素。由于天然 GLP-1 很快就被体内的二肽基酶灭活，半衰期很短，因此 GLP-1 类似物改变了其天然结构使其半衰期明显延长以便于临床使用。目前上市的艾塞那肽（1.8mg 每日皮下 1 次）和利拉鲁肽（10μg，每日皮下 2 次）均是这类药物。以肠促胰岛素分泌为基础的降糖治疗已经获得美国 ADA 以及中华糖尿病学会的推荐。临床研究表明，GLP-1 类似物平均能够使 HbA1c 下降 0.97%，与其他降糖药物效果相当。另外，GLP-1 类似物具有减轻体重，促进 β 细胞增生，改善血脂、收缩压的作用，因此在糖尿病早期使用 GLP-1 的益处可能会更大。GLP-1 类似物最常见的不良反应是恶心、呕吐、腹泻。最严重的不良反应是胰腺炎和甲状腺肿瘤，但是因果关系并不明确。

（六）减肥手术

有证据显示，减肥手术能够明显降低伴肥胖的 2 型糖尿病患者的血糖，甚至可以使一些患者糖尿病完全缓解。主要的类型有胃限制术、胃肠旁路术、十二指肠转置术以及小肠切除术。这些手术对于体重和血糖控制均有效，但是胃肠旁路术效果最好，应用最为广泛。一般推荐 BMI > 35 的患者可行手术治疗，使 55% ~ 95% 的 2 型糖尿病患者缓解。BMI 为 30 ~ 35 的 2 型糖尿病患者减肥手术能够使 80% 的患者糖尿病缓解（血糖恢复正常并且不用药物控制），而且这种效果可以持续 5 年以上。减肥手术术后 30d 手术相关的病死率为 0.28%。长期的并发症主要是营养不良、维生素和微量元素缺乏以及严重低血糖，这些因素是患者远期死亡的危险因素。因此，无论采用何种手术都需要一个综合性团队来制订患者的治疗措施和严格掌握手术指针以减少术后近期和远期并发症。手术治疗肥胖型 2 型糖尿病血糖达标率较高，提示某些 2 型糖尿病患者病况是可逆转的，甚至有些患者是可能治愈的。

四、康复治疗

糖尿病是一种终身性疾病，长期血糖增高所致的慢性并发症是糖尿病致残、致死的主要原因。糖尿病的康复治疗应坚持早期诊治、综合治疗、个体化方案及持之以恒的原则。在糖尿病综合治疗的实施中，不同类型的糖尿病由于发病机制不同，其康复治疗的步骤也不同。

1 型糖尿病：多见于青少年，是在遗传易感的基础上发生自身免疫异常而导致胰岛 β 细胞破坏，胰岛素绝对缺乏，必须依赖外源性胰岛素的补充。因此，一旦诊断明确，即应开始胰岛素治疗，补充体内胰岛素的不足。胰岛素治疗同时还可配合饮食疗法和适当运动，运动的目的是增加患者的活动能力，保持整体健康。

2 型糖尿病：主要由于体内胰岛素的靶细胞（主要是骨骼肌细胞、脂肪细胞和肝细胞）出现胰岛素受体或受体后异常或缺陷，造成外周组织对胰岛素的抵抗，使靶细胞摄取与利用葡萄糖减少，导致高血糖，其发生与环境因素密切相关，多见于成人。2 型糖尿病的治疗主要是在改善患者的生活方式、实施饮食控制和运动疗法的基础上，给予合理的药物治疗，以达到控制血糖、消除症状、减少并发症的目的。口服药无法控制血糖达标者，则应考虑加用胰岛素。

糖耐量减低患者在遗传易感性的基础上产生胰岛素抵抗，出现糖耐量异常，经过若干年后一部分患者将发展为 2 型糖尿病，也是 2 型糖尿病发展阶段中一个重要环节。在糖耐量减低阶段给予早期干预治疗可以减少或阻断糖耐量减低状态进展为糖尿病，是预防糖尿病发生的重要措施之一。糖耐量减低干预治疗包括早期开始的饮食控制、运动疗法和生活方式的改善等，必要时给予药物预防。

糖尿病患者出现慢性并发症时，在上述康复治疗的基础上，还需对患者组织和器官的功能障碍进行针对性的康复治疗，其中糖尿病视网膜病变所致的视力障碍可参见视力残疾的康复，合并白内障、青光眼者可行手术治疗；糖尿病肾病变导致的肾功能障碍主要依靠透析治疗。

糖尿病康复治疗的目标与临床治疗相同，主要有：①消除高血糖等代谢紊乱引起的各种症状；②纠正糖代谢紊乱，控制高血糖，使血糖降到正常或接近正常水平；③纠正脂代谢紊乱及其他代谢异常；④防治各种急、慢性并发症的发生和发展，降低患者的致残率和病死率；⑤保证儿童、青少年患者的正常生长发育；⑥保证育龄期妇女的正常妊娠、分娩和生育；⑦通过糖尿病教育，使患者掌握糖尿病的防治知识、必要的自我监测能力和自我保健能力；⑧改善糖尿病患者的生活质量，使患者能和正常人一样参与正常的社会劳动和社交活动，享有并保持正常人的心理和体魄状态。

糖尿病康复治疗通常采用综合治疗方案，主要包括物理治疗、作业治疗、康复附具、心理治疗等。

（一）物理治疗

物理治疗中的运动疗法是糖尿病康复治疗中最重要的组成部分，主要适用于轻度和中度的 2 型糖尿病患者，其中，肥胖型 2 型糖尿病是最佳适应证；对于稳定期的 1 型糖尿病患者，病情得到较好控制后也可进行运动锻炼，以促进健康和正常发育。禁忌证包括：合并各种急性感染；严重的慢性并发症（如增殖性视网膜病变、不稳定性心绞痛、短暂性脑缺血发作等）；血糖未得到较好控制前（血糖＞ 16.8mmol/L）；有明显酮症酸中毒等。

运动疗法的作用机制：①运动可以通过增加机体能量的消耗，减少脂质在体内堆积，从而减少脂质在骨骼肌细胞、胰腺细胞及肝细胞中的堆积及毒性作用，增加骨骼肌细胞摄取葡萄糖和胰腺细胞分泌胰岛素的能力；②运动能够通过促进骨骼肌细胞葡萄糖运载体 -4（GLUT-4）从细胞内转位到细胞膜上，以增加骨骼肌细胞膜上的 GLUT-4 的数量，增加骨骼肌细胞对葡萄糖的摄取，改善骨骼肌细胞的胰岛素敏感性；③长期运动可作为一个生理性刺激，能够诱导骨骼肌细胞线粒体适应，修复糖尿病对肌肉线粒体构成的损伤，并可纠正糖代谢、脂代谢紊乱，减轻体重，可有效地预防和控制糖尿病慢性并发症，降低致残率和病死率；④维持和促进成年患者正常的体力和工作能力，保持儿童和青少年患者的正常生长发育；⑤促进健康，增强体质，增加机体抵抗力，减少感染；⑥减轻精神紧张及焦虑，消除抑郁状态，增强自信心，提高生活质量。

1. 2 型糖尿病患者的运动疗法

2 型糖尿病的发病与很多因素有关，如超重和肥胖，高脂肪、高蛋白质、高热量饮食结构，运动减少，吸烟等。2 型糖尿病患者的治疗以改善患者的生活方式、运动治疗为基础，同时配合药物治疗。

（1）运动方式：运动锻炼方法主要是中等或中等偏低强度的有氧运动，可采取步行、慢跑、游泳、划船、阻力自行车、有氧体操等运动方式，以及适当的球类活动、打太极拳、打木兰拳、原地跑或登楼梯等，可根据患者的兴趣爱好和环境条件来选择。除有氧训练之外，也可鼓励 2 型糖尿病患者每周进行 3 次以上的抗阻运动。

步行是 2 型糖尿病患者最常用、简便易行的有氧运动训练方式，一般可在社区中进行。步行最好选择在空气新鲜的环境中进行，根据步行时速度是否改变分为变速步行法和匀速步行法。变速步行法一般先中速或快速行走 0.5 ～ 1min，后缓步行走 2min，交替进行，每日步行路程 1 000 ～ 2 000m；匀速步行法需每日坚持行走 1 500 ～ 3 000m 路程，行走速度保持均匀而适中、不中断走完全程。可根据体力逐渐增加行走的路程，每次走完以略感觉疲劳为度。

（2）运动量：运动量的大小由运动强度、运动时间和运动频度3个因素决定。合适的运动量应为运动时略感气喘但并不影响对话，心率在运动后5～10min恢复到运动前水平，运动后轻松愉快，食欲和睡眠良好，虽有疲乏、肌肉酸痛，但短时休息后即可消失。

1）运动强度：运动强度是运动疗法的核心，决定着运动的效果。一般认为糖尿病患者的运动强度以中等强度或略低于中等强度为宜；运动强度过大则无氧代谢的比重增加，治疗作用降低，且可能因机体处于氧化应激状态而加重原有并发症脏器的损害，应予避免。由于在有效的运动锻炼范围内，运动强度的大小与心率的快慢呈线性相关，因此常采用运动中的心率作为评定运动强度大小的指标。临床上将能获得较好运动效果，并能确保安全的运动心率称为靶心率（target heart rate，THR）。靶心率的确定最好通过运动试验获得，即取运动试验中最高心率的60%～80%作为靶心率，开始时宜用低运动强度进行运动，适应后逐步增加至高限；如果无条件做运动试验，最高心率可通过下列公式获得，即靶心率＝170－年龄（岁），或靶心率＝安静心率＋安静心率×（50%～70%）。

运动中心率监测通常用自测脉搏的方法，也可运用心率监测仪检测。由于停止运动后心率下降较快，一般在停止运动后立即测10s脉搏数，然后乘以6表示1min脉率，其接近运动中的心率。测脉率的部位常用桡动脉或颞动脉。

2）运动时间：在运动疗法中，运动时间包括准备活动、运动训练和放松活动三部分的时间总和。2型糖尿病患者最好每周能进行150min的中等强度以上的有氧运动，每次运动时间为40min，其中达到靶心率的运动训练时间以20～30min为宜，因为运动时间过短达不到体内代谢效应，而如果运动时间过长或运动强度过大，易产生疲劳、诱发酮症、加重病情。训练一般可从10min开始，适应后逐渐增加至30～40min，其中可穿插必要的间歇时间。在运动量一定的情况下，运动强度较大时训练持续时间可相应缩短，此种训练方式适合于年轻或体力较好的糖尿病患者，而体弱的老年糖尿病患者，采用较低的训练强度，可相应延长训练时间。

3）运动频率：一般每周最少运动3次，相邻两次运动间隔不超过2d。如果身体条件较好，每次运动后不觉疲劳的患者，可坚持每日运动1次。运动间歇超过4d，运动锻炼的效果及蓄积作用就将减少而难以产生疗效。

（3）运动训练的实施：运动训练的实施应包括准备活动、运动训练和放松活动。

1）准备活动：通常包括5～10min的四肢和全身缓和伸展的活动，可为缓慢步行或打太极拳和各种保健操等低强度运动，其作用在于使心血管逐渐适应运动，并可提高和改善关节、肌肉的活动效应。

2）运动训练：是达到治疗目的的核心部分，为达到靶心率的中等强度或略低于中等强度的有氧运动。

3）放松活动：可通过5～10min的慢走、自我按摩或其他低强度活动来进行，其作用在于促进血液回流，防止突然停止运动，造成肢体淤血，回心血量下降，引起晕厥或心律失常。

2. 1 型糖尿病患者的运动疗法

治疗原则与 2 型糖尿病不同，一旦确诊就宜首先实施胰岛素治疗和饮食控制，待血糖得到较好控制后再开始实施运动疗法。1 型糖尿病患者多为儿童，运动锻炼一方面可促进患儿生长发育，增强心血管功能，维持正常的运动能力；另一方面可提高外周组织对胰岛素的敏感性，增强胰岛素的作用，有利于血糖的控制。

（1）运动的种类和强度：可根据 1 型糖尿病患者的年龄、病情、兴趣爱好和运动能力而制订，如选择步行、慢跑、踢球、跳绳、游泳、舞蹈等均可。开始时运动强度以最高心率的 50% ～ 60% 为宜，运动时间从 20min 开始，逐渐延长，每周运动 3 ～ 4 次。随着运动能力的提高，可逐渐增加运动的时间和次数；每次运动应适度，不要过度劳累，以免加重病情。因 1 型糖尿病多为儿童或青少年，在制订运动方案时应多注意运动的兴趣性和直观性，不断变换运动的方法和内容，以提高他们对运动的积极性，并使运动能长期坚持，达到促进生长发育的目的。

（2）运动与胰岛素治疗、饮食关系：1 型糖尿病患者由于体内内源性胰岛素分泌绝对不足，需要皮下注射外源性胰岛素来补充，因此有可能会出现血胰岛素浓度过高或不足的情况。如在胰岛素注射后高峰期进行过强运动，此时肌肉组织对葡萄糖的利用增加，使血糖下降，同时由于过量的胰岛素妨碍肝糖的生成和输出，最终可导致低血糖。如在未注射胰岛素时进行运动，此时体内胰岛素缺乏，肝糖的输出增加，但肌细胞对葡萄糖的摄取不能相应增加，可出现进行性高血糖症，同时运动促进脂质分解增加，血液中游离脂肪酸和酮体浓度升高，出现酮症酸中毒。因此，要使 1 型糖尿病患者运动中血糖相对稳定，必须处理好运动与使用胰岛素和饮食的关系，防止并发症的发生。

3. 糖调节受损患者的运动疗法

糖调节受损是糖尿病发病前的糖代谢异常逐渐失代偿的过程，因此防治糖调节受损转化为糖尿病，是糖尿病早期预防的关键步骤。对糖耐量正常，但有高血压、高脂血症、高胰岛素症、肥胖者的高危人群，应给予早期干预，其中运动疗法结合饮食控制和药物治疗，可减轻体重，减轻外周组织对胰岛素的抵抗，积极消除上述高危人群的危险因素。经常性的中等强度的运动锻炼可预防 2 型糖尿病的发生，尤其对已具备了一个或数个危险因素者进一步向 2 型糖尿病发展有积极的预防作用。

4. 糖尿病足的物理治疗

糖尿病足的基本发病因素是神经病变、血管病变和感染，这些因素共同作用可导致组织的溃疡和坏疽。一般采用综合治疗，包括内科、外科和康复治疗 3 个方面，神经性溃疡主要治疗是减压，特别要注意患者的鞋袜是否合适；缺血性溃疡则要重视解决下肢缺血，轻、中度缺血的患者可以实行内科治疗，病变严重的患者可以接受介入治疗或血管外科成形手术；对于并发感染的足溃疡，定期去除感染和坏死组织，只要患者局部供血良好，必须进行彻底清创；根据创面的性质和渗出物的多少，选用合适的敷料，在细菌培养的基础上选择有效的抗菌药物进行治疗。糖尿病足溃疡的物理治疗主要在于控制感染、增加血供及促进溃疡面肉芽生长。

（1）推拿及运动疗法：适合早期轻度糖尿病足的患者。推拿患肢，从足趾开始向上至膝关节，每次 20min，每日 1～2 次，有助于静脉和淋巴液回流和水肿的消退；早、晚可坚持步速均匀一致的步行运动，步行中出现不适，可休息后继续行走，避免盲目加大运动量。

（2）超短波治疗：电极于患部对置，无热量，10～15min，可抗感染并促进溃疡愈合。

（3）紫外线治疗：小剂量紫外线（1～2 级红斑量）可促进新鲜溃疡愈合，大剂量紫外线（3～4 级红斑量）可清除溃疡表面感染坏死组织。

（4）红外线治疗：温热量局部照射可促进新鲜溃疡愈合，如患者合并肢体感觉障碍、缺血应慎用，如溃疡面有脓性分泌物则禁用。

（5）He-Ne 激光治疗：可刺激血管扩张，促进上皮细胞及毛细血管再生，减少炎症渗出，使组织代谢加强，促进肉芽组织生长，从而达到抗感染、镇痛、加速溃疡面愈合的作用。照射时间 15min，照射时应保持光束与溃疡面垂直，溃疡面若有渗液应及时蘸干，每日照射 1 次，15 次为 1 疗程，疗程间隔 1 周，照射完毕用无菌纱布敷盖溃疡面。

（6）气压泵治疗：每日 1 次，每次 30min。

（7）旋涡浴治疗：水温 38～42℃，浴液中加入 0.5% 甲硝唑 250mL 或其他抗感染药物，治疗时喷水嘴对准治疗的重点部位，每次 30min。

（8）高压氧治疗：可降低血糖，提高机体对胰岛素的敏感性，增加血液氧含量，改善缺氧状态。可采用多人氧舱。

上述物理治疗应根据患者溃疡分级选择运用。糖尿病足处于 0 级时，可指导患者掌握推拿手法，鼓励患者进行适宜的运动。1～3 级的糖尿病足则可选用无热量超短波及紫外线控制感染，促进溃疡愈合。所有新鲜创面的溃疡都可运用红外线、He-Ne 激光或高压氧以促进肉芽生长，2～3 级患者还可根据设备条件加用气压泵治疗或旋涡浴治疗。

5. 运动疗法注意事项

（1）在制订运动方案前，应对糖尿病患者进行全身体格检查，如有条件可进行一次运动试验，以早期发现糖尿病患者潜在的疾病，为制订合适的运动强度提供科学依据。

（2）运动训练应严格坚持个体化原则，注意循序渐进，持之以恒。

（3）注意运动时的反应，密切监测心率、血压、心电图及自我感觉等，发现不良情况及时采取措施，并随时修改运动方案，调整运动量。

（4）运动要适量，如果运动结束后 10～20min 心率仍未恢复，并且出现疲劳、心悸、睡眠不佳、食欲减退等情况，说明运动量过大，易诱发酮症酸中毒；运动后身体无发热感、无汗，脉搏无明显变化或在 2min 内迅速恢复，表明运动量过小。

（5）预防运动时低血糖：糖尿病患者由于运动前血糖水平偏低，空腹运动或运动前糖类食品摄入不足、运动量过大、胰岛素用量过大或运动时间恰在胰岛素作用的高峰期等情况，易发生低血糖。应注意选择适宜的运动时间，并注意与饮食、药物治疗相互协调、配合。一般应避免空腹运动，运动时间最好在餐后 1～3h。如患者正在接受胰岛素治疗，应避免在胰岛素作用高峰期运动（常规胰岛素作用高峰期在注射后 2～4h，而中效胰岛素如中性鱼精蛋白锌胰岛素作用高峰期则在注射后 8 ～ 10h），必要时可减少胰岛素用量。注射部位应避开运动肌群以免加快胰岛素吸收，原则上以腹部脐旁为好。此外，运动时应随身携带饼干等含糖食品或含糖饮料，以便有低血糖先兆时可及时食用。

（6）有并发症的患者的运动锻炼安排：如果并发有增殖性视网膜病变，应避免进行剧烈运动、低头动作或闭气动作等，以免引起视网膜脱离和玻璃体积血。并发心血管疾病的患者进行运动锻炼时，应在心电图监视及医护人员的指导下进行，在运动中应避免进行闭气用力动作，如举重或静态用力等；对合用 β 受体阻滞药的患者，由于心率变慢，运动时心率对运动的反应性减低，此时的靶心率计算应按比安静时心率每分钟增加20 次为宜。如果患者存在感觉损害，在运动中应加以注意，宜穿合适的袜子和软底的运动鞋。足底有轻微破损时，应停止运动，并给予即时处理，防止破损扩大。如果患者有自主神经功能紊乱，会引起汗腺功能障碍，在热天进行运动时易出汗过多，应注意补充水分。并发糖尿病肾病的患者不宜进行较大强度的运动，因为大强度运动会增加肌肉组织血流量，而肾组织血流量则减少，从而加重糖尿病肾病的病情。

（7）选择适合运动的衣裤和鞋袜，了解自身情况，遇到疾病或疲劳应暂停运动，同时还应根据天气情况调整运动量等。

（二）作业治疗

糖尿病足溃疡或截肢可影响患者的步行功能，对患者的日常生活活动影响较大。作业治疗的作用主要在于改善患者的步行功能，提高患者日常生活活动能力。具体方法包括日常生活活动能力训练、矫形器具的正确使用和穿戴、拐杖或轮椅的操作技能训练、义肢步行训练、适合患者的职业训练以及适当的环境改造等。

（三）康复辅具

采用特殊鞋袜以减轻糖尿病足部压力，如足前部损伤可以采用只允许足后部步行的装置来减轻负荷，即"半鞋"（half-shoes）或"足跟开放鞋"（heel-sandals）。全接触式支具或特殊的支具靴：把足装入固定型全接触模型，该模型不能移动，可以减轻溃疡部分压力。对于步行障碍的患者还可以使用拐杖或轮椅，截肢患者则可根据情况安装义肢，以改善患者的步行功能。

（四）心理治疗

糖尿病是一种慢性疾病，病程长，患者常会出现各种心理障碍，从而影响患者的情绪，不利于病情的稳定。糖尿病患者在疲劳、焦虑、失望和激动时，可见血糖升高，对胰岛素需要量增加；在应激状况下，肾上腺素、去甲肾上腺素分泌增多，胰岛素的分泌受抑制，致使血胰岛素水平下降，血糖升高。糖尿病足溃疡经久不愈以及对步行功能的影响，严重影响患者的日常生活、工作和社会交往，加之对截肢的恐惧，给患者带来沉重的心理负担，因此，在治疗糖尿病的同时，必须重视心理康复治疗，具体方法如下。

1. 支持疗法

支持疗法是心理治疗的基础，其主要目标是支持患者度过心理危机，引导患者有效地去适应面对的困难。

2. 分析疗法

分析疗法是通过有计划、有目的地同糖尿病患者进行交谈，听取患者对病情的叙述，帮助患者对糖尿病有一个完整的认识，建立起战胜疾病的信心。

3. 集体疗法

集体疗法是以集体为对象而施以心理治疗。一般由医务人员讲解糖尿病的有关知识，然后组织患者讨论，并邀请治疗较好的患者做经验介绍，通过其他患者的现身说法，起到示范作用。集体心理疗法一般每周 2～3 次，每次 1h，以 3～4 周为 1 个疗程，个别患者必要时可重复 1 个疗程。

4. 家庭心理疗法

其特点在于把着眼点放在整个家庭系统上，让每一个成员都能理解、支持、同情、体贴、爱护和帮助患者，消除患者精神上的压力，减轻躯体痛苦。尤其对于一些心理病态的儿童，治疗患儿的母亲甚至比治疗患儿本身更为重要。

5. 生物反馈疗法和音乐疗法

生物反馈疗法借助肌电或血压等生物反馈训练，放松肌肉，同时消除心理紧张，间接地有利于血糖的控制。音乐疗法通过欣赏轻松、愉快的音乐，消除烦恼和焦虑，消除心理障碍。

（五）其他治疗

1. 饮食治疗

饮食治疗则是按照生理需要定出总热量和均衡的各种营养成分，定时、定量、定餐，以便促进胰岛功能的恢复。成人糖尿病患者每日每等千克标准体重所需热量见表 4-2，标准体重可运用公式粗略计算：标准体重（kg）＝身高（cm）－ 105。比较合理的饮食结构为：碳水化合物的摄入量占总热量的 50%～60%；脂肪量一般按每日每千克体重 0.6～1.0g 计算，热量不超过全日总热量的 30%；蛋白质的量按成人每日每千克体重 0.8～12g 计算，约占总热量 15%；此外还应包括丰富的食物纤维。通常早、中、晚三餐的热量分配为 1/3、1/3、1/3 或 1/5、2/5、2/5；或分为四餐，即 1/7、2/7、2/7、2/7。可按生活饮食习惯、用药情况及病情控制情况做必要的调整。

表 4-2　成人糖尿病每日每千克标准体重所需热量 [kJ（kcal）]

劳动强度	消瘦	正常	肥胖
轻体力劳动	147（35）	126（30）	84～105（20～25）
中体力劳动	160（38）	147（35）	126（30）
重体力劳动	160～210（38～50）	160（38）	147（35）

2. 药物治疗

药物治疗主要指口服降糖药和胰岛素的运用，目前常用的口服降血糖药大致分为 3 类：促胰岛素分泌类剂、胰岛素增敏剂和 α 葡萄糖苷酶抑制剂。在这 3 类药物中促胰岛素分泌剂可以引起低血糖反应，而后两类一般不引起低血糖反应。促胰岛素分泌类剂主要包括磺酰脲类和格列奈类，主要产品分别有格列奇特和瑞格列奈；胰岛素增敏剂目前包括双胍类和噻唑烷二酮类，主要产品分别有二甲双胍和吡格列酮；α葡萄糖苷酶抑制剂，主要产品有阿卡波糖和米格列醇。胰岛素则分短效、中效、长效及预混胰岛素 4 类。

3. 手术治疗

可明显改善肥胖伴 2 型糖尿病患者的血糖控制，甚至可以使一些糖尿病患者的糖尿病症状"缓解"，目前临床上逐步将手术治疗作为伴有肥胖的 2 型糖尿病患者治疗方法之一，尤其对药物控制不理想严重肥胖的 2 型糖尿病患者有治疗价值，常用的手术方式有"腹腔镜下可调节胃束带术"和"腹腔镜胃旁路术"等。糖尿病足晚期可考虑血管重建、皮肤移植等，经上述所有治疗无效而严重缺血坏死的肢体可考虑截肢。

4. 自我血糖监测

可为糖尿病患者和保健人员提供一种动态数据，为调整药物剂量提供依据。通常使用便携式血糖仪测定患者血糖水平。

第二节　甲状腺功能亢进症

一、概述

（一）定义

甲状腺功能亢进症简称甲亢，它是指多种原因导致的甲状腺激素分泌过多，引起以神经、循环、消化等系统兴奋性增高和代谢亢进为主要表现的一组临床综合征。可分为原发性甲状腺功能亢进、继发性甲状腺功能亢进、高功能腺瘤 3 种。其病因主要是弥漫性毒性甲状腺肿（Graves 病）、多结节性毒性甲状腺肿和甲状腺自主高功能腺瘤（Plummer 病）。主要表现为心动过速、多食、消瘦、心跳加快、怕热、多汗、易激动和甲状腺肿大，严重病例可同时或先后出现突眼症状。临床上以 Graves 病伴甲状腺功能亢进和多结节性毒性甲状腺肿伴甲状腺功能亢进为多见，约占甲状腺功能亢进患者的 90%。甲状腺功能亢进带有明显的家族性，多数认为是自身免疫性疾病，可发生于任何年龄，但以青年女性最多见，男女之比为 1 :（4～6）。

（二）临床表现

1. 高代谢综合征

甲状腺激素分泌增多导致交感神经兴奋性增高和新陈代谢加速，患者常有疲乏无力、怕热多汗、皮肤潮湿、多食善饥、体重显著下降等。

2. 神经精神系统

多言好动、紧张焦虑、焦躁易怒、失眠不安、注意力不集中、记忆力减退，手和眼睑震颤。

3. 心血管系统

心悸气短、心动过速、第一心音亢进。收缩压升高，舒张压降低，脉压增大。合并甲状腺毒症心脏病时，出现心动过速、心律失常、心脏增大和心力衰竭。

4. 消化系统

稀便、排便次数增加。重者可以有肝大、肝功能异常，偶有黄疸。

5. 肌肉骨骼系统

主要是甲状腺毒症性周期性瘫痪（thyrotoxic periodic paralysis，TPP）。TPP 在 20～40 岁亚洲男性好发，诱因包括剧烈运动、高碳水化合物饮食、注射胰岛素等，病变主要累及下肢，有低钾血症，TPP 病程呈自限性，甲状腺功能亢进控制后可以自愈。

6. 造血系统

循环血淋巴细胞比例增加，单核细胞增加，但是白细胞总数降低，可以伴发血小板减少性紫癜。

7. 生殖系统

女性月经减少或闭经。男性阳痿，偶有乳腺增生（男性乳腺发育）。

8. 甲状腺肿大

多数患者有程度不等的甲状腺肿大。甲状腺肿为弥漫性、对称性，质地不等，无压痛。甲状腺上、下极可触及震颤，闻及血管杂音，少数病例甲状腺可以不肿大。

二、诊断

（一）临床甲亢的诊断

（1）临床高代谢的症状和体征。

（2）甲状腺体征：甲状腺肿和（或）甲状腺结节。少数病例无甲状腺体征。

（3）血清激素：血清总甲状腺素（TT_4）、总三碘甲状腺原氨酸（TT_3）、血清游离三碘甲状腺原氨酸（FT_3）和血清游离甲状腺素（FT_4）增高，促甲状腺激素 C（TSH）降低，一般 < 0.1mU/L。T_3 型甲亢时仅有 TT_3、FT_4 升高。

（二）Graves 病的诊断标准

（1）临床甲亢的症状和体征。

（2）甲状腺弥漫性肿大（触诊和 B 超证实），少数病例可以无甲状腺肿大。

（3）血清 TSH 浓度降低，甲状腺激素浓度升高。

（4）眼球突出和其他浸润性眼征。

（5）胫前黏液性水肿。

（6）甲状腺 TSH 受体抗体（TRAb 或 TSAb）阳性。

以上标准中，（1）～（3）项为诊断必备条件，（4）～（6）项为诊断辅助条件。临床也存在 Graves 病引起的亚临床甲亢。

（三）甲状腺核素静态显像

高功能腺瘤或多结节性甲状腺肿伴甲亢除临床有甲亢表现外，触诊甲状腺有单结节或多结节。甲状腺核素静态显像有显著特征，有功能的结节呈"热"结节，周围和对侧甲状腺组织受抑制或者不显像。

（四）实验室检查

血清 TSH 降低，TT_4、FT_4、TT_3、FT_3 均增高，Graves 病的诊断即可成立。TSAb 阳性或 TRAb 阳性，可进一步证实本病为自身免疫性甲状腺功能亢进症（Graves 病）。因 Graves 病是自身免疫性甲状腺病的一种，所以也可同时出现甲状腺过氧化物酶抗体（TPO-Ab）阳性、甲状腺球蛋白抗体（TGAb）阳性。

少数患者 TSH 降低，FT_4 正常，但是 FT_3 增高，可以诊断为 T_3 型甲亢。TT_4 和 TT_3 由于受到甲状腺素结合球蛋白（TBG）水平的影响，在诊断甲亢中的意义次于 FT_4 和 FT_3。^{131}I 摄取率检测：24h 摄取率增加，摄取高峰提前。

1. TT_4

甲状腺素（T_4）由甲状腺产生，每日产生 $80 \sim 100 \mu g$。血清中 99.96% 的 T_4 以与蛋白结合的形式存在，其中 80% $\sim$ 90% 与 TBG 结合，TT_4 测定的是与蛋白结合的激素，所以血清中的量和蛋白与激素结合力的变化都会影响 TT_4 测定的结果。妊娠、雌激素、急性病毒性肝炎、先天性因素等可引起 TBG 升高，导致 TT_4 的水平增高；雄激素、糖皮质激素、低蛋白血症、先天性因素等可以引起 TBG 降低，导致 TT_4 的水平减低。如果排除上述因素，TT_4 测定较稳定、重复性好，仍然为诊断甲亢的主要指标之一。

2. TT_3

人体每日可产生 $20 \sim 30 \mu g$ TT_3，20% 的三碘甲状腺原氨酸（T_3）由甲状腺产生，80% 的 T_3 在外周组织由 T_4 转换而来。甲亢时 TT_4 水平增高，T_3 型甲状腺毒症时仅有 TT_3 的水平增高。

3. FT_4、FT_3

游离型甲状腺激素是实现该激素生物效应的主要部分。尽管 FT_4 仅占 T_4 的 0.025%，FT_3 仅占 T_3 的 0.3% $\sim$ 5%，但它们与甲状腺激素的生物效应密切相关，所以是诊断临床甲亢的首选指标。但因血中 FT_4、FT_3 含量甚微，测定方法学上许多问题尚待解决，测定的稳定性不如 TT_4、TT_3。

4. TSH

血清中 TSH 浓度的变化是反映甲状腺功能最敏感的指标之一，目前采用免疫化学发光法（ICMA）测定，成人的正常值为 $0.3 \sim 4.8 mU/L$。高敏 TSH（sensitive TSH，sTSH）为筛查甲亢的第一线指标，甲亢时 TSH 通常 < 0.1mU/L。sTSH 能有效地诊断亚临床型甲亢，因为后者的甲状腺激素水平正常，仅有 TSH 水平的改变。

5. ^{131}I 摄取率

^{131}I 摄取率是诊断甲亢的传统方法之一，目前已经被 sTSH 测定技术代替。^{131}I 摄取率正常值（盖革计数管测定）为 3h 5% $\sim$ 25%，24h 20% $\sim$ 45%，一般高峰在 24h 出现。甲亢时 ^{131}I 摄取率表现为总摄取量增加，摄取高峰前移。本方法要用于甲状腺毒症病因的鉴别诊断：甲亢类型的甲状腺毒症 ^{131}I 摄取率增高，非甲亢类型的甲状腺毒症 ^{131}I 摄取率减低。

6. TRAb

TRAb 是鉴别甲亢病因、诊断 GD 的指标之一。新诊断的 GD 患者 75% $\sim$ 96% TRAb

阳性。需要注意的是，TRAb 中包括刺激性抗体（TSAb）和抑制性抗体（TBAb）两种，而检测到的 TRAb 仅能反映针对 TSH 受体的自身抗体存在，不能反映这种抗体的功能。

7. TSAb

TSAb 是诊断 GD 的重要指标之一。与 TRAb 相比，TSAb 反映的是这种抗体不仅与 TSH 受体结合，且这种抗体产生了对甲状腺细胞的刺激功能。85% 以上的 GD 新诊断患者 TSAb 呈阳性，TSAb 的平均活性在 200% ～ 300%。

三、治疗

目前尚不能对 GD 进行病因治疗。甲亢有了种疗法：抗甲状腺药物（antithyroiddrugs，ATD）治疗、^{131}I 和手术治疗。

（一）抗甲状腺药物（ATD）治疗

ATD 治疗是甲亢的基础治疗，但是单纯 ATD 治疗的治愈率为 50% 左右，复发率高达 50% ～ 60%。ATD 也用于手术和 ^{131}I 治疗前的准备阶段。常用的 ATD 分为硫脲类和咪唑类两类。硫脲类包括丙基硫氧嘧啶（PTU）和甲硫氧嘧啶等；咪唑类包括甲巯咪唑（MMI；他巴唑）和卡比马唑等。全疗程一般为 1.5 ～ 2 年或更长，通常分为 3 个阶段：症状控制期、减量期和维持期。症状控制期为 1 ～ 3 个月，使用剂量按病情轻重而定，丙基硫氧嘧啶（PTU）为每日 150 ～ 600mg（他巴唑每日 10 ～ 15mg），分 3 次口服；减量期为 2 ～ 4 个月，每月每日减量 100mg，最后减至维持量每日 50 ～ 100mg（他巴唑每日 5 ～ 10mg）；维持期持续 1 年或更长。

控制期和减量期应当每 4 周随访 1 次，根据临床症状和血清 TSH、FT_4 水平调整 ATD 的剂量，防止药物性甲状腺功能减退的发生。症状控制期和减量期可以加用左旋甲状腺素每日 25 ～ 50μg，它可以预防和治疗由于 ATD 过量而导致的甲状腺功能减退和甲状腺肿大；对于突眼严重的患者也应当加用左旋甲状腺素，预防突眼加重。ATD 的主要不良反应是粒细胞减少症（发生率为 0.5%）和皮疹（发生率为 5%）。用药期间要定期监测白细胞数目，症状控制期每周 1 次，减量期每 2 ～ 4 周 1 次。白细胞低于 $4×10^9/L$ 时应加用升白细胞药物，白细胞低于 $3×10^9/L$ 或中性粒细胞低于 $1.5×10^9/L$ 时应停用此类药物。在早期，心率过快可酌情用普萘洛尔 10 ～ 20mg，每日 3 次，待症状好转后停用。

（二）放射性碘治疗

甲状腺摄取碘后，释放出 β 射线，可破坏甲状腺组织细胞。^{131}I 治疗甲亢历史悠久，现已成为欧美国家治疗成人甲亢的首选疗法。优点包括：①安全简便，费用低，效益高，总有效率 95% 左右，临床治愈率在 85% 以上，复发率低（小于 1%），第 1 次 ^{131}I 治疗后的 3 ～ 6 个月，部分患者如病情需要可做第 2 次治疗；②没有增加患者出现甲状腺癌和白血病等癌症的发病率；③没有影响患者的生育能力及增加遗传缺陷的发生率；④ ^{131}I 主要蓄积在甲状腺内，对甲状腺以外的脏器，如心脏、肝脏、血液系统等不会造成急性辐射损伤，可安全用于治疗患有脏器合并症的重度甲亢患者。

无下述禁忌证者均可选择放射性碘治疗：①年龄小于 25 岁；②妊娠或哺乳妇女；③白细胞持续低于 $3×10^9/L$ 或中性粒细胞低于 $1.5×10^9/L$ 者；④严重突眼；⑤活动性肺

结核；⑥有严重心、肝、肾疾病；⑦甲亢危象。

放射性碘治疗的剂量通常按每克甲状腺组织给 ^{131}I 70 ～ 100 微居里（μCi）。具体公式是：^{131}I 治疗剂量＝ ^{131}I 剂量 × 估算的甲状腺重量 × （100 ÷ 甲状腺 24h 摄碘率）。

对于重症患者、老年伴心脏病患者、甲状腺肿大显著者（大于 100g），在治疗前应先予 ATD 治疗，待甲状腺功能控制至正常后再给予放射性碘治疗。

本治疗方法的主要并发症是甲状腺功能减退症（甲减）。一旦发生甲减，即给予左旋甲状腺素替代治疗。

（三）代表药物

甲亢的主要治疗药物为抗甲状腺药物（ATD）和 ^{131}I，前者包括丙基硫氧嘧啶、甲巯咪唑等。

1. 丙基硫氧嘧啶

（1）适应证：甲亢的内科治疗适用于病情轻，甲状腺轻、中度肿大的甲亢患者；年龄 < 20 岁、妊娠甲亢、年老体弱或合并严重心、肝、肾疾病不能耐受手术者，不适宜手术或放射性碘治疗者、手术后复发而不适于放射性碘治疗者均宜采用药物治疗，也可作为放射性碘治疗时的辅助治疗；甲状腺危象的治疗作为辅助治疗以阻断甲状腺素的合成；术前准备：为了减少麻醉和术后合并症，防止术后发生甲状腺危象。

（2）注意事项：本药可透过胎盘屏障，并引起胎儿甲状腺功能减退及甲状腺肿大，甚至在分娩时造成难产、窒息。因此，对患甲亢的妊娠妇女宜采用最小有效剂量的抗甲状腺药。本药可由乳汁分泌，引起婴儿甲状腺功能减退，在哺乳期间应停止哺乳。小儿用药应根据病情调节用量，老年人尤其肾功能减退者，用药量应减少。甲亢控制后及时减量，用药过程中应加用甲状腺素，避免出现甲状腺功能减退。对硫脲类药物过敏者慎用。如出现粒细胞缺乏或肝炎的症状和体征，应停止用药。老年患者发生血液不良反应的危险性增加。若中性粒细胞少于 1.5×10^9/L 应即停药。

（3）禁忌证：对本药及其他硫脲类药物过敏者禁用。严重肝肾功能损害、严重粒细胞缺乏、结节性甲状腺肿伴甲亢、甲状腺瘤患者禁用。

（4）不良反应：不良反应多发生在用药初始的 2 个月。一般不良反应为胃肠道反应、关节痛、头痛、皮肤瘙痒、皮疹、药物热等；血液不良反应为轻度粒细胞减少，严重者有粒细胞缺乏、血小板减少、脉管炎和红斑狼疮样综合征；罕见间质性肺炎、肾炎、黄疸、肝功能损害、免疫功能紊乱等。

（5）用法和用量：口服用药剂量应个体化，根据病情、治疗反应及甲状腺功能检查结果随时调整。一日剂量分次口服，间隔时间尽可能相同。

用于甲状腺功能亢进，成人开始剂量一般为一次 100mg，一日 3 次，一日最大量为 600mg。通常发挥作用多在 4 周以后。症状消失，血中甲状腺激素水平接近正常后逐渐减量。每 2 ～ 4 周减药 1 次，减至最低有效剂量一日 50 ～ 100mg 时维持治疗，总疗程一般为 1.5 ～ 2 年。治疗过程中出现甲状腺功能减退或甲状腺明显增大时可酌情加用左甲状腺素或甲状腺片。儿童开始剂量为每日按体重 4mg/kg，分次口服，维持量酌减。

用于甲状腺危象，一日 400 ～ 800mg，分 3 ～ 4 次服用，疗程不超过 1 周，作为综合治疗措施之一。

甲亢术前准备，一次 100mg，一日 3～4 次，使甲状腺功能恢复正常或接近正常，然后加服 2 周碘剂再进行手术。

（6）制剂与规格：丙硫氧嘧啶片：50mg；100mg。

2. 甲巯咪唑

（1）适应证：同丙基硫氧嘧啶。

（2）注意事项：同丙基硫氧嘧啶。

（3）禁忌证：对本药过敏者、哺乳期妇女。

（4）不良反应：常见皮疹、瘙痒、白细胞计数减少；少见严重粒细胞缺乏、血小板减少、凝血因子 II 和 VII 降低；可见味觉减退、恶心、呕吐、上腹不适、关节痛、脉管炎、红斑狼疮样综合征。

（5）用法和用量。

1）用于甲亢，成人开始一日 30mg，可按病情轻重调节一日 30～45mg，一日最大量 60mg，一般均分 3 次口服，但也可一日单次顿服。病情控制后，逐渐减量，每日一次减量 5～10mg，维持量为一日 5～15mg，疗程一般为 1～1.5 年。

2）用于儿童甲亢，开始时剂量为一日按体重 0.4mg/kg，最大剂量为 30mg，分次口服。维持量约减半或按病情轻重调节。

（6）制剂与规格：甲巯咪唑片：5mg；10mg。

3. 碘

（1）适应证：用于甲状腺次全切除的准备、甲状腺危象、严重甲状腺毒症心脏病。

（2）注意事项：行甲状腺次全切除准备的患者需先服一段时间的硫脲类药，使症状基本控制，甲状腺功能正常并减药后，于术前 2 周再加用碘剂；治疗甲状腺危象，必须同时配合应用硫脲类药；本药可影响甲状腺功能值的测定及核素甲状腺扫描的结果；大量饮水和增加食盐的摄入可加快碘的排泄；长期应用可出现口内铜腥味、喉部烧灼感、鼻炎、皮疹等，停药即可消退；碘主要由肾脏排泄，肾功能受损者慎用。

（3）禁忌证：对碘有过敏史者、妊娠及哺乳期妇女、婴幼儿。

（4）不良反应：少数对碘过敏患者，在用药后即刻或几小时后发生血管神经性水肿、上呼吸道黏膜刺激症状，甚至喉头水肿引起窒息。

（5）用法和用量：口服用于治疗甲状腺危象，在有效应用抗甲状腺药（首选 PTU）1～2h 后使用碘剂，复方碘溶液（Lugol 液）一次 5 滴，每 6h 1 次，或碘化钠 1g，溶于 500mL 液体中静脉滴注 12～24h，一般使用 3～7d 停药。

甲状腺功能亢进症手术前准备，于术前 2 周服复方碘口服溶液，一日 3 次，一次从 5 滴逐日增加至 15 滴。

（6）制剂与规格：复方碘溶液：100mL 含碘 5g、碘化钾 10g。

4. 放射性碘

（1）适应证：① 25 岁以上，Graves 甲亢伴甲状腺肿大 II 度以上；② ATD 治疗失败或过敏；③甲亢手术后复发；④甲亢性心脏病或甲亢伴其他病因的心脏病；⑤甲亢合并白细胞或血小板减少或全血细胞减少；⑥老年甲亢；⑦甲亢合并糖尿病；⑧毒性多结节性甲状腺肿；⑨自主功能性甲状腺结节合并甲亢。

此外，本药还有其他适应证：①青少年和儿童甲亢，用 ATD 治疗失败、拒绝手术或有手术禁忌证；②甲亢合并肝、肾等脏器功能损害；③浸润性突眼，对轻度和稳定期的中、重度浸润性突眼可单用 ^{131}I 治疗甲亢，对进展期患者可在 ^{131}I 治疗前后加用泼尼松。

（2）注意事项：应用本药有发生甲状腺功能减退的风险。在发生甲减后，可用 LT$_4$ 替代治疗使患者的甲状腺功能维持正常。由于甲减并发症的发生率较高，在用 ^{131}I 治疗前需要患者知情并签字同意。

（3）禁忌证：对本药过敏者、妊娠及哺乳期妇女。

5. 其他治疗药物

（1）碳酸锂：可抑制甲状腺激素分泌，主要用于对于 ATD 和碘剂都过敏的患者，临时控制甲状腺毒症，剂量一次 300～500mg，每 8h 1 次。

（2）地塞米松：口服，一次 2mg，每 6h 1 次，可以抑制甲状腺激素分泌和外周组织 T$_4$ 转换为 T$_3$。PTU、SSKI 和地塞米松三者同时给予严重的甲状腺毒症患者，可以使其血清 T$_4$ 的水平在 24～48h 内恢复正常。

（3）β 受体阻滞剂：从受体部位阻断儿茶酚胺的作用，减轻甲状腺毒症的症状；具有抑制外周组织 T$_4$ 转换为 T$_3$ 的作用；通过独立的非肾上腺能受体途径阻断，甲状腺激素对心肌的直接作用；对严重心动过速导致的心功能不全有效。目前使用最广泛的 β 受体阻滞剂是普萘洛尔，口服，一次 20～80mg，每 6～8h 1 次。哮喘、慢性阻塞性肺疾病、甲亢女性妊娠患者、心脏传导阻滞、充血性心力衰竭禁用。但是严重心动过速导致的心力衰竭可以使用。

（四）手术治疗

ATD 药物治疗无效，停药后复发，手术治疗前需应用 ATD 控制甲状腺功能至正常。

1. 适应证

（1）中、重度甲亢，长期服药无效，或停药复发，不愿继续服药但又不伴有严重突眼者，心、肝、肾、肺等严重疾患者，可采用甲状腺次全切除术治疗。

（2）甲状腺肿大显著，有压迫症状。

（3）胸骨后甲状腺肿。

（4）多结节性甲状腺肿伴甲亢。

手术治疗的治愈率为 95% 左右，复发率为 0.6%～9.8%。甲状旁腺功能减退症和喉返神经损伤的发生率为 1% 左右。

2. 禁忌证

（1）伴严重 Graves 眼病。

（2）合并较重心脏、肝、肾疾病，不能耐受手术。

（3）妊娠初 3 个月和第 6 个月以后。

3. 手术方式

通常为甲状腺次全切除术，两侧各留下 2～3g 甲状腺组织。主要并发症是手术损伤导致甲状旁腺功能减退症和喉返神经损伤，有经验的医生操作时发生率为 2%，普通医院条件下的发生率为 10% 左右。

四、康复治疗

甲状腺功能亢进的康复治疗原则应该是全面的治疗，包括临床抗甲状腺药物治疗、放射性 ^{131}I 治疗、手术治疗、运动、心理、营养饮食、教育治疗，以及针对原发疾病的治疗。甲状腺功能亢进康复治疗的基本目标是改善甲状腺功能亢进患者的身心、社会、职业功能障碍，使患者能回归社会，劳动就业，经济自主，提高生活质量。

（一）物理治疗

1. 物理因子治疗

甲状腺功能亢进性眼肌麻痹常与突眼并存，早期可用无热量超短波解除临床症状，15min，每日 1 次，10 ～ 15 次为 1 疗程。对于甲状腺功能亢进引起肌无力，肌病和周期性瘫痪，可采用低频脉冲电、干扰电治疗，促进肌力恢复，减轻肌肉萎缩，20min，每日 1 次，15 次为 1 疗程。对于甲亢性局部黏液性水肿可采用红光、氦 – 氖激光、石蜡疗法、气波压力疗法等，改善局部血液循环，减轻局部的水肿。

2. 运动治疗

甲状腺功能亢进性心脏病的运动治疗应根据心功能的评定决定运动的方式和强度。但甲状腺功能亢进患者的心率本身就快，所以采用心率作为运动训练强度的指征不完全可靠，应联合采用代谢当量和主观劳累分级的方法比较合理。

Ⅰ级：最大 MET 为 6.5，主观劳累计分在 13 ～ 15，可采用医疗步行、踏车、腹式呼吸、打太极拳、放松疗法、医疗体操等活动方法。

Ⅱ级：最大 MET 为 4.5，主观劳累计分为 9 ～ 11，可采用医疗步行、踏车、腹式呼吸、打太极拳、放松疗法、医疗体操等活动方法，但活动强度应明显较小，活动时间不宜过长，活动时的心率增加一般每分钟不超过 20 次。

Ⅲ级：最大 MET 为 3.0，主观劳累计分为 7，以腹式呼吸、放松疗法为宜，可做不抗阻的简单四肢活动，活动时间一般为数分钟。活动时心率增加每分钟不超过 15 次。每次运动的时间可以达到 30min，每周至少活动 3 次。

Ⅳ级：最大 MET 为 1.5，只做不增加心脏负荷的腹式呼吸和放松疗法等活动，可做四肢被动活动。活动时心率和血压一般应无明显增加，甚至有所下降。

（二）作业治疗

通过功能性作业、日常活动能力训练、适合患者能力的职业训练来提高患者生活质量，早日重返社会。

（三）康复辅具

对于甲状腺功能亢进性浸润性突眼，戴黑眼镜防止强光与尘土刺激眼，睡眠时用抗菌药物眼膏并且佩戴眼罩，以免角膜暴露而发生角膜炎。

（四）心理治疗

引起甲状腺功能亢进的原因是多方面的，但长期的情绪压抑或受到精神刺激容易诱发此病。因此，要保持乐观、豁达的心态对待周围的事物，应尽量保持工作环境的宽松，维持家庭生活的和睦，尽量给自已减压。通过心理治疗解除患者的症状，提供心理支持，重塑人格系统。

（五）药物及其他治疗

药物治疗是治疗甲状腺功能亢进症的主要治疗措施。甲状腺功能亢进症属于中医学"瘿气"范畴。中医认为本病的病因主要因为剧烈的精神刺激，或长久的情志抑郁。必要时可用针灸疗法配合中药治疗。

第五章

常见神经系统疾病的诊疗与康复

第一节　脑卒中

脑卒中是神经系统的常见病、多发病，具有发病率高、致残率高、病死率高和复发率高的特点，严重危害着人类的生命健康。据统计，在存活的脑卒中患者中，有不同程度的劳动能力丧失，其中重度致残者约占 40%，严重影响了患者的生活质量。现代康复理论和实践证明，脑卒中后进行有效的康复不仅能使患者得到最大程度的功能恢复，而且能够降低其死亡率，缩短住院时间，减少医疗费用，并促进患者积极参与社会生活，提高其生活质量。

一、概述

（一）定义

脑卒中又称脑血管意外（CVA），是指起病迅速，由脑血管病变引起的局限性或全脑功能障碍，持续时间超过 24h 或引起死亡的临床综合征。临床上将其分为缺血性脑卒中和出血性脑卒中两大类。缺血性脑卒中包括短暂性脑缺血发作（TIA）、脑血栓形成及脑栓塞；出血性脑卒中包括脑出血及蛛网膜下腔出血。

（二）流行病学特点

脑卒中是导致人类死亡的三大疾病之一，在全球范围内，每年约 460 万人死亡，其中 1/3 在工业化家，其余发生在发展中国家，患病和死亡主要发生在 65 岁以上的人群。日本是脑卒中发病率、死亡率较高的国家。中国脑卒中发病率大约是 2‰，高于欧美，与日本相近。由于我国人口基数大，每年新发卒中患者约 150 万，我国现存脑卒中患者为 600 万～700 万，约 40% 的患者会遗留有中度功能障碍，15%～30% 的人会留下严重的残疾。功能障碍包括运动功能障碍、言语障碍、认知障碍、心理障碍等。70%～80% 的卒中患者有不同程度的劳动能力丧失，独立生活能力下降。

近年来，急性脑血管病发病率有明显上升趋势，发病年龄呈下降趋势。随着现代医学的发展，脑卒中救治水平的提高，呈现病死率下降、致残率上升的现象，给家庭和社会带来沉重负担。据不完全统计，我国每年用于治疗脑卒中的费用超过百亿元，加上各种间接经济损失，每年此病支出接近 200 亿元。这不仅是患者个人和家庭问题，而且已经成为严重的社会问题。

（三）病因及发病机制

各种原因如动脉硬化、血管炎、先天性血管病、外伤、药物、血液病及各种栓子和血流动力学改变都可引起急性或慢性脑血管疾病。根据解剖结构的发病机制，可将脑血管疾病的病因归为以下几类。

1. 血管壁病变

以高血压性动脉硬化和动脉粥样硬化所致的血管损害最常见，其次为结核、梅毒、结缔组织病和钩端螺旋体病等病因所致的动脉炎，再次为先天性血管病（如动脉瘤、血管畸形和先天性狭窄）和各种原因（外伤、颅脑手术、插入导管、穿刺等）所致的血管损伤，另外还有药物、毒物、恶性肿瘤等所致的血管损伤等。

2. 心脏病和血流动力学改变

如高血压、低血压或血压的急骤波动，以及心功能障碍、传导阻滞、风湿性或非风湿性心瓣膜病、心肌病及心律失常，特别是心房纤颤。

3. 血液成分和血液流变学改变

包括各种原因所致的高黏血症，如脱水、红细胞增多症、高纤维蛋白原血症等。另外还有凝血机制异常，特别是应用抗凝剂、避孕药物，弥散性血管内凝血和各种血液性疾病等。

4. 其他病因

包括空气、脂肪、癌细胞和寄生虫等栓子，脑血管受压、外伤、痉挛等。

（四）临床特征

1. 运动功能障碍

脑卒中使高级中枢神经元受损，下运动神经元失去控制，反射活动活跃，患者的肢体不能完成在一定体位下单个关节的分离运动和协调运动，而出现多种形式的运动障碍。联合反应、协同运动和姿势反射是最常见的表现形式。

（1）联合反应：指偏瘫时，即使患侧肢体不能做任何随意运动，但当健侧上下肢紧张性随意收缩时，其兴奋可波及患侧而引起患侧上下肢发生肌肉紧张，从而产生相似的运动。

（2）协同运动：指偏瘫患者期望完成某项活动时不能做单关节的分离运动，只有多关节同时活动时才能将动作完成。

（3）姿势反射：指由体位改变导致四肢屈肌，伸肌张力按一定模式变化的一种运动。主要包括紧张性迷路反射、紧张性颈反射、紧张性腰反射、阳性支撑反射、对侧伸肌反射及抓握反射等。

2. 感觉功能障碍

感觉是其他高级心理活动的基础，它是对客观事物个别属性的反映，如颜色、质地、形状等，这些个别属性整合起来构成事物的整体形象——知觉。脑卒中后感觉传导通路受损，出现感觉障碍，主要表现为一般感觉障碍，如浅感觉的痛、温、触觉，深感觉的关节位置觉、震动觉、运动觉，以及复合感觉（如实体觉、定位觉、两点辨别觉）和特殊感觉（如偏盲）等感觉障碍。

3. 平衡功能障碍

平衡功能的产生需要有功能完整的深感觉及前庭、小脑和锥体外系等的参与，由各种反射活动，外周本体感觉和视觉调整以及肌群间的相互协作共同完成。以上任一环节出现问题均可导致平衡功能障碍。

4. 认知障碍

认知是机体认识和获取知识的智能加工过程，涉及学习、记忆、语言、思维、精神、情感等一系列随意、心理和社会行为。认知障碍指与上述学习记忆以及思维判断有关的大脑高级智能加工过程出现异常，从而引起严重的学习、记忆障碍，同时伴有失语、失用、失认或行为异常等，可单独存在，但多相伴出现。

（1）学习、记忆障碍：记忆是处理、贮存和回忆信息的能力，与学习和知觉相关。记忆过程包括感觉输入→感觉记忆→短时记忆→长时记忆→贮存信息的回忆等过程。短时记忆涉及特定蛋白质的磷酸化和去磷酸化平衡，而长时记忆除特定蛋白质的磷酸化改变外，还涉及新蛋白质的合成。在大脑皮质不同的部位受损伤时，可引起不同类型的记忆障碍，如颞叶海马区受损主要引起空间记忆障碍，蓝斑、杏仁核区受损主要引起情感记忆障碍等。

（2）失认：指脑损害时患者并无视觉、听觉、触觉、智能及意识障碍的情况下，不能通过某一种感觉辨认以往熟悉的物体，但能通过其他感觉通道进行认识。例如，患者看到手表而不知为何物，通过触摸手表的外形或听表走动的声音，便可知其为手表。

（3）失用：指脑部疾患时患者并无任何运动麻痹、共济失调、肌张力障碍和感觉障碍，也无意识及智能障碍的情况下，不能在全身动作的配合下，正确地使用一部分肢体功能去完成那些本来已经形成习惯的动作。如不能按要求做伸舌、吞咽、洗脸、刷牙、划火柴和开锁等简单动作，但患者在不经意的情况下能自发地做这些动作。

（4）其他精神、神经活动的改变：患者常表现出语多唠叨，情绪多变、焦虑、抑郁、激动、欣快等精神、神经活动方面的异常改变。

5. 言语障碍

言语障碍是由脑损伤后引起语言的和作为语言基础的认知过程的障碍。言语障碍可粗略分为理解及表达两个方面。因为交流可通过语言或者文字进行，所以受到影响的能力包括语言表达、语言理解、书写及阅读等几个方面。卒中后言语障碍主要表现为失语症和构音障碍等。

（1）失语症：指由于大脑半球损伤而导致已获得的语言能力丧失或受损，并非发音器官功能障碍所致。其功能障碍因卒中部位不同而异，主要表现为听、说、读、写四大方面功能障碍。

（2）构音障碍：指由于神经系统损害导致与言语有关的肌肉无力、肌张力异常以及运动不协调等，产生发声、发音、共鸣、韵律等言语运动控制障碍。患者通常听理解正常并能正确地选择词汇以及按语法排列词句，但不能很好地控制重音、音量和音调。

6. 吞咽障碍

吞咽障碍在脑卒中患者中很常见，急性期影像学检查发现发生率为 25% ～ 50%。主要表现为流口水、构音障碍、进食呛咳、反复肺部感染、体重下降、口腔失用等障碍。吞咽功能减退可造成误吸、支气管痉挛、气道阻塞窒息以及脱水、营养不良，从而导致患者病死率增加。吞咽障碍的表现、程度与病变部位有关，延髓的神经核或其周围神经受累而导致真性球麻痹，双侧大脑运动皮质及皮质延髓束受损导致假性球麻痹。

7. 协调运动障碍

高级中枢对低级中枢控制的失灵，损伤平面以下的反射异常，肌张力过高，肢体各肌群之间失去了相互协调能力，正常的精细、协调、分离运动被粗大的共同运动或痉挛所取代，一般上肢较下肢重，远端比近端重，精细动作比粗大动作受影响明显，运动协调障碍在动作的初始和终止时最明显，尽管偏瘫侧肢体有肌肉收缩活动，如出现用力屈肘、握拳等动作，但这些动作是屈肌共同运动中伴随着痉挛出现而产生的，不能协调进行复杂的精细动作，无法随意恢复到原来的伸展位。

8. 反射亢进

脑损伤后，高级与低级中枢之间的相互调节、制约受损，损伤平面以下的各级中枢失去了上一级中枢的控制，正常反射活动丧失，原始的、异常的反射活动被释放，并夸张地出现，引起反射性肌张力异常，表现为平衡反射，调整反射能力减弱，出现病理反射、脊髓反射、肌紧张反射（姿势反射）亢进，造成躯体整体和局部平衡功能的失调，影响了正常功能活动的进行。

9. 心理障碍

最常见的是抑郁症，有的伴有焦虑。

脑卒中的各种功能障碍，均可导致患者的日常生活活动能力和功能独立性不同程度下降，严重影响其生活质量。

二、诊断

为了正确地诊断急性脑卒中，应该根据病理变化过程，充分利用现代知识和技术，将传统的定位定性诊断向更深层次延伸，并从下列 3 个阶段深入分析和处理。第一，明确是脑梗死还是脑出血、病变部位及累及范围。第二，分析卒中的血管病理基础。第三，分析是否有半暗带存在。根据目前的技术水平，临床上分清上述 3 个阶段是完全有可能的。关键取决于神经科医师对急性脑卒中的认识水平、医院的组织协调能力和社会对卒中的认识程度。同时，神经影像学的应用极大地提高了脑卒中的诊断水平，目前用于脑卒中诊断的主要影像学手段如下。

（一）计算机断层扫描（computed tomnography，CT）

CT 能快速、准确地诊断出血性脑血管病（脑出血、蛛网膜下腔出血），对可疑急性缺血性卒中患者也有一定的价值，是急性脑血管病最广泛应用的神经影像学技术。CT 灌注成像（CT perfusion imaging，CTP）常用于急性缺血性脑血管病缺血半暗带的评估，有助于指导急性脑梗死超早期溶栓治疗。

（二）磁共振成像（magnetic resonance imaging，MRI）

一般认为 MRI 灌注和弥散加权像（difusion weighted imaging，DWI）可用于急性脑梗死患者缺血半暗带的评估，有助于急性脑血管病患者的诊断和超早期溶栓治疗，不过，目前并没有资料显示，MRI 的灌注和弥散加权像在筛选急性脑梗死超早期溶栓患者上，优于 CT 的灌注成像。MRI 检查较为耗时，很多医院未能 24h 开机，因此限制了 MRI 在急诊的使用。MRI 可用于 TIA 患者的检查，一项回顾性研究分析了临床诊断为 TIA 患者 3d 内行 MRI 检查，结果发现，21% 患者弥散加权像显示异常信号，提示部分 TIA 患者实际上已经发生了脑梗死。

（三）经颅多普勒超声（transcranial cerebral Doppler，TCD）和颈动脉超声检查

TCD 是一种非介入性的超声检查技术，可以测量颅内大动脉近端的血流速度及方向，通过异常波形提示近端血流动力学异常或远端闭塞性病变，现已证实 TCD 可以准确检测颈内动脉（internal carotid artery，ICA）虹吸段、大脑中动脉（middle cerebral artery，MCA）的近端、颅内椎动脉（vertebral artery，VA）、基底动脉（basilar artery，BA）近端及大脑后动脉（posterior cerebral artery，PCA）近端的狭窄及闭塞，检测上述部位血管闭塞的敏感度及阳性预测值可达 70% ～ 90%。TCD 还可以检测到卒中发病后 6h 内 76% 的 MCA 分布区的急性血管闭塞，其敏感度、特异度、阳性预测值及阴性预测值可达 90% 以上，而且检测结果阳性多提示 3 个月内的不良预后及死亡。

颈动脉超声检查可以实时观察血管管腔及内膜情况，早期发现颈动脉病变，明确斑块位置、大小及性质，评估斑块的稳定性，准确测量颈动脉狭窄程度，直观显示颈动脉血流动力学变化，并可定期随访评价药物疗效。对于行颈动脉内膜剥脱术（carotid endarterectomy，CEA）及支架成形术的患者，颈动脉超声可以进行术前评价、术中指导及术后随访，减少或避免并发症的发生。此外，对于不能进行血管造影或者对造影剂过敏的患者，仅采用超声检查即可准确诊断。

（四）数字减影血管造影（digital subtraction angiography，DSA）和 3D-DSA

随着数字减影血管造影、微导管和溶栓药物的发展，为超选择插管接触溶栓治疗提供了基础。DSA 能为缺血性脑血管病提供可靠的诊断依据（明确病变血管的部位、狭窄程度、动脉斑块性质等），为下一步治疗提供线索，观察术中的动态过程、判断预后。而通过对脑血管病的三维立体特征的研究，不但可以通过旋转、上下、前后、左右等不同的角度进行观察，还可以通过观察三维工作站处理后的血管表面像、透明像、彩色像、内镜像来判断病变血管的病理性质，既可以提供逼真的血管图像又可提供最佳的工作角度，达到理想的诊断和治疗效果（尤其是对血管狭窄的支架置入等治疗）。

我国目前的 CT、MRI、TCD 和颈部血管彩超普及率很高。但是，在临床应用中须解决下面问题。第一，凡有 CT 设备的医疗单位，必须做到 24h 开机，使卒中患者随时能得到检查，明确诊断，借以完成一级诊治标准。第二，要了解患者的脑血管病变程度以及其代偿的潜力，争取尽快明确是否有缺血半暗带和血管狭窄，然后根据所在地区的经济条件开展必要的更深入的检查，如 CT 血流灌注成像和 CT 血管成像、TCD 或磁共振血管成像（magnetic resonance angiography，MRA）等。同时要重视排查心源性疾病并进

行检查。第三，普及卒中病理生理知识，认识卒中后的病理过程、可能的生物学标记和神经影像改变特点，使广大医务人员认识和掌握这些知识，使现有的现代设备充分为临床服务。第四，使医务人员认识卒中是一个综合征，必须与心血管科通力合作，不能仅救急、不救慢，仅抢救、不预防，应积极开展二级预防。只有全面提高对卒中的认识，才能提高我国急性卒中的诊治水平。

三、治疗

（一）缺血性脑卒中

1. 动脉血栓性脑梗死

（1）治疗原则：超早期治疗是关键，应争取在起病 3 ~ 6h 治疗时间窗内溶栓治疗，以抢救梗死灶周围缺血半暗带内的神经细胞，防止梗死灶进一步扩大。强调卒中的个体化治疗及并发症的防治，有条件时应收入卒中单元，进行专科化管理和治疗。

（2）治疗计划。

1）急性期治疗。

一般治疗：具体如下。①保持呼吸道通畅：必要时应予开放气道及呼吸机辅助通气。维持营养和水电解质平衡，加强护理，注意呼吸道、泌尿道感染和压疮等的防治。②调整血压：首先要去除血压升高的诱因，有颅内压升高时给予脱水降颅压治疗。至于血压应该控制在何种水平，目前意见不一。有建议血压高于 200/120mmHg 或可能损害心脏功能时，才谨慎采用容易控制药量的降压方法，如严密监测血压下，用硝酸甘油 25mg 加入 5% 葡萄糖注射液 500mL 中，以每分钟 10 ~ 100μg 的速度静脉滴注，一旦血压下降，即减缓滴速，使血压维持在 185/105mmHg 左右为宜。也有提倡血压高于 185/105mmHg 时就应药物控制血压在 150/90mmHg 左右。但急性期不宜过快、过度降低血压是比较公认的。避免舌下含服硝苯地平或肌内注射利血平降压，以免降压过速加重脑缺血。主要由低血压所致的脑分水岭区脑梗死、血容量减少是主要原因，应及时输液，同时避免过度脱水。必要时可用升压药。

溶栓治疗：起病后极早期溶栓治疗是恢复梗死区血流的主要方法。目前公认的溶栓时间窗是起病 4.5h 内，4.5 ~ 6h 可根据神经影像学检查结果慎重选择病例，6h 后疗效不佳，并有较大的出血危险性。溶栓治疗目前主要适用于年龄 75 岁以下、瘫痪肢体肌力 3 级以下、无明显意识障碍、用药时血压低于 180/110mmHg 的动脉血栓性脑梗死患者，禁用于有出血倾向、CT 检查可见脑部大片低密度灶、深昏迷及严重心、肝、肾疾病者。常用的药物有重组组织型纤溶酶原激活剂（r-tPA）、尿激酶（UK）等。给药方法常采用静脉途径，如 r-tPA 0.9mg/kg 体重静脉滴注，或 UK 100 万 ~ 150 万 U 加入生理盐水 200mL 中静脉滴注，或也可采用脑动脉给药途径，减少溶栓药物剂量，出血并发症少，但必须在 DSA 监测下进行，疗效也在进一步评定中。溶栓治疗前必须行头颅 CT 检查，必要时用 TcCD 监测颅内血流情况。溶栓治疗有颅内或身体其他部位出血的危险，有的可导致死亡。因此，必须强调要在有条件的医院，专业医生应慎重选择合适病例，并征得患者家属同意后，才能采用。

抗血小板聚集、抗凝治疗：抗血小板聚集药和抗凝药对已形成的血栓没有直接溶解作用，但可用于溶栓后的辅助治疗。抗血小板聚集药可能治疗动脉血栓性脑梗死有效，并能预防血栓形成，可尽早使用。抗凝治疗适用于部分进展性脑卒中，尤其是椎基底动脉血栓形成者；抗凝和抗血小板聚集的治疗方法和注意事项与 TIA 治疗基本相同。

降纤酶也可用于早期溶栓治疗：常用药物包括蛇毒降纤酶、巴曲酶及安克洛酶、蚓激酶等。一般用降纤酶首剂 5 ～ 10U，隔日 5U，稀释后静脉滴注，3 次为 1 疗程，仍须注意出血并发症。确切疗效仍在进一步观察中。

血液稀释疗法：适用于血液黏度过高、血容量不足的患者，适量补充血容量即能改善其循环状况。常用 10% 低分子右旋糖酐 500mL 静脉滴注，每日 1 次，以降低血液黏稠度，10 ～ 15d 为 1 疗程。使用前应做皮试，使用中必须重视出现过敏反应，心功能不全者慎用，糖尿病者应加用适量胰岛素。

扩血管治疗：梗死灶小，无明显脑水肿，或水肿消退后可用，出血性梗死或低血压者禁用。常用药物和方法与 TIA 的治疗基本相同。

脱水降颅压：大面积脑梗死有明显颅内高压时，应使用脱水降颅压药物，常用 20% 甘露醇 125 ～ 250mL 快速静脉滴注，每 6 ～ 12h 1 次；呋塞米 20 ～ 40mg 静脉注射，每 6 ～ 12h 1 次；或交替使用，可减少甘露醇所致的肾损害。甘油脱水作用弱，可用于水肿程度较轻、后期水肿程度已减缓者，常用 10% 甘油 250mL 静脉滴注，每日 1 ～ 2 次，其不良反应较少，滴速过快时，可引起溶血、血红蛋白尿。糖皮质激素疗效未被临床证实，而且可导致上消化道出血和增加感染机会，不建议使用。

脑保护治疗：复流与脑保护相结合可能是脑梗死最有效的治疗方法，但目前脑保护剂的作用仍未最后肯定。常用的制剂如下。①自由基清除剂：如依达拉奉等；②钙通道阻滞剂：对急性脑梗死的疗效尚未肯定，临床可选用尼莫地平、氟桂利嗪等药；③胞磷胆碱：可用 0.5 ～ 1.0g 加入生理盐水 250 ～ 500mL 中静脉滴注，每日 1 次，10 ～ 14d 为 1 疗程；④其他脑保护剂：如谷氨酸拮抗剂、一氧化氮相关毒性调节剂、钠通道阻滞剂、7- 氨基丁酸增强剂、5- 羟色胺协同剂、抗感染药物和抗白细胞介质剂等药物正进入临床试验，迄今尚未公报经临床研究证明确实有效并予以推荐的药物。

中医治疗：可用丹参、川芎、红花、三七等。有昏迷者，可用开窍醒脑药物，如安宫牛黄丸等。

外科治疗：大面积脑梗死导致颅内高压、脑疝，危及生命时，可行开颅去骨瓣减压术。血管内介入治疗有颅内外血管经皮腔内血管成形术、血管内支架置入等多种方法。

2）恢复期治疗：早期进行系统、规范及个体化的康复治疗，有助于神经功能恢复，降低致残率，康复治疗应在脑水肿消退后尽早进行。

药物治疗：如 B 族维生素、三磷酸腺苷、吡拉西坦、钙通道阻滞剂等药物。

二级预防：控制血压、血糖和其他危险因素，服用抗血小板聚集剂和他汀类药物均对预防复发有益。

（3）治疗方案的选择：符合溶栓条件的缺血性脑卒中患者，起病 4.5h 内首选 r-tPA 静脉溶栓治疗；起病 4.5 ～ 6h 或虽起病在 4.5h 内但无条件使用 r-tPA 时，可应用尿激酶静脉溶栓治疗，也可考虑动脉溶栓治疗，但患者选择须更严格，尤其重视神经影像学检查结果；基底动脉血栓形成的溶栓治疗时间窗和适应证可以适当放宽。应该强调，超过时间窗溶栓多不会增加治疗效果，且会增加再灌注损伤和出血等并发症，恢复期更应禁用溶栓治疗。对不适用溶栓的患者，尽早使用抗血小板治疗。脑梗死早期（起病 12h 至数日）伴有高纤维蛋白原血症时，可选用降纤治疗。部分进展性脑卒中，尤其是椎基底动脉血栓形成者，可选用抗凝治疗；此外抗凝和抗血小板聚集治疗可在溶栓治疗后 24h 使用。

2. 脑栓塞

（1）脑栓塞治疗原则、计划和方案与动脉血栓性脑梗死的治疗基本相同，但应注意以下事项。①对大脑中动脉主干栓塞的患者，应争取在时间窗内实施静脉溶栓治疗，但由于出血性梗死多见，溶栓适应证应更严格掌握。②感染性栓塞禁用溶栓和抗凝治疗，以免感染在颅内扩散，应加强抗感染治疗。③心腔内有附壁血栓或瓣膜赘生物，或脑栓塞有复发可能者，或房颤患者应长期抗凝治疗，以防栓塞复发；有抗凝禁忌证者，有时可选用抗血小板聚集治疗。④脂肪栓塞可用 5% 碳酸氢钠溶液或 10% 酒精 250mL 静脉滴注，每日 2 次，有利于脂肪颗粒溶解。⑤气栓应取头低、左侧卧位，如为减压病应尽快用高压氧治疗，如有癫痫发作应予抗癫痫治疗。⑥补液、脱水治疗过程中注意保护心功能。

（2）原发疾病治疗：控制心律失常，手术治疗先天性心脏病和风湿性心瓣膜病，积极对感染性心内膜炎行抗感染治疗，可根除栓子来源，预防栓塞复发。

（二）出血性脑卒中

1. 脑出血

（1）治疗原则：急性期应积极抢救患者生命，以支持对症治疗为主；恢复期加强功能锻炼，减少神经功能残障，针对病因治疗，降低复发率。

（2）治疗计划。

1）急性期治疗：一般治疗原则上就地诊治，避免长途搬运，尽量让患者安静卧床休息。保持呼吸道通畅、维持营养和水电解质平衡，加强护理，注意呼吸道和泌尿道感染、上消化道出血、压疮等的防治。

脱水降颅内压通常使用 20% 甘露醇 125 ～ 250mL 静脉滴注，每 6 ～ 8h 1 次；呋塞米 20 ～ 40mg 静脉注射，每 6 ～ 8h 1 次，或二者交替使用，可减轻不良反应，一般需用 10 ～ 14d。也可用 20% 或 25% 人血白蛋白 50 ～ 100mL 静脉滴注，每日 1 ～ 2 次。重症患者可试用糖皮质激素，但作用不确切。

调控血压脑出血时，血压升高是维持有效脑灌流所必需的，过度降血压可能会减少脑灌流量。目前认为收缩压＞ 180mmHg，舒张压＞ 100mmHg 时才须进行降血压处理，但不宜急速、过低降血压。应谨慎采用容易控制药量的降血压方法，避免舌下含服硝苯地平或肌内注射利血平、硫酸镁以降低血压，以免降压过速加重脑缺血。血压持续过低，应选用升压药以维持所需的血压水平。

止血剂和凝血剂：对高血压性脑出血无效，但因凝血障碍性疾病所致脑出血时，必须应用止血剂和凝血剂。

手术治疗：对发病时出血量大，小脑、丘脑出血量大于 10mL 或血肿直径大于 3cm 者，壳核出血量大于 50mL，或颅内压明显增高，保守治疗无效的重症患者，以及少数病情不断恶化，CT 证实血肿继续扩大者，应及时手术清除血肿。手术方法的选择应根据经验和具体情况决定，可选择开颅血肿清除术、钻颅穿刺吸除术、脑室引流术等。

2）恢复期治疗：治疗与动脉血栓性脑梗死相同，尤其注意控制高血压，预防复发。

（3）治疗方案的选择：脑水肿可导致颅内压增高、脑疝形成，通常在脑出血后 2 ～ 3d 水肿达到高峰，可持续 5 ～ 7d，因此，必须根据颅内压增高的程度和心、肾功能等全身情况来考虑选用脱水剂及其剂量。手术治疗宜在起病后 6 ～ 24h 进行，术前意识状态与预后直接相关，昏迷患者通常手术效果较差。

2. 蛛网膜下腔出血

（1）治疗原则：主要是病因治疗，去除蛛网膜下腔出血的病因，防止复发。

（2）治疗计划。

1）一般治疗：就地诊治，保持安静，避免搬动。必须绝对卧床休息 4 ～ 6 周，保持大小便通畅，避免一切用力因素或情绪激动。

2）严重头痛、躁动不安者：给予适当镇痛药、镇静药或抗精神病药。有肢体抽搐时，应及时用抗癫痫药。

3）止血治疗：为防止动脉瘤破裂口血块溶解引起再出血，应使用抗纤维蛋白溶解药物以延迟血块的溶解，使纤维组织和血管内皮细胞有足够时间修复破裂处口。常用药物有：① 6- 氨基己酸，初次剂量 4 ～ 6g 溶于 100mL 生理盐水或 5% ～ 10% 葡萄糖注射液静脉滴注，15 ～ 30min 滴完，以后维持剂量为每小时 1g，维持 12 ～ 24h，7 ～ 10d 后逐渐减量，可根据病情用 2 ～ 3 周；②氨甲苯酸（抗血纤溶芳酸，止血芳酸）：剂量为 100 ～ 200mg 加入 5% 葡萄糖注射液或生理盐水 100mL 内静脉滴注，每日 2 ～ 3 次，维持 2 ～ 3 周。

4）脱水治疗：可选用甘露醇、呋塞米、白蛋白或甘油制剂等。

5）手术治疗：为降低颅内压、挽救生命或减少并发症，可行清除血肿、脑脊液引流及置换术等。动脉瘤或血管畸形破裂所致者，除全身情况甚差，病情极严重外，一般应早期手术治疗。手术方法主要有血管内介入栓塞治疗和开颅直接处理病变血管。

6）防治并发症：与脑出血的并发症防治基本相同，但应注意以下两点。①防治脑积水脑脊液置换可减少脑积水发生。治疗病因后，急性梗阻性脑积水应行脑室穿刺引流，并加强脱水降颅压治疗。交通性脑积水可选用醋氮酰胺 0.25 ～ 0.5g 口服，每日 2 ～ 3 次，以减少脑脊液分泌，症状无缓解者必须行脑室腹腔分流。②防治脑血管痉挛：早期手术处理动脉瘤、脑脊液置换、避免过度脱水可减少脑血管痉挛的发生。治疗病因后，尼莫地平 20 ～ 40mg 口服，每日 3 次或按每小时 0.5 ～ 1mg 速度持续静脉滴注，连用 7 ～ 10d，可缓解脑血管痉挛。

3. 治疗方案的选择

（1）未破裂动脉瘤：无症状性小动脉瘤可保守治疗，年轻、有动脉瘤破裂家族史可考虑手术。

（2）破裂动脉瘤：手术可改善 Hunt 和 Hess 分级 Ⅰ～Ⅲ级患者的预后，对Ⅳ～Ⅴ级患者效果不确切。

四、康复治疗

脑卒中的康复治疗主要是针对卒中后各种功能障碍进行相应的处理。脑卒中后最初几周功能恢复最快，基本上是在 3 个月以内达到康复平台期。脑卒中 6 个月后瘫痪肢体的运动和步行功能的进一步改善的可能性减小，但言语、认知、家务及工作技能在 2 年内都还有进一步恢复的可能。

康复时机选择：早期康复有助于改善脑卒中患者受损的功能，减轻残疾的程度，提高其生活质量。通常主张在生命体征稳定 48h 后、原发神经病学疾患无加重或有改善的情况下开始进行康复治疗（脑出血患者脑水肿程度相对较重，一般主要在发病后 1～2 周，病情稳定后开始康复治疗）。对伴有严重的并发症，如血压过高、严重的精神障碍、重度感染、急性心肌梗死或心功能不全、严重肝肾功能损害或糖尿病酮症酸中毒等，应在治疗原发病的同时，积极治疗并发症，待患者病情稳定 48h 后方可逐步进行康复治疗。

脑卒中的康复应遵循以下基本原则：①选择合适的康复时机；②康复评定贯穿脑卒中治疗的全过程，包括急性期、恢复早期（亚急性期）、恢复中后期和后遗症期；③康复治疗计划是建立在康复评定的基础上，由康复治疗小组共同制订，并在治疗方案实施过程中逐步加以修正和完善；④康复治疗注意循序渐进，要有脑卒中患者的主动参与及其家属的配合，并与日常生活和健康教育相结合；⑤采用综合康复治疗，包括物理治疗、作业治疗、言语治疗、心理治疗、中医康复治疗和康复工程。

（一）急性期的康复治疗

脑卒中急性期持续时间一般为 2～4 周，待病情稳定后康复治疗即可与临床诊治同时进行。

急性期康复目标：预防压疮、呼吸道和泌尿道感染，深静脉血栓形成及关节挛缩和变形等并发症；尽快地从床上的被动活动过渡到主动活动；为主动活动训练创造条件，尽早开始床上的生活自理；为恢复期功能训练做准备。

1. 运动疗法

（1）床上正确体位的摆放：脑卒中急性期的大部分患者肢体呈弛缓状态，此阶段不仅不能运动，还会导致关节半脱位和关节周围软组织损伤，甚至由于长时间异常体位造成肢体的痉挛模式。正确体位的摆放能预防和减轻肌肉弛缓或痉挛带来的特异性病理模式，防止因卧床引起的继发性功能障碍。

1）健侧卧位：是患者最舒服的体位。患肩前伸，肘、腕、指各关节伸展，放在胸前的垫枕上，上肢向头顶方上举约 100°。患腿屈曲向前放在身体前面的另一垫枕上，既不外旋，也不内旋，避免足内翻。

2）患侧卧位：患肩前伸，将患肩拉出，避免受压和后缩，肘、腕、指各关节伸展，前臂旋后。患侧髋关节伸展，膝关节微屈，健腿屈曲向前放在身体前面的垫枕上。患侧卧位时，康复人员应注意患肩、患髋不能压在身体下面。

3）仰卧位：仰卧位不是最佳的体位，因为仰卧位可以加重患者的痉挛模式，如患侧肩胛骨后缩及内收，上肢屈曲、内旋（常放在胸前），髋关节轻度屈曲及下肢外旋（可引起外踝压疮），足下垂及内翻。为预防这些异常，患肩应放在体旁的垫枕上，肩关节前伸，保持伸肘，腕背伸，手指伸展。患侧臀部和大腿下放置垫枕，使骨盆前伸，防止患腿外旋，膝下可置一小枕，使膝关节微屈，足底避免接触任何支撑物，以免足底感受器受刺激，通过阳性支持反射加重足下垂。另外，偏瘫患者应避免半卧位，因该体位的躯干屈曲及下肢伸展姿势直接强化了痉挛模式。

（2）床上体位变换：任何一种体位若持续时间过长，都可能引起继发性损伤，如关节挛缩、压疮等。因此，为了防止关节的挛缩或维持某一种体位时间过长而导致的压疮，要适时变换体位。

1）被动向健侧翻身：先旋转上半部躯干，再旋转下半部躯干。治疗者一手放在颈部下方，另一手放在患侧肩胛骨周围，将患者头部及上半部躯干转呈侧卧位；然后，一手放在患侧骨盆将其转向侧方，另一手放在患侧膝关节后方，将患侧下肢旋转并摆放于自然半屈位。

2）被动向患侧翻身：治疗者先将患侧上肢放置于外展90°的位置，再让患者自行将身体转向患侧，若患者处于昏迷状态或体力较差，则可采用向健侧翻身的方法帮助患者翻身。

体位变换应注意以下几点：①每隔2h变换一次体位，在特殊情况下也不应超过3h，否则，压疮开始形成；②变换体位时不要在肢体远端牵拉，必须对肢体远端及近端均进行支撑并缓慢进行活动；③出现下列症状时，应暂时停止体位变化：血压明显下降，收缩压在13.33kPa以下；头部轻度前屈时出现瞳孔散大；患侧瞳孔散大和对光反射消失；呼吸不规则；呕吐频繁；双侧弛缓性麻痹；频发性全身痉挛；去大脑强直状态。

（3）被动活动关节：对昏迷或不能做主动运动的患者，应做患肢关节的被动活动。通过被动活动关节，既可以防治关节挛缩和变形，又能早期体验正确的运动感觉，保持大脑皮质对运动的"记忆"。

肢体的被动活动应注意以下几点：①被动运动要在关节正常活动范围内进行，若患者出现疼痛，不可勉强；②要充分固定活动关节的近端关节，以防止替代运动；③动作要缓慢、柔和、有节律性，避免因粗暴动作而造成的软组织损伤；④对容易引起变形或已有变形的关节要重点活动；⑤活动顺序应从近端关节至远端关节，各关节要进行各方向的运动，每个动作做3～5次，每日2次；⑥两侧均要进行，先做健侧，后做患侧。

（4）床上活动：当肢体肌力部分恢复时，可进行早期的助力运动；待肌力恢复至3～4级时，可让患者进行主动活动。急性期的主动训练主要是在床上进行的，目的是使患者独立完成各种床上的早期训练后达到独立完成从卧位到床边坐位的转移。

1）双手交叉上举训练：患者正坐，双手手指交叉，患手拇指置于健手拇指之上（Bobath握手），用健侧上肢带动患侧上肢在胸前伸肘上举，然后屈肘，双手返回置于胸前，如此反复进行。上举过程中，要保证肩胛骨前伸，肘关节伸直，患者可将其上肢上举过头。

2）双手交叉摆动训练：在完成前项训练的基础上，进行上举后向左、右两侧摆动的训练。摆动的速度不宜过快，但幅度应逐渐加大，并伴随躯干的转移。

3）利用健侧下肢辅助抬腿训练：患者仰卧，用健侧足从患侧腘窝处插入并沿患侧小腿伸展，将患足置于健足上方。患者利用健侧下肢将患侧下肢抬起，尽量抬高，患侧下肢不得屈曲。然后缓慢放回床面，如此反复进行。

4）"桥式"运动：患者仰卧，上肢伸直放于体侧，双腿屈髋屈膝，足支撑在床上。嘱患者将臀部主动抬起，并保持骨盆成水平位，维持一段时间后慢慢放下（双桥式运动）。最初，治疗者可以通过轻拍患侧臀部，刺激其活动，帮助伸髋。随着控制能力的改善，为了进一步提高患侧髋关节伸展控制能力，可逐步调整桥式运动的难度。如将健足从治疗床上抬起，或将健腿置于患腿上，以患侧单腿完成桥式运动（单桥式运动）。

2. 物理因子治疗

常用的有局部机械性刺激（如用手在肌肉表面拍打等）、冰刺激、功能性电刺激、肌电生物反馈和局部气压治疗等，可使瘫痪肢体肌肉通过被动引发的收缩与放松逐步改善其张力。

（二）恢复期的康复治疗

脑卒中恢复期一般为 1 年，言语和认知功能的恢复可能需要 1～2 年。发病后 1～3 个月是康复治疗和功能恢复的最佳时期。恢复后期功能进步缓慢或停滞不前，出现肢体的失用性萎缩。

恢复期康复目标：运动功能的康复，重点是抑制痉挛、原始反射和异常运动模式，增强肌力，促进协调性和精细运动，提高和恢复日常生活活动能力；翻身、坐起和站起训练；步行训练，改善步态，恢复步行能力。

1. 运动疗法

（1）床上活动。

1）分离运动及控制能力训练：患者仰卧，支撑患侧上肢于前屈 90°，让患者上抬肩部使手伸向天花板并保持一定的时间，或患侧上肢随治疗者的手在一定范围内活动，并让患者用患手触摸自己的前额、另一侧肩部等部位。

2）屈曲分离训练：患者仰卧，上肢置于体侧。治疗者一手将患足保持在背伸位，足底支撑于床面；另一手扶持患侧膝关节，维持髋关节呈内收位，令患足不离开床面完成髋、膝关节屈曲，然后缓慢地伸直下肢，如此反复练习。

3）伸展分离训练：患者仰卧，患膝屈曲，治疗者用手握住患足（不应接触足尖），使其充分背伸和足外翻。随后缓慢地诱导患侧下肢伸展，让患者不要用力向下蹬，并避免髋关节出现内收内旋。

4）髋控制能力训练：摆髋是早期髋控制能力的重要训练方法。患者仰卧，屈髋屈膝，足支撑在床上，双膝从一侧向另一侧摆动。同时，治疗者可在健膝内侧施加阻力，加强联合反应以促进患髋由外旋回到中立位。进一步可进行患腿分合运动。

5）踝背屈训练：患者仰卧，屈髋屈膝，双足踏在床面上。治疗者一手拇指、示指分开，夹住患侧踝关节的前上方，用力向下按压，使足底保持着床位，另一手使足背屈外翻。

被动踝背屈抵抗消失后，让患者主动保持该位置，随后指示患者主动背屈踝关节。

（2）翻身训练：患者仰卧，双上肢握手伸肘，头转向要翻转的一侧，肩上举约90°，健侧上肢带动患肢伸肘向前送，用力转动躯干向翻身侧，同时摆膝，完成肩胛带、骨盆带的共同摆动而达到侧卧。

（3）坐位训练。

1）坐起训练：患者首先从仰卧位变换为侧卧位，用健手握住患手置于腹部，头抬起，健侧肘关节屈曲，上臂呈直立位以支撑上半身抬起；健足插入患足下呈交叉状，以健足带动患足向床边挪动；上半身进一步上抬、前倾，同时健手手掌向下放在床上，以支撑身体起立。两腿下垂。坐起，移开交叉的双腿，两足着地。

2）坐位平衡训练：平衡训练分静态平衡训练和动态平衡训练。静态平衡训练要求患者无支撑下在床边或椅子上静坐位，髋关节、膝关节和踝关节均屈曲90°，足踏地或支撑台，双足分开约一脚宽，双手置于膝上。治疗者协助患者调整躯干和头至中立位，当感到双手已不再用力时松开双手，此时患者可保持该位置数秒，然后慢慢地倒向一侧。随后治疗者要求患者自己调整身体至原位，必要时给予帮助。静态平衡完成后，让患者自己双手手指交叉在一起，伸向前、后、左、右、上和下方并有重心相应的移动，此为自动态坐位平衡训练。患者一旦在受到突然的推、拉外力仍保持平衡时（他动态平衡）就可以认为已完成坐位平衡训练。

3）坐位时身体重心向患侧转移训练：偏瘫患者坐位时常出现脊柱向健侧侧弯，身体重心向健侧偏移。治疗者站在患者对面，一手置于患侧腋下，协助患侧上肢肩胛带上提，肩关节外展、外旋，肘关节伸展，腕关节背伸，患手支撑于床面上；另一手置于健侧躯干或患侧肘部，调整患者姿势，使患侧躯干伸展，完成身体重心向患侧转移，达到患侧负重的目的。

（4）立位训练。

1）站起训练：患者坐位，双足平放于地面，足尖与膝盖成一直线。治疗者坐在患者对面，膝关节屈曲并抵住患侧膝关节，用肘部将患者上肢抵在自己的腰部，另一手置于患者肩部，协助患者将身体重心向前移动。当双肩前移超过双足时，膝关节伸展而完成起立动作。起立时尽量患侧负重，抬头看前方。

2）站位平衡训练：静态站位平衡训练是在患者站起后，让患者松开双手，上肢垂于体侧，治疗者逐渐除去支撑，让患者保持站位。注意站位时不能有膝过伸。患者能独立保持静态站位后，让患者重心逐渐向患侧转移，训练患腿的持重能力。同时让患者双手交叉的上肢（或仅用健侧上肢）伸向各个方向，并伴有随躯干（重心）相应的摆动，训练自动态站位平衡。如在受到突发外力的推拉时仍能保持平衡，说明已达到他动态站位平衡。

3）患侧下肢负重训练：当患侧下肢负重能力逐渐提高时，就可以开始患侧单腿站立训练。患者站立位，身体重心移向患侧，健手可抓握一固定扶手起保护作用，为避免患侧膝关节过度伸展，治疗者可用手辅助膝关节保持屈曲15°左右，然后患者将其健足抬起，置于患侧膝关节内侧，躯干、骨盆及患侧下肢位置不动，将健侧下肢内收、内旋。

（5）步行训练。

1）步行前准备：如扶持站立位下患腿的前后摆动、踏步、屈膝、伸髋练习，患腿负重，健腿向前向后移动及进一步训练患腿的平衡。

2）扶持步行：治疗者站在偏瘫侧，一手握住患手，掌心向前；另一手从患侧腋下穿出置于胸前，手背靠在胸前处，与患者一起缓缓向前步行，训练时要按照正确的步行动作行走或平行杠内步行，然后扶杖步行（四脚杖、三脚杖、单脚杖）到徒手步行。

3）改善步态训练：步行早期常有膝过伸和膝打软（膝突然屈曲）现象，应进行针对性的膝关节控制训练。

4）复杂步行训练：如高抬腿步，弓箭步，绕圈走，转换方向，越过障碍走，各种速度和节律的步行以及训练步行耐久力（如长距离的步行、接力游戏），增加下肢力量（如上斜坡、上楼梯），训练步行稳定性（如在窄步道上步行），训练协调性（如踏固定自行车、踏脚踏式织布机等）。

（6）上、下楼梯训练：偏瘫患者上下楼梯训练应遵照健足先上、患足先下的原则。治疗者站在患侧后方，一手协助控制膝关节，另一手扶持健侧腰部，帮助将重心转移至患侧，健足先蹬上一层台阶。当健侧下肢在高一层台阶上支撑时，重心充分前移，治疗者一手固定腰部，另一手协助患足抬起，髋膝关节屈曲，将患足置于高一层台阶。如此反复进行，逐渐减少帮助，最终能够独立上楼梯。下楼梯时，治疗者站在患侧，一手置于患膝上方，稍向外展方向引导，协助完成膝关节的屈曲及迈步，另一手置于健侧腰部身体向前方移动。患者健手轻扶楼梯扶手以提高稳定性，但不能把整个前臂放在扶手上。

2. 作业疗法

（1）作业治疗：对偏瘫患者应针对其功能障碍采用作业治疗。

1）肩、肘、腕的训练：应用墙式或桌式插件进行肩、肘、腕关节的训练，捶钉木板，调和黏土等做肘伸屈的训练。

2）前臂旋前或旋后的训练：拧水龙头、拧螺帽，利用圆盘状插件等。

3）手指精细活动：用栓状插件进行拇指的对指、内收、屈曲活动，捡豆、和面、编织、刺绣、拼图、打字等。

4）改善协调平衡功能的训练：脚踏缝纫机、拉锯，打保龄球、砂磨板作业等。

5）认知功能的作业训练：脑卒中患者很多存在认知障碍，主要包括注意力障碍、记忆力障碍及定向力障碍等。要针对性地采取相应的作业训练，如注意力、记忆力、定向力、表达力、计算力、理解力等的作业训练。

（2）日常生活活动能力训练包括床椅转移穿衣、进食、上厕所、洗澡、行走、上下楼梯、个人卫生等。通过作业治疗，使患者尽可能实现生活自理。

3. 物理因子治疗

在脑卒中的康复治疗中可根据需要选择一些恰当的物理因子治疗手段，对改善肌力、缓解痉挛、促进功能重建、抗炎、镇痛起到重要作用。常用方法：调制中频脉冲电疗法，刺激痉挛肢体的拮抗肌缓解痉挛，改善肌力；功能性电刺激疗法（FES），可以改善肌力，对于偏瘫肩采用功能性电刺激治疗减轻肩关节半脱位。

4. 言语治疗

尽早地进行言语训练可提高患者残存的言语功能，改善患者的交流能力，促进患者全面康复。

5. 心理疗法

脑卒中患者的心理治疗在于早期发现问题，及时干预，不良的情绪对患者全身状况和各方面功能都有负面影响。治疗以心理干预和药物为主。

6. 康复工程

脑卒中患者在功能训练和日常生活中要使用或借助一些助行器、自助具或矫形器来矫正或改善其功能障碍。康复工程技术可为脑卒中后偏瘫患者提供这方面的服务。

（三）后遗症期的康复治疗

后遗症期指脑卒中发病后 1 年以上的时期，此期患者留有不同程度的后遗症，如痉挛、肌力减退、挛缩畸形、共济失调、姿势异常甚至软瘫。

后遗症期康复目标：维持性训练，利用残余功能，防止功能退化。

1. 继续强化患侧的康复训练

以防止功能退化，提高日常生活活动能力。值得一提的是，强制运动疗法目前主要应用于慢性期卒中患者（发病半年以上）的上肢治疗。患肢至少具备主动伸腕 10°，拇指掌侧或桡侧外展 10°，其余四指中任意两指的掌指和指间关节可以伸 10°。患者没有明显的平衡障碍，能自己穿戴吊带，无严重的认知障碍、痉挛、疼痛及并发症。主要的临床干预方法：在连续 10 ~ 15d 内对患侧上肢保持每日至少 6h 的训练量，同时对健侧上肢进行 2 ~ 3 周的限制性使用。这种疗法的突出效果在于其治疗效果可以很好地转化为真实环境中的能力，患者可以在日常生活活动中大幅度增加患侧肢体的实际使用。

2. 加强代偿

患侧功能不可恢复或恢复很差的，应充分发挥健侧的代偿作用。

3. 矫形器和辅助器具的使用

针对患者功能水平、对残疾的适应水平、居住环境与建筑情况，指导其使用各种矫形器、辅助器具，是十分必要的，如日常生活中用以帮助吃饭、洗澡、穿衣、修饰、行走的器具和轮椅，以及用于支持和制动，预防畸形的各种矫形器。这些器具的运用可以补偿患者的功能，帮助患者提高日常生活活动能力。

4. 改善周围环境

为方便患者完成日常生活活动和预防跌倒，门槛和台阶改成斜坡，厕所改成凳式便器，在经常活动的范围内，墙上应装上扶手，床铺以 40cm 左右为宜。

第二节　颅脑损伤

随着经济社会的飞速发展，工业事故、交通意外等危险因素不断增多，颅脑损伤（TBI）的发病率也呈上升趋势，且多发生于青壮年。颅脑损伤具有发病率高、病情急、变化快、功能障碍复杂等特点，严重地影响患者的生活和工作，给自身及其家庭带来痛苦和负担。对颅脑损伤患者进行早期和积极的康复治疗，使受损的功能得以最大程度地恢复和代偿具有重要的意义，一直以来都是临床康复的重点工作内容。

一、概述

（一）定义

颅脑损伤是指致伤外力作用于头颅部，特别是脑所造成的脑部损伤，常导致头皮、颅骨、脑膜、脑血管和脑组织发生机械性改变，从而引起暂时性或永久性的神经功能受损，常见意识障碍、记忆缺失及各种神经功能障碍。

（二）流行病学特点

颅脑损伤是危害人类生命健康的重要疾病之一。在我国，年发病率为 55.4/10 万，仅次于四肢创伤，但病死率居首位。在美国，颅脑损伤的发生率大约为 200/10 万，每年有 50 万新增病例，每年约有 8 万人死于颅脑损伤。轻度、中度和重度颅脑损伤的病死率分别是 0%、7% 和 58%，而致残率分别为 10%、66% 和 100%。经研究发现，颅脑损伤可发生在各年龄组，其分布呈两极分化，即 15 ～ 24 岁青少年（200/10 万），65 ～ 75 岁老年人（200/10 万）居多。老年人死亡率高，与青壮年相比，老年患者恢复过程非常慢，甚至难以恢复。男性颅脑损伤的发生率明显高于女性，约为 2 ： 1。

（三）病因及发病机制

交通事故、工伤事故、意外坠落、运动损伤、失足跌倒以及各种锐器、钝器对头部的伤害，是颅脑损伤的常见原因，常复合身体其他部位的严重损伤。不同类型的颅脑损伤发病机制不尽相同，但均属于脑组织及脑血管的直接或间接病理生理改变，如神经纤维断裂、神经通路传导障碍、神经细胞功能丧失及脑缺血、脑水肿、颅内压增高、脑内血肿等。

脑组织遭受撞击后，电镜下可见神经元线粒体变化、ATP 酶消失、血脑屏障通透性变化等现象，局部碰撞点见灰质及表面出血，轴突髓鞘内出现广泛分散的肿胀、撕裂，并伴毛细血管和小血管的出血。通过脂质过氧化反应，引起血管完整性破坏、脑微循环血流紊乱、细胞膜通透性改变、细胞肿胀等，从而产生脑水肿，进一步使颅内压升高，引起脑移位，甚至脑疝。

（四）临床特征

颅脑损伤是一种常见外伤，可单独存在，也可与其他损伤复合存在。虽然其临床表现呈多样性与多变性，但其受伤后常见症状与体征仍有一定的共性，主要表现为以下几个方面。

1. 认知功能障碍

认知功能属于大脑皮质的高级活动范畴。颅脑损伤患者大脑皮质经常受累，由于损伤性质、部位、严重程度各不相同，因而可出现各种认知功能障碍，如意识的改变、记忆障碍、听力理解异常，严重损伤的还可有感知、交流和处事行为障碍等。如果大脑皮质广泛受损则可能导致全面智能减退，成为外伤性痴呆。

认知功能障碍导致颅脑损伤患者生活与社会适应的障碍。认知障碍不仅在颅脑损伤患者中相当常见，而且往往影响到其他功能障碍的康复治疗效果，因此认知功能障碍常成为颅脑损伤患者康复中的重要问题。

2. 运动功能障碍

因为颅脑损伤形式多样，所以其导致运动功能障碍差异很大，可出现单肢瘫、偏瘫、三肢瘫或四肢瘫。通常伴肌张力异常，出现痉挛、姿势异常、共济失调、手足徐动等运动障碍。

3. 言语功能障碍

颅脑损伤后常见的言语功能障碍有言语错乱、构音障碍、命名障碍和失语。失语症也可根据不同的表现分为运动性失语、感觉性失语、命名性失语和混合性失语等。

4. 心理及行为功能障碍

颅脑损伤患者经受突发性外伤，往往会因对受伤情景的回忆、头痛引起的不适、担心生命危险等不良情绪导致否认、抑郁、倦怠嗜睡、易怒、攻击性强及躁动不安，严重者还会出现人格改变、类神经质反应、行为失控等。

5. 日常生活活动能力障碍

主要因为认知、运动、心理及行为等功能障碍的存在，使患者的日常生活活动受到不同程度的限制。

6. 职业能力障碍

中、重度颅脑损伤患者往往因各种功能障碍无法重返原来的工作岗位。

二、诊断

（一）病史、体检与辅助诊断检查

1. 病史

受伤原因，受伤时间，头部伤着力部位，意识状况，伤后有无昏迷、呕吐、躁动、癫痫、口鼻流血与脑脊液，头部有无血肿及开放伤，做过何种治疗。过去有无严重的全身器官系统器质性病，如心脏病、肾病、糖尿病，有无酗酒，有无妊娠。

2. 头部检查

头部有无变形、头皮裂伤、头皮血肿。头皮伤部位可作为脑损伤致伤机制参考。注意头皮裂伤大出血，五官、颌面有无损伤。头颈部活动情况及有无颈强直。

3. 生命体征

检测脉搏、血压、呼吸情况。有无呼吸困难、发绀、呼吸缓慢或紧迫、不规律等伤重的征兆。有无低血压、休克、脉搏细弱及脉律加快、缓慢或不整。

4. 周身检查

颈、胸、腹、外阴、骨盆、脊柱、四肢检查，查明有无合并伤。

5. 神经系统检查

意识状况、语言功能及颅神经情况。瞳孔大小及对光反射改变、眼球位置、眼球活动，能否伸舌，肢体活动等以及有无尿失禁。

6. 必要和可能的辅助诊断检查

在患者呼吸、血压很不稳定情况下，不可搬动患者，立即急救治疗。如血压、呼吸已稳定，尽快做 CT 颅脑扫描和胸、腹、脊柱、四肢必要的 X 线平片或 CT 检查。头颅超声检查在无 CT 设备时进行检查有无脑中线移位，对诊断颅内血肿有参考价值。后者不需搬动患者即可检查。所有患者都要做血常规与出凝血时间检查。

（二）颅脑损伤伤情分析与判断

准确地判断颅脑损伤患者每一阶段的病情发展极为重要，是贯彻早诊、早治、微侵袭诊疗原则，减少继发性脑损伤的基本要求。漏诊与延误诊断将造成患者加重损害预后不良。对每一个患者，不仅按上述分类标准衡量损伤的类型和伤情的轻重程度，同等重要的是确定有无须紧急手术治疗的颅内血肿和脑挫裂伤、开放性脑损伤及严重合并伤等危急情况。

1. 损伤类型

从头皮创口中脑脊液漏与流出脑组织碎块，X 线平片发现颅内有碎骨片及异物存留，CT 颅脑扫描显示伤道碎骨片、异物、积血或血肿，皆易于确定开放性脑损伤。在平时，要注意检查气枪弹射入口很小的开放性脑损伤，射入口可能隐置在眼眶、颌面、枕颈部，甚至伤口在外耳道内，很容易忽略而漏诊。整个头部未见创口，自然属闭合伤。

2. 伤情轻重

意识障碍与昏迷程度对判断颅脑损伤轻重最有意义。

（1）伤后立即昏迷代表有脑损伤。昏迷深浅、时间长短多与脑损伤轻重相一致。伤后仅有短暂昏迷，醒后又无明显的脑膜刺激症状，如头痛、呕吐等，表示为轻型伤或中型伤；深昏迷迁延时间长多为重型伤，个别也有例外。笔者遇到一例脑损伤患者，CT 脑扫描在中脑内一侧有一处高 CT 值符合出血性病灶，但患者短时昏迷后清醒，仅有轻偏瘫，以后恢复良好。类似情况在脑干损伤后无昏迷的患者，文献也有报道。因此，伤后无昏迷者，并不能完全除外脑损伤，尤其在局限性的开放性脑损伤时如此。

（2）伤后昏迷过程中，患者一度中间清醒或中间好转，数小时后又再昏迷并昏迷加深，符合颅内血肿特别是硬脑膜外血肿的临床过程。伤后立即昏迷是原发性脑损伤引起，再次昏迷并加深，往往由于继发性病变如血肿等使颅内压增高，引起脑受压所致。如血肿未及时处理，则伤情继续迅速恶化，发生脑疝，瞳孔散大。严重合并伤并发低血压休克等导致脑缺氧，也常使意识障碍加重。伤后早期（3～7d），对伤情的动态观察，ICU 监护非常必要。有时需要多次头部 CT 复查以便及时发现迟发性颅内血肿。

（3）要区别意识障碍与失语。

（三）临床表现与颅脑 CT 扫描征象的相关分析

1. 临床征象表现

临床征象是脑损伤的直接反映，应是可靠的依据。颅脑 CT 扫描征象是客观的反应，对颅内血肿、脑挫裂伤出血、蛛网膜下腔出血、脑水肿、脑缺血梗死等分辨率高，有利确诊。若患者处于昏迷，而 CT 颅脑扫描未发现明显的阳性征象，仍应以昏迷为准，不能排除有脑损伤，因为 CT 征象尚不可能显示脑内细微的病理改变。但若 CT 显示明确的血肿等病变，而临床并无脑受压等表现，也不可忽视，宜继续随诊，最好间隔做 CT 颅脑扫描对比，以免病情突然恶化时救治措手不及。

2. 生命体征改变

生命体征是判断伤情的又一项重要指标，它常与意识障碍的变化相一致，但也可以不一致。

（1）生命体征正常或仅轻微变化，表示伤情较轻或属稳定，但是并不意味都属轻型颅脑损伤。脑干伤急性期，患者持续昏迷，而生命体征可能尚保持平稳。

（2）颅内压增高出现脑受压时，常出现库欣反应，即呼吸减慢、脉搏慢、血压升高（两慢一高）的变化，这是颅内压增高时机体的代偿机制，并且是诊断颅内血肿的重要依据之一，借此可与单纯的脑挫裂伤鉴别。脑挫裂伤多表现为呼吸与脉搏不减慢，反而有加快趋势。

（3）闭合性颅脑损伤的患者出现呼吸困难、脉细速、低血压、休克时，多考虑合并伤。脑损伤已呈衰竭状态时血压也下降。

3. 瞳孔与眼球活动变化

一定程度上可反映伤情轻重与损伤部位，对诊断有帮助。

（1）两侧瞳孔等大，对光反射正常，眼球活动正常，代表伤情较轻且稳定。

（2）瞳孔两侧大小不一，多变，眼球震颤（垂直性、水平性、斜扭性），眼球位置不对称，常为中脑平面脑干损伤。

（3）一侧瞳孔进行性散大，伴脑受压综合征，多为该侧幕上血肿或严重脑挫裂伤，急性脑水肿所致脑疝表现，进而两侧瞳孔均散大。若伤后即刻有一侧瞳散大，直接与间接对光反射消失，多为动眼神经原发性损伤。

（4）两侧瞳孔缩小，常见于蛛网膜下腔出血、桥脑损伤，若两侧瞳孔极度缩小如针眼样与双侧瞳孔散大同样，都是预后不良的征兆。

4. 脑神经损害征象有一定的定位诊断意义

颅前窝骨折常合并嗅神经、视神经损伤，颅中窝骨折常见三叉神经、面神经损害，少数情况引起动眼神经损伤。颅后窝伤，可有舌咽、迷走、舌下神经损伤。笔者经验，患者能否伸舌可作为一项反映伤情及轻重预后的指标。能伸舌者伤情已转轻，伸舌不能者仍伤重，昏迷、真性与假性球麻痹时，均不能伸舌。

5. 肢体活动改变

密切观察、定期记录肢体活动的动态变化，也有重要参考价值。

（1）偏瘫表示对侧脑损伤，截瘫常为脊髓伤，但上矢状窦伤或大脑上行静脉栓塞也可能有两下肢痉挛性瘫痪，加上一侧上肢部分性瘫痪。

（2）肢体伸性与屈曲性强直是大脑皮质损害、脑干损伤的表现。

（四）诊断的基本要求

（1）确定损伤类型及伤情轻重程度。

（2）颅脑损伤方面有无需要紧急手术的危急情况。

（3）有无致命性的合并伤。

（4）有无严重的影响伤情的全身疾病和其他情况。

三、治疗

（一）头皮血肿抽吸术

头皮血肿较大（直径超过 3cm），3 ～ 5d 后仍不能自行吸收者，可考虑行头皮血肿抽吸术。

一般是在血肿波动最明显的地方将毛发剃除，用 18 号针头刺入，将积血尽量吸完，然后局部加压包扎。有时血肿较大（如帽状腱膜下血肿），数日以后血肿腔内已形成分隔，则应在不同的部位分别穿刺血肿。血肿穿刺排血不完时，头皮仍然浮起，加压包扎效果不佳，可试用加戴石膏帽固定的方法。多数情况下，帽状腱膜下血肿要经数次抽吸和加压包扎后方能完全清除积血，因此有时也可试行穿刺持续引流的方法。其具体做法是将穿刺针的后面接一无菌引流袋，然后将针头刺入血肿腔维持 1 ～ 2d。少见情况，血肿极大而且出血新鲜，血肿腔内充满凝固的血块，此时虽然触诊肿块波动明显，但穿刺却无效，对此可在头皮血肿的波动处做皮肤小切口将凝血块排出，术后仍要加压包扎头部。

（二）新生儿颅内血肿抽吸术

新生儿颅骨骨缝未闭，有时可借助颅骨骨缝的连接处穿刺诊断或治疗颅内疾病。最常用的为新生儿颅骨冠状缝的外侧部位。剃除毛发后，最好先用尖针在穿刺部位打一皮洞，然后用带管芯的腰椎硬膜外穿刺针向病变的方向刺入。新生儿颅内血肿包括硬膜下血肿、积液和脑内血肿，一般进针不深均可顺利到达血肿腔。抽吸血肿时，负压不要太大，必要时可反复抽吸。

（三）头皮裂伤清创缝合术

头皮的锐器切割损伤，边缘整齐，污染不重，如不合并颅骨的损伤，则在伤口清洗后分层缝合即可。若是钝性暴力造成的裂伤，除了裂伤以外，伤口周围尚有明显的皮肤挫伤。清创时宜先做一般性清洗，然后由浅及深修整受创的皮缘，污染皮缘的切除一般仅 1 ～ 2mm，以免术后缝合张力太大。必要时可以 "S" 状延长伤口，将伤口内的异物（如毛发、泥土、砂石），包括挫伤失活的组织全部清除。清理完毕，伤口分两层缝合，必要时放置引流物。

（四）头皮撕脱复位术

头皮撕脱伤处理远较头皮裂伤为复杂。根据撕脱伤的程度可分为不全撕脱损伤和完全撕脱损伤。不全撕脱伤时有瓣蒂与头皮相连，此时一定要认真检查和判断瓣蒂的血供是否能保证撕脱头皮的营养，如其不能，则应将其视为完全撕脱处理；否则，还原皮瓣后，头皮可能整个坏死。

完全性头皮撕脱伤最理想的处理方法是在彻底清创以后，分别在残存头皮和撕脱头皮上面找到一条动脉和两条静脉，然后将其吻合，再将整个头皮原位缝回，但这样的机会实在太少。绝大多数情况是残存的头皮严重污染，组织挫伤严重，撕脱的头皮经过机器的碾轧和现场的污染，送到医院时已经不具备吻合的条件。对此，在清创以后，应将撕脱头皮的皮下组织尽量去除，形成中厚皮片（越薄越好），然后将此贴在头皮的缺失处压紧。

皮片较大时可于中间间断切开小口以防皮片下积液，一般不放引流物。

（五）颅骨凹陷骨折复位术（碎骨片摘除术）

1. 手术指征

（1）大片颅骨塌陷造成颅内空间减小，引起颅内压增高者。

（2）脑功能区受压有神经压迫症状，或有继发癫痫可能者。

（3）骨折局部颅骨内板塌陷超过 1cm 者。

（4）开放性粉碎性凹陷骨折。

（5）骨折位于前额部影响外观者。

2. 手术方法

颅骨凹陷骨折最理想的做法是在局麻或全麻下，于凹陷骨折的四周钻 3 ～ 4 个骨孔，然后用线锯将其骨孔间连接锯断，完整取下凹陷的骨片；将骨片翻转过来，用骨锤将其锤平，最后还纳之。如凹陷颅骨取出时已经破碎，则此法无效。儿童颅骨较软，有时也可试行仅钻 1 孔，伸入骨膜剥离器，将凹陷骨折顶起还原。粉碎性凹陷骨折，尤其是涉及颅内静脉窦的地方，因粉碎骨片已经不可能还原，故可不必钻孔取下骨片。正确的做法是先在正常的颅骨处钻 1 孔，然后用咬骨钳沿骨凹陷周围咬除一圈，尽量在把周围的碎骨片取完之后，再取静脉窦表面的碎骨片。

（六）矢状窦破裂修补术

外伤性矢状窦破裂后修补的机会极少，开颅以后血流如注，根本无法看清矢状窦的裂口所在，更多的做法是用明胶海绵立即覆盖于矢状窦的裂口之上，压迫一段时间以后，出血自然止住。有时裂口超过 5mm 以上，单纯压迫无效，则必须要在充分显露的前提下进行矢状窦裂口的修补。首先，将周围的颅骨咬除以显露一段矢状窦，然后在充分吸引的条件下，轻压裂口两端的矢状窦以阻断血流，看清裂口以后一般用 5-0 的无创带针丝线缝合 1 ～ 2 针。还有一种方法是硬脑膜周围悬吊止血法，具体做法是在矢状窦的一侧或双侧悬吊硬脑膜，将覆盖明胶海绵的矢状窦裂口压迫于颅骨内板和硬脑膜之间。

（七）小脑幕上血肿清除术

1. 颞肌下减压术

颞肌附着于头颅侧方的颞窝内，上起自上颞线，下止于下颌骨的喙突，颞深筋膜位于其表，颞深筋膜的下面分成浅、深两层，分别止于颧弓的内、外侧。传统的颞肌下减压术是在颧弓上的颞部做直切口，分开颞肌后颅骨钻孔，然后用咬骨钳将骨孔扩大。这种方法骨窗小，减压效果极为有限，故现在基本上放弃不用。新的做法是在上颞线的头皮投影区做头皮弧形切口，于颞浅筋膜下分离皮瓣，在上颞线处和额骨颧突、颧骨额突的后方将颞深筋膜切开，用骨膜剥离子分开颞肌与颞窝的附着，在颞窝处的颅骨钻孔并扩大骨窗，最后将硬脑膜呈放射状切开减压。关颅时主要是将颞深筋膜缝合即可。

2. 硬脑膜外血肿

硬脑膜外血肿的好发部位为颞部、颞后顶部、颅骨骨折局部、头皮挫伤的深面。除非术前 CT 已经明确血肿的部位，否则手术探查时均应以上述部位作为根据。

首先在血肿的体表部位形成一个马蹄形皮骨瓣，掀开骨瓣后即可看见血肿；清除血肿时不必过分地刮去硬脑膜表面的血凝块，以免导致新的出血。如果术前 CT 证实硬脑膜下没有血肿或积液，则不必切开硬脑膜。为防止术后的积血，可以将血肿周缘的硬脑膜与骨窗周缘的骨膜进行悬吊。清除血肿之后，颅内压力明显降低，关颅时应该还纳骨瓣，硬脑膜外置橡皮引流管，然后分层缝皮。若患者术前急性硬膜外血肿量很大，且已脑疝形成时，关颅时宜打开硬膜，行去骨瓣减压术，以缓解术后出现严重的脑水肿。有时在时间和条件都不允许的情况下，也可试行骨窗开颅术，即在血肿的头皮表面做一弧形或垂直切口，用撑开器牵开之后颅骨钻孔，用咬骨钳扩大骨孔形成骨窗，以下的步骤就是清除血肿。骨窗开颅术的显露比骨瓣开颅术要小得多，一般在靠近颅底的部位和血肿较大时不宜使用。

3. 硬脑膜下血肿

硬脑膜下血肿常合并有脑的挫裂伤，血肿范围广泛，损伤较重。脑挫裂伤的好发部位主要是颞叶和额叶的底面，硬脑膜下血肿的出血来源主要是脑挫裂伤和脑的表面静脉，尤其是回流到矢状窦的一些桥静脉。硬脑膜下血肿的发生部位几乎都在一侧或两侧的额、颞部。手术显露的范围应该包括一侧的额底和颞底，以及靠近矢状窦的部分桥静脉。

头皮切口上起自额部发际内的中线处，向后弧行切开，下止于耳屏前和颧弓上。骨瓣尽量大一些，钻 5～6 孔，形成带蒂或游离的骨瓣。"H"形或放射状切开硬脑膜，清除脑表面血肿后，再轻抬额叶的底面和颞叶的底部，将其挫伤破碎的脑组织一并吸除。术后视脑损伤的程度决定是否弃去骨瓣，如脑的损伤不重，压力不高，可以缝合硬脑膜后还纳骨瓣（硬脑膜也可不必缝合）。如脑的损伤较重，估计术后可能发生严重的脑水肿，则应弃去骨瓣，敞开硬脑膜充分减压。有时脑的挫伤严重，切开硬脑膜之后脑组织向外严重膨出，甚至不能关闭切口，此时一定要注意有无下列情况存在：一是排除对侧有无血肿，二是排除同侧的脑内和额、颞部的底面有无血肿。这些情况排除以后，可以要求麻醉师降低血压，加深麻醉和正压过度换气；与此同时，手术者可以将部分额极和颞极的脑组织吸除，然后尽快关颅。

4. 脑内血肿

脑内血肿一般发生在脑损伤的额叶和颞叶，有的是在脑挫裂伤的基础上由许多小的出血灶缓慢融合而来，后一种情况脑内血肿的形成需要一段时间，此即"迟发性血肿"。脑内血肿的开颅术与硬脑膜下血肿的手术方法大致相同。显露脑组织、清除血肿后，将软化的脑组织尽量吸除干净，否则会加重术后脑水肿，延长病程。

注意：清除血肿、去骨瓣以后，脑组织从骨窗膨出严重的患者，术后应复查 CT，如果有遗漏血肿或新血肿形成，应再次进行血肿清除术。

5. 慢性硬脑膜下血肿

慢性硬脑膜下血肿在临床上表现为缓慢颅内压增高和偏侧神经功能障碍的假性脑瘤症状。手术的目的主要是改善脑受压和促使脑复张。对此，以前多采取骨瓣开颅术，清除血肿，剥离血肿包膜，尤其是脑表面的血肿脏层包膜，用于促使脑的术后扩张。这种手术方法损伤较大，剥离脑表面的血肿脏层包膜有可能造成术后渗血，加之此类患者多数年龄较大，故现在基本不用。目前常用的是钻孔引流术，即在额颞部颅骨上钻一小孔，切开硬脑膜后将导管插入硬脑膜下的血肿腔内，持续引流 48h 后将导管拔出。有的术者偏向于钻双孔引流，有的术者主张术后尽量用清水将血肿腔冲洗干净。

（八）小脑血肿清除术

1. 硬脑膜外血肿（骑跨横窦）

小脑的硬脑膜外血肿多见于颅盖部的线性骨折延伸至颅后窝，尤其是延伸通过横窦的骨折，造成特有的骑跨横窦幕上、幕下硬脑膜外血肿。一般发病较缓，通常外伤后 2～3d 症状达到高峰。

手术时取侧卧位或俯卧体位，在血肿的体表部垂直切开皮肤、皮下和各层组织，在达到颅骨以后常可见到纵行的骨折线。在骨折线的旁边钻孔，然后扩大骨窗。血肿多已凝固，清除静脉窦表面的血肿时应注意不要人为地损伤静脉窦。手术以后将明胶海绵 1～2 块贴附于静脉窦的表面，然后分层关颅。枕下的颅骨缺损，由于有枕肌的庇护，一般不做处理。

2. 硬脑膜下血肿

小脑的硬脑膜下血肿少见。

3. 脑内血肿

小脑的脑内血肿常合并有小脑的脑挫裂伤，多见于年龄较大的伤者，可能与伤者受伤以前的血管状况有关。动脉硬化、高血压、血液凝固状态等因素与血肿的形成和发展密切相关。手术体位同硬脑膜外血肿。

一般取枕下正中切口，沿中线切开枕下肌肉显露部分枕骨。颅骨钻孔后用咬骨钳扩大骨窗，骨窗尽可能大一些，以利于术后枕下减压。放射状切开硬脑膜，仔细观察脑的表面，在可疑血肿的地方用脑针穿刺（在有 CT 资料的情况下，也可直接切开小脑皮质），清除血肿和破碎的脑组织，术后一般不缝硬脑膜，不放引流物，分层关颅。

（九）颅内异物取出术

颅内异物，这里主要指金属异物，尤其是颅脑枪弹伤，如高压气枪子弹、小口径步枪子弹等。金属异物越小，手术取出困难越大。枪弹金属异物射入颅内以后，由于枪弹残余力量大小和射入角度的不同，可以造成不同程度的病理损害。金属异物可以贯穿颅骨，或在颅骨内板和颅内组织之间反弹曲折，造成非常复杂的弹道关系。因此，术前仅凭颅骨 X 线正、侧位检查很难做出正确判断。目前比较好的方法是通过立体导向的方法做到正确定位，同时在损伤最小的前提下取出异物。

（十）气管切开术

颅脑损伤昏迷患者 GCS 计分 8 分以下，持续时间 6h 以上，估计在 24h 内不能清醒者，均应早期行气管切开术。

1. 手术方法

（1）体位：仰卧，肩下垫枕，头后仰。

（2）切口：一般为颈前正中直切口，自环状软骨下缘到胸骨上窝稍上处，依次切开皮肤、皮下组织及颈浅筋膜。

（3）分离气管前肌群：用血管钳将胸骨舌骨肌和胸骨甲状肌在颈中线处分开，显露第 2～4 气管软骨环。

（4）确认气管：有时甲状腺峡部横跨第 2～4 气管软骨环前，应将气管前筋膜切开，然后将甲状腺峡部向上牵拉，确认略带灰白色的气管软骨。

（5）切开气管：以反向挑刀或尖刀自下而上沿中线挑开 1～2 个气管环，为了插管方便，有时可将切口两侧的气管软骨切除少许。

（6）插入套管：以气管扩张器或血管钳撑开气管切口，将带有管芯的外套管插入气管切口内。

（7）创口处理：将气管套管用纱带打死结系在颈部，皮肤切口上端酌情缝合 1～2 针，然后拔出管芯，将纱布垫衬于套管的底板之下。

2. 手术并发症

（1）皮下气肿：常与过多分离气管前软组织和气管切口过大有关，轻者局限于颈部，严重时可向头面部、胸部、腹部蔓延，一般在 24h 内停止发展，无须处理。

（2）气胸：向下分离时损伤胸膜顶部所致，多见于儿童和脖粗短患者，气胸明显影响呼吸时，应行胸腔穿刺或闭式引流术排出积气。

（3）喉狭窄：切开气管部位过高，误伤环状软骨，术后可出现喉狭窄造成拔管困难。

（4）气管狭窄：切开气管时，造成气管软骨过多损伤，术后可以出现气管狭窄。

（5）食管损伤：食管前壁与气管后壁相连，呼气困难时，气管前壁与后壁相接触，此时切开气管容易误伤食管，形成日后的气管食管瘘。

四、康复治疗

颅脑损伤的康复治疗要从急性期开始介入，采用各种综合康复手段，对颅脑损伤患者的运动、认知、言语等功能障碍进行康复治疗，消除或改善功能障碍，使患者最大程度地恢复正常的生活、工作能力并参与社会活动。

（一）急性期的康复治疗

颅脑损伤患者的生命体征（即呼吸、心率、脉搏、血压）稳定，特别是颅内压持续 24h 稳定在 2.7kPa（20mmHg）以内即可进行康复治疗。康复治疗措施包括综合促醒治疗和一般康复处理等。

康复目标：稳定病情，提高觉醒能力，促进意识恢复；预防各种并发症；促进功能康复。

1. 促醒治疗

严重颅脑损伤患者会出现不同程度的昏迷、昏睡或嗜睡等。昏迷存在于损伤的早期，通常持续不超过 4 周。严重颅脑损伤的恢复首先从昏迷和无意识开始，功能恢复的大致顺序为：自发睁眼→觉醒周期变化→逐渐能听从命令→开始说话。可以应用各种神经肌肉促进和刺激方法加速其恢复的进程，帮助患者苏醒，恢复意识。

（1）听觉刺激：①定期播放患者喜欢和熟悉的音乐；②亲属经常与患者谈话，谈话内容包括患者既往遇到过的重要事件、患者喜欢或感兴趣的话题等，通过患者面部及身体其他方面的变化，观察患者对听觉刺激的反应；③家庭成员和治疗小组成员需了解与患者说话的重要性，在床边交谈时需考虑患者的感觉，尊重患者的人格，鼓励患者主动的反应。

（2）视觉刺激：可在患者头上放置五彩灯，通过不断变换的彩光刺激视网膜、大脑皮质等。

（3）浅深感觉刺激：皮肤触觉刺激、肢体关节位置觉对大脑皮质有一定的刺激作用。可由治疗师或患者家属每日利用毛巾、毛刷、冰块等从肢体远端至近端进行皮肤刺激，对患者的四肢关节进行被动活动。

2. 运动疗法

（1）良肢位摆放：能有效预防和减轻肌肉弛缓或痉挛带来的异常模式，预防关节半脱位等并发症的发生。头的位置不宜过低，以利于颅内静脉回流；患侧上肢保持肩胛骨向前、肩前屈、肘伸展，下肢保持髋、膝关节微屈和踝关节中立位。目前多主张采用患侧卧位或健侧卧位，少采用仰卧位。

（2）关节被动活动：可维持肌肉和其他软组织的弹性，防止挛缩或关节畸形，在患者生命体征稍稳定后即可进行瘫痪肢体被动关节活动范围的训练。每日 1～2 次，每一关节 5min 左右。进行被动运动时要注意动作轻柔、缓慢，活动范围避免拉伤肌肉或韧带。

（3）床上体位转移：患者应经常变换体位以预防压疮。在保持至少每 2h 变换一次体位的同时，还应使用气垫床，密切观察皮肤颜色变化，并避免皮肤破损。

（4）尽早活动：一旦生命体征稳定、意识清醒，应尽早鼓励患者进行深呼吸、肢体主动运动、床上活动和坐位、站位练习。可应用起立床对患者进行训练，逐渐递增起立床的角度，使患者逐渐适应，预防直立性低血压、骨质疏松及泌尿系统感染，治疗时应注意观察患者的呼吸、心率和血压的变化。

（5）排痰训练：每次翻身时用空掌从患者背部肺底部向上拍打至肺尖部，帮助患者排痰，并指导患者作体位引流排痰，以保持呼吸道通畅，预防肺部感染。

3. 物理因子疗法

对弛缓性瘫痪患者，可利用低频脉冲电刺激疗法增强肌张力、兴奋支配肌肉的神经，以增强肢体运动功能。另外对高热患者可以采用冰毯、冰帽治疗。

4. 高压氧治疗

颅脑损伤后及时改善脑循环，保持脑血流相对稳定，防止灌注不足或过多，将有利于改善脑缺氧所致的脑功能障碍，从而促进脑功能的恢复。高压氧治疗，可每日 1 次，每次 90min，10 次为 1 疗程，可连续数个疗程。

（二）恢复期的康复治疗

颅脑损伤的急性期过后，生命体征已稳定 2 周后，即进入恢复期，时间一般为伤后 2 年内。恢复期患者病情相对稳定，发病后 6 个月内是康复治疗和功能恢复的最佳时期，但 6 个月后功能仍可进一步恢复。在此期内康复治疗应全面介入，重点改善患者的运动、言语、认知等功能障碍，提高患者的日常生活活动能力。

康复目标：最大限度地恢复患者的运动、感觉、认知、语言等功能和生活自理能力，学会应对残疾，尽可能在工作、个人生活等方面达到自理，提高生存质量。

1. 运动疗法

恢复期的运动治疗主要是进一步改善和加强患者的感觉和运动功能，训练各种转移能力、姿势控制及平衡能力，尽可能使患者达到日常生活活动自理。主要采用神经发育疗法，包括 Brunnstrom 技术、Rood 技术、Bobath 技术、神经肌肉本体促进技术以及运动再学习技术，如床上运动、翻身训练、坐起训练、坐位训练、站起训练、站位训练、步行训练等。通过训练，促进神经功能的恢复，使颅脑损伤患者重新恢复机体的平衡、协调及运动控制功能。颅脑损伤恢复期的运动疗法与脑卒中恢复期的运动疗法相类似。

2. 认知功能训练

颅脑损伤患者的认知障碍主要表现在觉醒和注意障碍、学习和记忆障碍及思维障碍等。可按照 RLA 分级标准，根据其认知功能恢复的不同时期，采用相应的治疗策略。早期（Ⅱ、Ⅲ）：对患者进行躯体感觉方面的刺激，提高觉醒能力，使其能认出环境中的人和物。中期（Ⅳ、Ⅴ、Ⅵ）：减少患者的定向障碍和言语错乱，进行记忆、注意、思维的专项训练，训练其组织和学习能力。后期（Ⅶ、Ⅷ）：增强患者在各种环境中的独立和适应能力，提高其在中期获得的各种功能的技巧，并应用于日常生活中。

（1）改善患者自知力的康复训练：在颅脑损伤（尤其是额叶损伤）的恢复早期，患者常缺乏自知力，否认疾病，拒绝治疗，或即使接受治疗但会确定不现实的目标，使康复治疗变得困难，严重影响治疗效果。因此，本阶段应首先恢复患者的自知力。可采用下述的方法。

1）改善患者对自身缺陷的察觉：对患者的日常活动进行录像，并向患者播放，针对性展示其活动缺陷，向他指出哪些是对的，哪些是错的，并逐步将放录像任务交给患者，要求他在录像中出现他的错误时停住，由自己述说错误所在。如暂无录像条件，可面对镜子活动并在自己的实际活动中指出自己的错误。

2）改善患者的感知功能：让患者观看颅脑损伤患者的集体活动，并让他观察和记下其中某一患者的错误，和他一起分析错误的特征和原因。

3）改善患者判断行为是否成功的知觉：选出一些与患者康复目标有关的行为，分别播放该行为成功和不成功的录像，和患者一起进行足够详尽的分析，使他认识行为成功和不成功的特征和原因，并告知患者克服不正确行为的方法。

4）改善患者对现存缺陷和远期目标之间差距的认识：具体、详尽地讨论患者的长期目标和期望，拟定一个为了达到这一目标所需技能的详尽一览表，和患者讨论哪些已掌握而哪些尚不足。

（2）注意障碍的康复训练：可用下述方法。

1）猜测作业：取两个透明玻璃杯和一粒弹球，在患者注视下治疗师将一个杯子扣在弹球上，让患者指出哪个杯子中有弹球，反复进行数次。成功后可通过逐步改用不透明的杯子，用三个或更多的杯子，用两粒或更多不同颜色的弹球等方式以增加训练难度。

2）删除作业：在一张纸中部写几个大写的汉语拼音字母如 KBEZBOY（也可依据患者文化程度选用数字或图形），让患者删除由治疗师指定的字母如其中的"B"。成功后，改变字母顺序和要删除的字母，反复进行多次。进一步可通过逐步缩小字母的大小，增加字母的行数，增加小写字母或插入新字母等方式以增加训练的难度。

3）时间作业：给患者一个秒表，让他按命令启动，并于10s内停止。如此反复进行练习。随后可以逐步延长秒表走动时间以增加训练难度，进而还可在与患者交谈分散其注意力的情况下进行训练，以进一步提高难度。

4）顺序作业：让患者按顺序写出0～10的数字，如有困难，可排列10张数字卡。成功后，加大数字系列，反复进行。随后改为让患者按奇数或偶数的规律说出或写出一系列数字，并由治疗师任意改变起点的数字。在此基础上再进行该列数字的算术处理，如在该列数字的每4个数字的末一个数字上加上由治疗师指定的数目，并由患者报出两者相加的结果等方式以增加训练难度。

（3）记忆障碍的康复治疗：可用下述方法。

1）运用环境能影响行为的原理：日复一日地保持恒定、重复的常规和环境；控制环境中信息的量和呈现条件，每次提供的信息量少要比多好；信息重复的次数多比少好；多个信息相继出现时，间隔时间长比短好等；充分利用环境中的记忆辅助物，要帮助患者学会充分利用记忆策略和内、外环境中的记忆辅助物，而不是单调、重复的训练。

2）教会患者充分利用内部策略和外部策略。

内部策略：是在患者记忆损伤的严重程度不同的情况下，让他以损伤较轻的部分来从事主要的记忆工作，或是以另一种新的方式去记忆的方法（如患者言语记忆差就让他改用形象记忆的方法等）。内部辅助主要依靠以下一些记忆的策略。①背诵：是反复无声地背诵要记住的信息。背诵的好处是背诵一个项目可以增加对他的注意时间，从而加强对它们的记忆；另外，背诵可以将一些项目保持在短期记忆中，将它们编好码，并将之转移到长期记忆中去。②PQRST法：P（preview），先预习要记住的内容；Q（question），向自己提问与内容有关的问题；R（read），为了回答问题而仔细阅读资料；S（state），反复陈述阅读过的资料；T（test），用回答问题的方式来检验自己的记忆。③精细加工：是教会患者将要记住的信息详细地分析，找出各种细节，并将之分解，并设法与已知的信息联系起来，以便于记忆的方法。④兼容：要患者培养成一种良好的、善于将新信息和已知的、熟悉的信息联系起来记忆的方法。⑤自身参照：让患者学会分析新信息与其自身有何关系，并将之尽量与其自身的事物联系起来记忆的方法。⑥视意象：让患者将要记住的信息在脑中形成与之有关的视觉形象的方法。⑦首词记忆法：将要记住的信息的头一个词编成一些类似诗歌的句子，以便记忆，例如将训练记忆的要点编成"天天复习，不要偷懒，作业勤快，美好的结果将等着你"的句子，由于头一个字合起来是"天不作美"这样一个好记的句子，因而易于记住。⑧编故事法：按自己的喜爱和习惯也可将记住的信息编成一个自己熟悉的故事。

外部策略：主要是利用身体以外的提示或辅助物来帮助记忆的方法。对于提示，要求能在最需要的时候提供，其内容要和需记住的信息密切相关。对于辅助物，要求便于携带，而且容量要大，容易使用而无须再借用其他工具。

常用的辅助物如下。①日记本：应用的条件是患者能阅读，最好能写，如不能写，由他人代写也可；患者能提取信息中的关键词。②应用时要注意：一人一本；随身携带；

放置的地点要恒定；开始使用时记录要勤，以 15min 为一段记下要记的事，记忆能力改善后再逐步延长。如患者视力不佳，注意力差或口语能力不良等情况下使用日记本的效果较差。③时间表：将有规律的每日活动写在大而醒目的时间表上，张贴在患者经常停留的场所，初用时，经常提醒患者观看时间表，让他知道什么时候应当做什么。这样即使有严重的记忆障碍，患者也能掌握生活的规律。④地图：适用于伴有空间、时间定向障碍的患者。用大的地图、大的罗马字和鲜明的路线，标明常去的地点和顺序，以便应用。⑤闹钟、手表和各种电子辅助物：有一种可以定时报时的手表就很适用，如日记本上为每 15min 记一次事，则将手表调到每 15min 报时一次，则可及时地提醒患者看日记本。⑥应用连接法训练记忆：将作业分解为许多步骤，每次只要求患者记住一个步骤，记住后再加入下一步。⑦修改外部环境以利于记忆：如房门上贴粗大的字或鲜明的标签，物品放置的位置恒定，简化环境，突出要记住的事物等，均有助于记忆。⑧提供言语或视觉提示：让患者记住一件事物时，口头提问有关的问题并同时让他观看相关的图片等。

进行记忆训练时，需要注意以下事项。每次训练的时间要短，开始要求患者记忆的内容要少，而信息呈现的时间要长。以后逐步增加信息量，反复刺激以提高记忆能力。训练要从简单到复杂，可将整个练习分解为若干小节，分节进行训练，最后再逐步联合训练。如每次记忆正确，应及时地给予鼓励，使其增强信心。

3）药物治疗：胆碱酯酶抑制剂如多奈哌齐、卡巴拉汀、石杉碱甲等有助于促进记忆。颅脑损伤后记忆障碍患者可选择应用。药物与记忆训练两者相结合，可能效果更好。

（4）思维障碍的康复训练：颅脑损伤可引起推理、分析、综合、比较、抽象、概括等多种认知过程的障碍，常表现为解决问题的能力下降。对于这些患者，训练其解决问题的能力就是改善其思维障碍的有效方法。简易有效的方法如下。

1）提取信息的训练：取一张当地当日的报纸，让患者找出尽可能多的，不同种类的信息（表 5-1）。

表 5-1 报纸中的各类信息

信息内容	提取正确时的得分（分）
Ⅰ 报纸名称	10
Ⅱ 日期	10
Ⅲ 头版头条新闻	10
Ⅳ 天气预报	10
Ⅴ 患者感兴趣的栏目	10
Ⅵ 电视节目	10
Ⅶ 体育节目	10
Ⅷ 招聘广告	10
Ⅸ 保健或化妆品广告	10
Ⅹ 家用电器广告	10

给患者报纸后，先让患者自己述说其内容，不完全时，再按表中的项目提问。提问时要稍加扩大，以核实患者是否真正了解。对真正了解的项目给相应的分数。再次训练时，如分数增加，即可看出进步。

2）排列顺序的训练：让患者进行数列的排序（表5-2）。

表5-2　数列的排序

序列	范围	排列正确时的得分（分）
Ⅰ数目	1～20	20
Ⅱ字母	A～Z	20
Ⅲ星期	1～7	20
Ⅳ月份	1～12	20
Ⅴ年份	2000～2007	20

将上述内容制作成分列的卡片，每次一组，打乱后让患者重新排好，正确时给相应的分数。

3）物品分类的训练：将每类有5种共5大类物品（表5-3）的卡片，打乱后让患者重新分类，正确时给相应的得分。

表5-3　物品的分类

类别	内容	分类正确时的得分（分）
Ⅰ食物	西红柿、青椒、鸡蛋、土豆、香肠	20
Ⅱ家具	写字台、沙发、书柜、茶几、椅子	20
Ⅲ衣物	衬衫、长裤、西装、背心、鞋子	20
Ⅳ家用电器	电视机、电脑、电扇、电冰箱、电话机	20
Ⅴ梳洗用品	牙刷、洗发水、肥皂、梳子、毛巾	20

在每组内，如排列不完全对，可按每对一小项给4分计算。

4）从一般到特殊的推理训练：方法是向患者提供一类事物的名称（表5-4），让患者通过向治疗师提问的方式，推导出究竟为何物。如告诉患者为食物，患者可以问是否是蔬菜？如回答是，患者可以再问是叶类？茎类？还是根类？如回答是根类，患者可以再问是长的还是圆的？如回答为长的，患者可以再问，是红的还是白的？如回答是红的，患者即可推导出是胡萝卜。起初允许患者通过无数次的提问猜出结果，以后限制他必须至多20次提问猜出结果，成功后再逐步限定为至多10次乃至5次。

5）对问题及突发情况的处理训练：可让患者设想遇到的一些问题（表5-5），训练患者处理问题的能力。进一步增加难度，可假设一些突发情况（表5-5），训练其应变处理能力。这里需要指出的是，突发情况下的应变方法可以有多种，只要患者言之有理，均可认为是正确的。

表 5-4　从一般到特殊的推理

类别	目标事物	推理正确时的得分（分）
Ⅰ食物	香蕉	20
Ⅱ工具	钳子	20
Ⅲ植物	柳树	20
Ⅳ动物	孔雀	20
Ⅴ职业	医生	20

表 5-5　对问题及突发情况的处理

问题	回答正确时的得分（分）
Ⅰ刷牙	20
Ⅱ煎鸡蛋	20
Ⅲ丢了钱包怎么办	20
Ⅳ出门回来忘了带钥匙怎么办	20
Ⅴ到新地方迷了路怎么办	20

6）计算和预算的训练：让患者进行简单的计算，并做出一个家庭预算。

在计算方面，可以先是笔算，每题限半分钟，以后可改为心算，最后即便心算也将规定的时间缩短。在家庭预算方面，视其合理性如何？所需时间是多少？为增加难度，可假设某月因故有较大的预算外开支，将余下的钱让患者重新分配，视其处理问题的能力如何。

以上各种训练，均应得分达到80分或以上，方可增加难度或更换训练项目。另外，并非一日之内将所有训练做完，每日可选择其中的 2～3 项进行练习，视患者的耐受和反应而定。

7）计算机辅助训练：由于计算机提供的刺激高度可控，给予的反馈即时、客观、准确；患者自己可以完成训练，也可以自己控制治疗的进程，可以节省治疗师的劳动；计算机操作的趣味性较大，患者常乐于使用。

在编制或选用计算机软件时，应该注意到以下要求：①作业应有稳定的，可被控制的难度；②训练过程能培养患者的能力；③指导语简明易懂；④有一致的反应形式；⑤内容与年龄相符；⑥有患者乐于接受的反馈方法；⑦有保存记录的方法。

3. 感知障碍的康复治疗

感知是指大脑将感觉信息综合为概念的认知能力。感知障碍主要表现为各种失认症和失用症。康复训练的方法是采用反复多次的训练，通过给予患者特定的感觉刺激，使大脑对感觉输入产生较深影响，从而提高感知能力。

（1）失认症的康复训练：常见失认症的训练方法如下。

1）单侧忽略训练法：①不断提醒患者集中注意其忽略的一侧；②站在忽略侧与患

者谈话和训练；③对忽略侧给予触摸、拍打、挤压、擦刷、冰刺激等感觉刺激；④将患者所需物品放置在忽略侧，要求其用健手越过中线去拿取；⑤鼓励患侧上下肢主动参与翻身，必要时可用健手帮助患手向健侧翻身；⑥在忽略侧放置色彩鲜艳的物品或灯光提醒其对患侧的注意；⑦阅读文章时，在忽略侧一端放上色彩鲜艳的标尺，或让患者用手摸着书的边缘，从边缘处开始阅读，避免漏读。

2）视觉空间失认训练法：①颜色失认，用各种颜色的图片和拼版，先让患者进行辨认、学习，然后进行颜色匹配和拼出不同颜色的图案，反复训练；②面容失认，先用亲人的照片，让患者反复观看，然后把亲人的照片混放在几张无关的照片中，让患者辨认出亲人的照片；③路线失认，让患者自己画钟面、房屋，或在市区路线图上画出回家路线等，如画一张地图，让患者用手指从某处出发到某处停止，让患者将手放在停止处，要求其能原路找回出发点，如此反复训练，连续两次无误可再增加难度；④图案失认，让患者按要求用火柴、积木、拼板等构成不同图案，如用彩色积木拼图，治疗师演示拼积木图案，然后要求患者按其排列顺序拼积木，如正确后再加大难度进行；⑤垂直线感异常，监控患者头的位置，偏斜时用声音给患者听觉暗示，进行镜子前训练，在镜子中间放垂直线，让患者认知垂直线，反复多次地进行。

3）Gerstmann 综合征训练法：①左、右失认，反复辨认身体的左方或右方，接着辨认左方或右方的物体，左右辨认训练可贯穿于运动训练，作业训练及日常生活活动中；②手指失认，给患者手指以触觉刺激，让其呼出该手指的名称，反复在不同的手指上进行；③失读，让患者按自动语序，辨认和读出数字，让患者阅读短句、短文，给予提示，让他理解其意义；④失写，辅助患者书写并告知写出材料的意义，着重训练健手书写。

4）触觉失认（失实体觉）训练法：触觉失认又称体觉障碍，包括实体觉和体像觉。实体觉训练方法同身体失认训练。而体像觉则是对身体各部分的定位及命名能力有障碍。训练时可用人的轮廓图或小型人体模型让患者学习人体的各个部分及名称，再用人体拼板让患者自己拼配；同时，刺激患者身体某一部分，让其说出这一部分的名称，或说出患者身体某一部分的名称，让其刺激自己身体的这一部分。也可以看图说明，让患者按要求指出身体的各部分和说出身体各部位名称。

（2）失用症的康复训练：失用症的治疗一定要根据患者的损伤和相应功能障碍有针对性地进行。在训练时先选用分解动作，熟练后再逐步把分解动作组合起来，即通过活动分析法进行训练。对难度较大的运动分解动作要反复强化练习。先做粗大运动，再逐步练习精细运动。治疗师使用柔和、缓慢、简单的口令指导患者，也可用触觉、视觉和本体觉暗示患者。应尽可能在真实的生活环境中训练。失用症的训练方法如下。

1）结构性失用：如训练患者对家庭常用物品的排列、堆放等，可让治疗师先示范一下，再让患者模仿练习，开始练习时一步一步给予较多的暗示、提醒，有进步后再逐步减少暗示和提醒，并逐渐增加难度。

2）运动失用：如训练患者完成刷牙动作，可把刷牙动作分解一并示范，然后提示患者一步一步完成或手把手地教患者。也可以将牙刷放在患者手中，通过触觉提示完成一系列刷牙动作。反复训练，改善后可减少暗示、提醒等，并加入复杂的动作。

3）穿衣失用：训练者可用暗示、提醒指导患者穿衣，甚至可一步一步地用言语指示并手把手地教患者穿衣。最好在上衣、裤子和衣服的左右标上明显的记号以引起患者的注意。

4）意念性失用：当患者不能按指令要求完成系列动作，如泡茶后喝茶，洗菜后切菜，摆放餐具后吃饭等动作时，可通过视觉暗示帮助患者。如令其倒一杯茶，患者经常会出现顺序上的错误，如不知道先要打开茶杯盖子，再打开热水瓶塞然后倒水这一顺序，那么就必须把一个个动作分解开来，演示给患者看，然后分步进行训练，上一个动作要结束时，提醒下一个动作，启发患者有意识的活动，或用手帮助患者进行下一个动作，直到有改善或基本正常为止。

5）意念运动性失用：患者不能按训练者的命令进行有意识的运动，但过去曾学习过的无意识运动常能自发地发生。治疗时要设法触动其无意识的自发运动。如要让患者刷牙，患者不能完成；让他假装刷牙也不行；令其模仿刷牙也不一定能完成。当其不能完成这项动作时，可以将牙刷放在患者手中，通过触觉提示完成一系列刷牙动作。再如患者划火柴后不能吹灭它，假装或模仿也不能完成，但训练者把火柴和火柴盒放到患者手中或许能完成；把点燃的火柴放到患者面前他常能自动吹灭。因此要常启发患者的无意识活动以达到恢复功能的目的。

4. 作业治疗

颅脑损伤者由于精神、情绪异常，行为失控，肢体运动功能障碍等原因，而不能自我料理日常生活，应根据患者的功能状况选择适应其个人的作业活动，提高患者日常生活活动能力和适应社会生活能力。作业活动一般包括下面几项。

（1）日常生活活动能力训练：日常生活能力的水平是反映康复效果和患者能否回归社会的重要指标，基本的日常生活活动（如主动移动、进食、个人卫生、更衣、洗澡、步行和用厕等）和应用性日常生活活动（如做家务、使用交通工具、认知与交流等）都应包括在内。

（2）治疗性作业训练：通过相应的功能活动增大患者的肌力、耐力、平衡与协调能力和关节活动范围。

（3）辅助用具使用训练：为了充分利用和发挥已有的功能可配置辅助用具，有助于提高患者的功能活动能力。训练中可尽量逐渐减少他人的帮助，充分调动患者的主观能动性，以达到生活自理。

5. 言语治疗

言语是人类特有的复杂的高级神经活动。颅脑损伤患者言语障碍的特点是损伤程度重，失语和构音障碍常同时存在，治疗难度大，50% 左右为命名性失语，早期多表现为言语错乱。患者病情稳定后即可开始言语训练，以方便医患之间的交流，增强整体康复的效果。

6. 吞咽功能训练

颅脑损伤后一部分患者会因球麻痹等因素导致吞咽功能障碍，影响患者的进食、发音等，治疗方法包括食物的调整、胃肠营养、Mendelsohn 方法、冷刺激咽部、舌肌训练、咽收缩练习及吞咽障碍治疗仪等。

7. 康复工程

对部分功能障碍的患者需要矫形器及各种自助具的代偿、替代和补偿。包括：多功能固定带；腕关节背伸位固定板；进食类自助具：弹性筷子、叉、勺、防滑垫、盘挡等；更衣类自助具：系扣器、拉锁环、穿衣棒、穿袜自助具；梳洗修饰类自助具：刷子、梳子、固定式的指甲刀；沐浴类自助具；写字用自助具；炊事自助具；手杖：有单足手杖、三足手杖、四足手杖；踝足矫形器。

8. 物理因子疗法

（1）温热疗法：可用蜡疗、温水浴、红外线等，改善血液循环，减轻疼痛。

（2）冷疗：长时间冷敷、快速冰水浸泡，可抑制肌梭的活动，降低神经传导速度，缓解肌痉挛，但作用短暂。

（3）功能性电刺激：可刺激痉挛肌的拮抗肌收缩来抑制痉挛肌。

（4）低频脉冲电疗法：可增强肌张力及兴奋支配肌肉的运动或感觉麻痹的神经，以增强肢体运动功能。

（5）超声波治疗：利用频率 2 000Hz 以上超声波的机械振动波和在介质中的传播达到机械、温热及化学治疗作用，达到缓解肌肉痉挛、止痛、镇静和促进伤口愈合的作用。

（6）高频电疗：对肺部感染及尿路感染有显著效果。

（7）磁疗：对于肩关节半脱位产生肩关节疼痛及髋、膝、踝等关节疼痛的患者可以进行磁疗缓解疼痛。

（8）光疗：红外线及紫外线照射具有杀菌作用，也可促进压疮患者肉芽组织的生长。

（三）后遗症期的康复治疗

后遗症期一般是指发病 2 年以上，部分患者经过临床处理和前期康复治疗后，各种功能已有不同程度的改善，但仍遗留偏瘫、痉挛、关节畸形、认知障碍、言语障碍等部分功能障碍，常停留在某一水平或进行性加重，进入后遗症期。

康复目标：进一步改善和提高患者的运动、言语、认知功能，使其学会应对功能不全状况，学会用新的方法代偿功能不全，增强患者在各种环境中的独立和适应能力，对患者进行身体上、精神上和职业上的康复训练，为能顺利重返工作、社会和家庭打好基础。

1. 继续强化康复训练

继续加强日常生活能力、认知、言语等障碍的功能训练，以维持或促进功能的进步，防止功能的进一步退化。

2. 矫形支具与轮椅训练

通过矫形支具及辅助器具的使用，加强健侧肢体的功能训练，以增强其代偿功能。

3. 强化复职前训练

颅脑损伤的患者大部分是青壮年，其中不少在功能康复后尚需重返工作岗位，部分可能要转变工作性质。因此，当患者的运动功能、认知功能等基本恢复后，应同时进行就业前的专项技术技能的训练，包括驾车、计算机操作、汽车修理、机械装配和货物搬运等。可在模拟情况下练习操作，也可把复杂过程分解成几个较为简单的动作，反复操练后，再综合练习。为满足某些工种的特殊需要，也可为患侧的上下肢装配一定的支具，以利于重返工作岗位。

4. 心理支持

此期由于患者残留的各种功能障碍恢复较慢，会导致焦虑、抑郁等不良情绪，因此患者家属要从患者思维、情绪变化中，发现其积极和消极因素，采用说服、解释、启发、鼓励、对比等方法，调动患者积极性，提高其恢复的信心，结合 PT、OT、ST 等治疗成果，常能唤起患者的康复希望，多数心理障碍患者随病情改善而缓解。

5. 康复宣教

中、重度颅脑损伤患者的康复是长期的，少数患者甚至终生都需要康复，对此，患者本人与家属应有充分，清醒的认识。预后与康复治疗的介入、家庭的支持、患者的体质及对康复治疗的配合等众多因素有关。系统的、规范的康复治疗以及良好的家庭与社会支持对颅脑损伤后的预后有较大的影响，因此必须有患者家人的参与，通过对患者及家属的教育和指导，使其掌握一些日常的、不复杂的训练技巧进行日常的康复训练，是长期康复最现实、最可靠的方法。

五、并发症

颅脑损伤患者的并发症主要包括继发性癫痫、精神障碍、中枢性高热等。任何并发症的发生都会影响康复效果，延缓康复进程，甚至危及患者的生命，因此应进行预防，并发症发生后采取综合的康复治疗措施，减轻并发症的影响。

（一）继发性癫痫

1. 概述

继发性癫痫是颅脑损伤最常见的严重并发症之一，其发生率与颅脑损伤的部位、类型、受伤时间及严重程度密切相关，可出现于伤后的任何时期（高峰时间为伤后 1 个月、半年和 1 年），长期存在并反复发作。

颅脑损伤引起的脑组织原发性或继发性损害，均可造成神经元本身或其周围的胶质细胞以及血管的改变，因此促使各个脑细胞过度放电和异常的超同化，导致癫痫灶形成。

继发性癫痫的临床表现形式有多种，根据发作情况主要可分为大发作、小发作、精神运动性发作（复杂部分性发作）和局限性发作。

2. 康复评定

采用电生理检查如脑电图、癫痫患者生活质量量表、华盛顿癫痫社会心理调查表、利物浦评价组合量表、癫痫患者外科调查表、美国癫痫基金会关注指数等进行康复评定。

3. 康复治疗

（1）物理因子疗法：直流电疗法，具有较好的镇静效果；离子导入法，可用 Br^- 或 Ca^{2+} 导入或中药导入，增强兴奋与抑制过程，消除疲劳和减少发病频率，提高生活质量。

（2）心理治疗：主要通过改善颅脑损伤患者的抑郁、焦虑等心理障碍，提高其对生活质量的满足感，从而可以减少癫痫的发作频率。

（3）生物反馈疗法：癫痫患者常用脑电生物反馈治疗，它通过脑电图仪将患者的电活动记录下来，让患者学会识别癫痫发作前的信号，通过产生抗癫痫脑电图来抑制癫痫的急性发作。

（4）行为治疗：癫痫患者的行为治疗包括一般支持治疗、识别先兆和触发因素，正确处理日常压力，学习自我观察，进行放松训练及提高社会能力等方面。

（5）中医康复方法。

1）针灸疗法：主要以豁痰开窍、息风止痫为治疗原则，可选用水沟、长强、筋缩、鸠尾、丰隆、阳陵泉等为主穴，针刺得气后留针 20min，每日 1 次，10 次为 1 疗程。

2）耳针：取胃、皮质下、神门、心、枕、脑点。每次选 2～3 穴，毫针强刺激，留针 20min，间歇行针。每日 1 次，10 次为 1 疗程。

3）中药治疗：根据癫痫的标本虚实辨证施治。频繁发作，以治标为主，着重清泻肝火、豁痰息风、开窍定痫；平时则补虚以治其本，使用益气养血、健脾化痰、滋补肝肾、宁心安神的中药，从而调理脏腑功能，固本培元。

继发性癫痫的康复预防：避免癫痫发作的诱因。饮食应营养丰富、均衡、易于消化，多食清淡、含维生素高的蔬菜和水果，切忌暴饮暴食；建立良好的生活习惯，适当从事一些轻体力劳动，避免过度劳累及从事精神高度紧张的工作；保持心情愉悦，避免大喜大悲，居住环境应安静、舒适，尽量避免不必要的干扰等。

（二）精神障碍

1. 概述

颅脑损伤患者出现的精神障碍是由于颅脑受到外力的直接或间接作用，引起器质性或功能性障碍，从而出现精神异常，可见于颅脑损伤的任何时期。其产生的概率决定于脑组织受损的严重程度，并与个体素质、社会心理因素等密切相关。

颅脑损伤引起的精神障碍，与脑损伤的程度、部位、急性期的病理生理变化等多种因素有关。损伤程度越严重，部位越广泛，越容易引起精神障碍。另外，其发生发展还与社会心理因素有关，部分精神障碍属于功能性，颅脑损伤可能只是诱发因素。

颅脑损伤引起的精神障碍临床上有多种表现形式，常见的有两类患者，一类以持续性心理功能缺损为主，另一类以情绪障碍与无力状态为主。

2. 康复评定

采用住院精神病患者康复疗效评定量表、精神病简明评定量表、日常生活活动能力量表等进行康复评定。

3. 康复治疗

（1）作业治疗。

1）阅读：通过治疗师、阅读媒体与患者三者之间的互动过程来改善患者的情绪，提高认知水平，改善精神障碍。

2）手工制作：教患者折纸、陶艺加工、编织、串珠等，培养患者动手动脑能力，还可以借机鼓励患者对生活树立信心。

3）书画练习与欣赏：书画作品欣赏给人以美的享受，创作或欣赏书画作品可以不断丰富患者的生活内容，提高患者的自信。

4）音乐治疗：音乐可以给患者带来愉悦和满足感，将音乐治疗和心理治疗有机结合起来可以让患者在艺术表演和欣赏中认识自己的不良行为，从而逐步强化正常行为。音乐治疗还可以帮助患者减轻焦虑、抑郁，使其有被鼓励的感觉，提高注意力、表达力、想象力及思考力，稳定患者情绪。

（2）心理疗法：需要进行一对一的治疗，态度和蔼，言语谨慎，与患者建立良好的医患关系。对敏感多疑的患者，态度应自然大方，不要在其面前与他人窃窃私语，避免引起患者的猜测和不安。对兴奋躁动的患者，可启发诱导其合作，尽量减少刺激，避免激惹患者。对抑郁及焦虑不安的患者，应多与他们交谈，专心倾听他们的诉说，对于他们提出的问题，用通俗的语言给予解释、指导。

（三）中枢性高热

1. 概述

中枢性高热是颅脑损伤后严重的并发症之一，是由于颅脑损伤后导致脑干或下丘脑损伤，引起体温调节中枢的功能紊乱，发生体温异常，表现为高热，体温可高达41℃以上，头颈、躯干体温上升明显。发病早期若出现高热且持续时间长，处理不当可危及患者生命。

2. 康复治疗

（1）冷疗：头部给予冰枕、冰帽，使患者脑部处于低温环境，降低脑细胞的代谢和耗氧量。

（2）置冰袋于双侧腋下及腹股沟等皮肤表浅大血管处持续降温。

（3）用 36～40℃的温水或 30%～50% 的酒精进行擦浴。

（4）冰毯机降温：设置冰毯温度 20℃，逐步降低体温，每 3h 降低温度 1℃，降温不宜过快，以免引起寒战。

第六章

常见运动系统疾病的诊疗与康复

第一节　上肢创伤

一、锁骨骨折

（一）概述

锁骨骨折是一种常见的骨折，占全身骨折的 4% ～ 5%。锁骨干较细，有弯曲，呈 "S" 形。内侧半弯凸向前，外侧半弯凸向后。内端与胸骨相连构成关节，外侧与肩峰相连构成肩锁关节，横架于胸骨和肩峰之间，是肩胛带与躯干唯一联系支架。锁骨位置表浅，易发生骨折。间接暴力造成骨折多见。跌倒时手或肘着地，外力自前臂或肘部沿上肢向近心端冲击；肩部着地更多见，撞击锁骨外端造成骨折。多发生儿童及青壮年。间接暴力造成骨折多为斜行或横行，其部位多见于中段；直接暴力造成骨折因着力点不同而异，多为粉碎或横行。幼儿多为青枝骨折。

（二）诊断

根据病史、临床表现、辅助检查，对绝大多数锁骨骨折可做出诊断。诊断要点如下。

1. 特殊姿势

头偏向患侧，下颌转向健侧。健侧的手托着患侧肘部。

2. 肿胀

皮下瘀斑，畸形明显。

3. 触诊

可触到骨折端，压痛。

4. 外伤史

幼儿多为青枝骨折，要仔细询问病史。

5. X 线检查

X 线检查虽较常用，但其误诊率较高，因此在检查时，不能满足于 X 线正位片未见骨折而诊断为软组织损伤，需仔细检查是否有锁骨内端或局部骨折征象，以便给予正确的诊断。X 线摄片可确诊横断骨折、粉碎骨折、青枝骨折等。

6. CT 检查

CT 检查是目前确定该骨折的最好辅助检查手段，能清楚地显示骨折的部位和程度，尤其对关节面的骨折的诊断优于 X 线检查。

（三）治疗

（1）幼儿青枝骨折用三角巾悬吊即可。有移位骨折用"8"字绷带固定 1～2 周。少年或成年人有移位骨折，手法复位"8"字石膏固定。

（2）锁骨骨折复位并不难，但不易保持位置，愈合后上肢功能无影响，所以临床不强求解剖复位。

（3）锁骨骨折合并神经、血管压迫症状，畸形愈合影响功能，不愈合或少数要求解剖复位者，可切开复位内固定。

（四）康复治疗

1. 第一阶段

术后 1～3d 内，患者骨折处疼痛水肿明显，可以制动，减少肩关节的活动，但可以做肘充分伸展手指等运动，每次 15～30min，每日 4～6 次，有利于血液循环，减轻局部水肿。

2. 第二阶段

术后 4d 至 4 周，骨折处疼痛减轻，水肿逐渐消退。这时可帮助患者进行肩关节的旋内、旋外、后伸运动，运动幅度 15°～20°，每次 15～30min，每日 4～6 次，这样不仅防止了肩关节的功能障碍，又防止克氏针移位。

3. 第三阶段

术后 1 个月后，此时创伤反应已经消退，肿痛基本消失，可进行肩关节的外展、内收运动，运动幅度为 30°～40°，每次 20～30 下，每日 5～10 次。

二、肱骨外科颈骨折

（一）概述

肱骨外科颈骨折是肱骨近端骨折的多发病，可发生于任何年龄，但以中老年人为多，尤其有骨质疏松者，骨折发生率增高。暴力作用是外科颈骨折的主要原因。根据暴力大小、方向、肢体的位置及患者原来的骨质量等因素，可分为无移位骨折、外展型骨折、内收型骨折和粉碎骨折。

（二）诊断

根据病史、临床表现、辅助检查，对绝大多数肱骨外科颈骨折可做出诊断。诊断要点如下。

（1）伤后肩部疼痛、肿胀、瘀斑、上肢活动障碍。

（2）检查可发现局部明显压痛。

（3）X 线摄片可证实骨折的存在及移位情况。

（三）治疗

1. 无移位骨折

线形或嵌插无移位的骨折，用三角巾悬吊患肢3周，早期进行功能锻炼。

2. 外展型骨折

轻度畸形或嵌入及年老体弱者，不需复位，腋下安放棉垫，患肢贴胸固定3周后，进行肩关节摆动活动。畸形大或移位明显者，需手法复位、贴胸固定，4周后活动肩关节及肘关节。

3. 内收型骨折

治疗原则同外展型骨折，复位手法相反。贴胸固定时，上臂外侧骨折平面应放较多棉垫。如不能保持对位，可用肩人字石膏固定4周。

（四）康复治疗

1. 第一阶段

保持正确体位，使用外展支具，使肩关节维持在外展前屈的功能位，以保护肩关节功能。复位固定后要求患者抬高患肢，肩关节置于前屈抬高床头，患肢用枕头垫高，促进淋巴及静脉的回流，减轻肿胀；侧卧位时，使患侧肩与躯干平行；坐起时要给予协助，以免患侧上肢用力不当。

2. 第二阶段

观察病情变化，术后48h密切观察肢端血液循环和感觉情况，如患肢的色泽、温度、肿胀程度及指端有无麻木等。视引流量的多少，一般于术后24～48h拔管。

3. 第三阶段

术后1～2周，增加肌力锻炼，开始练习握拳伸指，以防止肌肉萎缩和促进血液循环。锻炼强度以患者不感到疼痛及疲劳为宜；逐渐可做腕关节、肘关节的各种活动。护理人员用一手扶住上臂，另一手辅助屈伸患侧腕关节、肘关节，以避免肘关节长时间处于屈曲位而发生僵硬畸形。肘关节以主动活动为主，但不能做强力的被动活动或推拿、按摩，以免造成骨化性肌炎。这一时期以静止性的肌肉收缩为主，其作用是在制动阶段能有效地保持肌力，改善肢体的血液循环，加速骨痂的形成。

4. 第四阶段

术后3～4周，开始练习肩部前屈后伸，一手按住肩部，另一手扶住肘关节，先轻度活动，逐步增加肩关节活动范围。

5. 第五阶段

术后5周后，如无不良反应，全面练习肩关节活动。如向前弯腰、上臂自然下垂顺时针或逆时针在水平面上划圆圈；反臂摸腰，即用患侧手指背侧触摸腰部（肩外展、内旋、后伸）；举臂摸头后部（肩外展外旋）；患侧手横过面部去触摸健侧耳朵（肩内收、外旋）。活动范围循序渐进，每次锻炼时各动作的次数一般以患者有轻度疲劳感为宜，因人而异，幅度由小到大，次数由少到多。

第二节　下肢创伤

一、股骨颈骨折

（一）概述

股骨颈为一管状结构，横断面略呈扁圆状，内下方皮质骨最坚厚，颈中心几乎中空。股骨颈连接股骨头与股骨干，形成两个角度：颈干角和前倾角。颈干角为 110° ～ 140°，前倾角为 12° ～ 15°。股骨颈骨折是老年人常见的骨折，由于老年人骨质疏松且脆弱，轻微外伤即可引起骨折。

（二）诊断

中老年人有摔倒受伤史，伤后感髋部疼痛，下肢活动受限，不能站立和行走，检查时发现外旋畸形一般在 45° ～ 60°，患肢短缩畸形。X 线摄片可明确骨折的部位、类型、移位情况。

（三）治疗

1. 非手术治疗

无明显移位的骨折，稳定性骨折，年龄过大，全身情况差，或合并有严重心、肺等功能障碍者。可卧床休息 6 ～ 8 周，辅以患肢牵引，穿防旋鞋。

2. 手术治疗

适应证包括不稳定性骨折，有移位的骨折，用手法复位、牵引复位难奏效者，陈旧性骨折不愈合等。手术方法：内固定和人工关节置换术。

（四）康复治疗

髋部骨折的致残率和致死率较高。伤后卧床时间较长，为预防并发症、促进骨折愈合和避免功能障碍，应早期开始功能锻炼。

1. 术前康复训练

（1）进行患肢牵引，同时尽量活动健康肢体。

（2）行患肢股四头肌的等长收缩锻炼，收缩时保持 10 ～ 15s，共做 15 次，同时配合双上肢及健侧下肢的屈伸活动，每日 3 次，双上肢可利用床上吊环进行引体向上运动。

（3）患肢置于外展 10° ～ 15° 中立位，使踝关节保持在 90° 背伸位，避免侧卧、盘腿、负重及主动抬腿。

（4）非手术治疗一般需要牵引 8 周以上，手术前也需牵引 1 ～ 2 周。

2. 术后康复措施

（1）若是牵引患者：利用床上吊环，屈曲健侧膝关节，用健足蹬床，保持患肢在牵引下抬高臀部运动，每次 5 遍，要求保持整个臀部平衡，不能歪斜，抬离床面 15° ～ 30°；利用床上吊环抬高上身及扩胸运动，每次 10 遍，胸背部抬离床面＞ 30°，每日训练 3 ～ 4 次。

（2）内固定术后：患肢穿防旋鞋，以防止患肢旋转，将枕头放在两腿之间，防止患肢内收。

（3）术后第 1 日：按摩挤压髌骨、髌周、膝关节后侧、小腿后侧，患侧踝关节主动屈伸或抗阻活动，每 2～3h 1 次，每次 10min。健侧下肢和双上肢各关节的主动活动及抗阻力运动。

（4）术后第 2 日：重复第 1 日内容。患肢足踝膝关节运动，可用 CPM 做髋、膝关节的被动功能锻炼，从 30° 开始逐渐增加到 90°，每日 2 次，每次 1～2h。腘绳肌、臀大肌等长收缩，每次重复 10～20 遍，每日 2～3 次，以保持肌肉张力。

（5）术后第 2～3 日：拔除引流管。可进行髋膝关节屈伸练习、髋关节伸展和旋转练习，以训练髋关节活动度，屈伸练习逐渐由被动向主动加辅助，到完全主动练习过渡。

（6）术后第 3～4 日：继续第 2 日的动作。加强关节活动度和股四头肌肌力训练，方法如下。

1）CPM 运动：仰卧位主动屈伸髋膝，0°～30° 膝关节等张伸直练习，保持 10s，放松 5s，切忌屈髋＞90°，每次重复 10～20 遍，每日 2～3 次，循序渐进，每日递增，每次 60min。

2）股四头肌训练：膝下垫枕直腿抬高 20°，每组 10～20 次，每日 3～4 组；患膝下垂摆动，每组 10 次，每日 3～4 组。

（7）术后第 6～7 日：髋关节旋转练习包括伸直位和屈曲位，屈髋位练习时双手拉住床上支架做上身轻度左右摇摆，注意臀部不能离床，当术侧髋关节屈曲位不稳定时，应避免上身向术侧倾斜。先用双拐，再用单拐，使用单拐时要握在健侧手中。上楼时先用健肢，下楼时先用患肢，避免屈曲＞90°。

（8）术后第 2 周：助行器步行训练，不负重行走，早期不宜久站，下肢使用弹力绷带包扎。内固定患者仰卧时，不要将双足重叠在一起，坐位时，不要双腿或双足交叉。

（9）手术 6 周后复查 X 线片，骨折愈合后可弃拐负重行走。

二、股骨转子间骨折

（一）概述

股骨转子间骨折指股骨颈基底至小转子水平以上部位发生的骨折。为老年人常见的骨折。转子间骨折可因间接暴力或直接暴力作用引起，在跌倒时，身体发生旋转，过度外展或内收位着地，或跌倒时侧方倒地，大转子直接撞击，均可发生转子间骨折。

Evans 的分类可将转子间骨折分为 5 型：Ⅰ 型，为单纯转子间骨折，骨折线由外上斜向下内，无移位；Ⅱ 型，在 Ⅰ 型的基础上，发生移位，合并小转子撕脱骨折，但股骨颈完整；Ⅲ 型，合并小转子骨折，骨折累及股骨颈，有移位，常伴有转子间后部骨折；Ⅳ 型，伴有大转子、小转子粉碎骨折，可出现股骨颈和大转子冠状面的爆裂骨折；Ⅴ 型，为反转子间骨折，骨折线由内上斜向下外，可伴有小转子骨折，股骨颈破坏。由于转子部血液循环丰富，骨折后极少不愈合，故其预后远较股骨颈骨折为佳。

（二）诊断

受伤后，转子区出现疼痛、肿胀、瘀斑，下肢不能活动，检查发现转子间压痛，下肢外旋畸形明显，可达 90°，有轴向叩痛，测量可发现下肢短缩。X 线摄片可明确骨折的类型和移位情况。

（三）治疗

牵引复位后绝对卧床休息，并通过石膏或支具进行有力的外固定，固定时间 8 周左右。手术切开复位内固定治疗，效果更佳，并可以减少并发症发生。

（四）康复治疗

1. 术前康复训练

术前患肢行皮牵引或骨牵引，注意维持有效牵引和患肢的功能位，患肢置于外展 10°～15° 中立位，行患肢肌收缩训练，下肢垫软枕，观察牵引装置是否在同一轴线上。

2. 术后康复措施

（1）术后第 1 日：嘱患者做患肢的股四头肌等长收缩，足趾伸曲以及踝关节的背伸及跖屈旋转运动，以促进静脉回流和防止深静脉血栓形成。

（2）术后第 2～3 日：引流管拔除后，即可在床上半坐位练习股四头肌收缩运动，及屈曲髋关节、膝关节活动，幅度由小逐渐增大；对于不配合运动的患者，协助从患者的足根部开始做小腿、大腿肌肉压力递减的挤压运动，每日 3 次，每次 15min。

（3）术后第 4 日：开始使用 CPM 行髋关节、膝关节、踝关节被动活动，起始角度以患者所承受的最小角度为宜，逐日增加角度，每日 2 次，每次 30～60min。

（4）术后 1 周：除继续功能锻炼外，可增加坐位、站立位功能锻炼。

（5）术后 2 周：可扶拐下地不负重行走（老年伴骨质疏松的患者应推迟下床活动时间）。

（6）术后 3～4 周：可嘱患者扶拐做部分负重练习，但负重控制在感到疼痛范围之内。

（7）术后 3 个月、6 个月和 12 个月：做 X 线摄片检查，根据骨痂生长情况，决定下地负重时间。开始时部分负重，做提踵练习、半蹲起立练习，以增加负重肌的肌力，做髋部肌肉的抗阻屈伸训练。X 线摄片显示有大量骨痂生长后方可逐渐负重。注意髋关节功能康复参照早期康复训练内容及在其他人辅助下进行被动髋关节、膝关节屈伸活动，每日 1h；也可以采用 CPM 训练，每次 30min，每日 2 次。

第三节　颈椎病

一、概述

（一）定义

颈椎病，又称颈椎综合征、颈肩综合征、颈肩手综合征，主要是由于颈椎的骨关节、椎间盘及其周围软组织的损伤、退变导致颈神经根、椎动静脉、颈交感神经以及颈段脊髓受到压迫或刺激后所引起的一系列复杂的症状。

医学界对颈椎病的认识近几十年才逐步加深，过去认为该病是老年性骨质增生、椎间盘变性而发病，是少见病，在诊断上主要依靠 X 线颈椎片上有骨质增生和椎间盘变性等为依据，许多患者（特别是年轻患者）临床症状十分明显而 X 线片无上述改变而被排除本病，将颈椎病误诊为颈神经根综合征、颈椎骨关节炎、颈椎关节强硬症、颈椎退行性关节病等是十分普遍的，但随着 X 线技术的发展，特别是 CT 和 MRI 的应用，使认识产生了飞跃。

（二）病因及病理

颈椎介于活动频繁而且重量较大的头颅与缺少活动而比较稳定的胸椎之间，其活动度大，且负重较多，而解剖结构却相对薄弱，故颈椎尤其是下颈椎较其他部位的颈椎易发生劳损。颈椎因长期劳损而发生进行性的椎间盘退变，其结果是在某种外力（如损伤）的影响下而出现纤维环破裂与髓核突出；或因髓核逐渐失去弹性而萎缩、纤维环外膨及椎间隙变窄等。椎间隙的狭窄使椎间各韧带逐渐松弛，椎骨间连接失去稳定，以致椎体和椎间关节不断发生创伤。久之会发生反应性的椎体边缘、后关节、钩椎关节骨质增生，黄韧带肥厚或钙化，使椎间孔和椎管狭窄及椎体关节脱位等。上述的各种病理性改变呈进行性加重，当发展到一定程度时，即可因单一或综合作用而导致脊髓、神经根或椎动脉等邻近组织受压或被牵拉，从而产生相应的临床症状。

由于颈椎解剖结构的特殊性，病理改变也有特点。单纯椎间盘突出者较少见，仅占5%左右；最常见的改变是骨质增生，尤其是钩椎关节骨刺形成，后者往往是造成颈神经根与椎动脉受压的主要原因。有时椎体后缘赘形成并突入椎管可压迫脊髓。此外，某种程度的发育性的椎管狭窄（前后径＜14mm），对颈椎病的发生也有较大的影响。近几年的发现，此种异常并不少见。在此基础上，一旦发生颈椎退行性变，即使程度较轻，也可引起较严重的临床症状。

二、诊断

临床症状是诊断的第一依据，颈椎病的临床表现较为复杂，根据受压部位、组织的不同及所表现的不同临床症状，可将颈椎病分为以下 6 种类型。

（一）颈型颈椎病

最为常见，发生于颈椎退行性变初期。

1. 症状

临床表现为枕、颈、肩部疼痛、酸胀不适等异常感觉。由于颈椎退变，椎间盘纤维环、韧带、关节囊及骨膜等组织的神经末梢受刺激而产生颈痛及反射性颈肌痉挛。疼痛多因睡眠时头颈位置不当、受凉或颈部突然扭转而诱发，所以常在清晨起床后出现，一般为深而弥散持续酸痛和钻痛，可累及颈部、肩部及胸背部，甚至向后头部及上肢扩散。但和根性痛不同，并不沿周围神经干的走向传导。疼痛常随颈部活动而加剧，并伴有颈部僵硬感。

2. 体征

头部向患侧倾斜，颈生理曲度变直，颈肌紧张及活动受限。在肌腱附着点、筋膜、韧带及颈椎棘突旁常有明显压痛点，一般无神经功能障碍的体征。

3. 影像学检查

X 线检查显示颈椎曲度改变或椎间关节不稳，MRI 检查显示颈椎间盘变性。

（二）神经根型颈椎病

较多见，常见于 30 ～ 50 岁，是由突出的椎间盘、增生的小关节及钩椎关节压迫或刺激神经根引起，可累及一根或多根神经根，单侧多见，也可为双侧。

1. 症状

颈肩部刺痛或刀割样痛，可沿神经根支配区域放射到上臂、前臂和手指，仰头、咳嗽、喷嚏往往可诱发或加重疼痛；颈部活动受限，有时可伴有头皮痛、耳鸣、头晕；较重者手指麻木，活动不灵，精细动作难以完成。

2. 体征

颈部强直、活动受限、生理前凸减少，重者头部处于强迫位置，如向前向健侧倾曲等；颈椎棘突横突及锁骨上窝等多有明显压痛点，其中最有诊断意义的是相应颈椎横突尖前侧有放射性压痛；椎间孔挤压试验和臂丛神经牵拉试验常为阳性；部分患者可有患侧上肢感觉运动障碍及放射改变；病程长者，受累神经根所支配的肌肉可发生萎缩。

3. 影像学检查

X 线检查颈椎生理弯曲减小、变直或反向，受累节段钩椎关节、椎后关节增生，骨赘形成；部分患者项韧带钙化、椎间隙变窄。MRI 检查显示受累椎间盘变性、髓核突出偏向一侧，神经根受压迫。CT 检查显示钩椎关节、后关节突部增生，椎间孔前后径狭窄。

（三）椎动脉型颈椎病

椎动脉型颈椎病是由于颈椎退变，钩椎关节有向侧方增生，或后伸型椎体半脱位，致使上关节突向前滑脱，直接压迫椎动脉使其管腔狭窄或闭塞，或刺激椎动脉周围的交感神经丛，使椎 – 基底动脉系统的血管痉挛，或椎动脉畸形，粥样硬化，前斜角肌痉挛压迫锁骨下动脉而产生的椎 – 基底动脉供血不足的临床症状。

1. 症状

偏头痛：是由于椎 – 基底动脉供血不足致使侧支循环血管扩张而引起的一种血管型头痛。常为发作性，持续数分钟、数小时或更长；偶尔可为持续性痛阵发性加剧，而且往往在早晨起床后，转动头颈或乘车颠簸时出现或加剧。疼痛主要位于一侧的颈枕部或颈顶部，性质多为跳痛（搏动性痛）或灼痛，并常伴有患区酸胀等异常感觉。发作时，疼痛常由颈后部开始，迅速扩至耳后及枕顶区，有时可向眼眶区和鼻根部反射。有些发作可合并有眼前一阵发黑或闪光等视觉症状，并在疼痛剧烈时出现恶心、呕吐、出汗、流涎，以及心悸、憋气、血压改变等自主神经功能紊乱症状。个别头痛发作时可伴有面部、硬腭、舌或咽部疼痛、麻木、刺痒或异物感觉。因其症状颇似偏头痛，故称为颈性偏头痛。

眩晕：为椎动脉型颈椎病的最常见症状，由耳及脑部缺血所致，患者有自觉周围景物沿一定方向旋转的幻觉，或有身体摇晃，立行不稳或地面转移、倾斜、下陷等感觉。眩晕常呈发作性，往往在变换体位、头部突然过度旋转或伸屈时被诱发或加剧，重者可出现一过性意识障碍和摔倒，但多在摔倒后因颈部位置改变而立即清醒，并能自己爬起来继续活动。眩晕发作时间长短不一，短者几秒钟，长者几小时或更久。

视觉症状：主要由于大脑后动脉缺血所致。其表现为发作性视力减弱，眼前闪光、暗点，视野缺损，并偶有复视、幻视等。视觉症状可因颈部过伸而加重。

听觉症状：在眩晕发作时，可伴有耳鸣和听力减退。某些长期反复发作者，可出现渐进性耳聋。

咽部症状：少见。其主要表现为发作性咽部疼痛，伴有蚁行、刺痒及异物感，甚或出现干咳、声音嘶哑、呛咳及咽反射减弱等。

2. 体征

椎动脉点压痛：乳突尖和枢椎棘突连线外 1/3 交界处的下方及胸锁乳突肌后缘的后方压痛及异物感，类似颈型颈椎病的体征。影像学检查符合颈椎病的特征性改变。椎动脉造影显示椎动脉狭窄、闭塞或畸形。脑血流图或三维穿颅多普勒（TCD）显示血流速度和波形改变。

3. 鉴别诊断

（1）枕神经痛：可呈发作性颈枕部疼痛，但疼痛性质多为刺痛或刀割样痛，一般无搏动性痛，且常由颈枕部呈闪电样向头顶乃至前额部放射，极少伴有恶心和呕吐，枕大神经、枕小神经出口处常有明显压痛，其分布区内有感觉过敏或减退。

（2）梅尼埃病：是一种以眩晕、耳鸣、耳聋为突出症状的发作性疾病。发作期，呈剧烈的旋转性眩晕、耳鸣及听力减退，与椎动脉型颈椎病的耳蜗前庭症状类似，但多有眼球震颤，Hennebert 征阳性，前庭功能试验及电测听检查异常，无其他椎 – 基底动脉供血不足的表现，神经系统检查无异常发现，可资鉴别。

（四）交感神经型颈椎病

由增生性突出物在椎间孔或横突孔处刺激或压迫交感神经所引起的复杂的临床症状。其症状累及范围特别广泛，可包括患侧的上部分躯干、头部及上肢，即颈交感神经所分布的"上象限区"。该颈椎病的主要临床表现如下。

1. 疼痛与感觉障碍

交感神经痛的特点主要为酸痛、压迫性痛或灼性钝痛，其产生的部位多较深在，界限模糊，并具有弥散扩散倾向，但并不沿周围神经干的路径传播。与颈型颈椎病相似，但与神经根型颈椎病不同。查体可发现患区的皮肤有界限模糊的痛觉过敏与异常，尤其深部感觉更为敏感，往往在活动多、负荷大和交感神经纤维比较丰富的部位有显著的压痛，如肩颈部肌腱、韧带和筋膜的附着点，肩关节周围等处。此外，疼痛还常伴有肌肉痉挛和强直的反应，如产生前斜角肌综合征等。

2. 血管运动与神经营养障碍

交感神经长期受刺激，可引起患侧上肢的血管运动及营养障碍，表现为肢体受凉、发绀、水肿、汗腺分泌改变，皮肤变薄，关节周围组织萎缩、纤维化乃至关节强直，骨质疏松或钙化等。故有学者认为颈椎退变以致交感神经功能长期失调，对肩关节周围炎、肩 – 手综合征以及肱骨上髁炎等疾病的发生有很大影响。

3. 心脏症状

其主要表现为心前区疼痛（所以有学者称为颈性心绞痛），常呈持续时间较长的压迫痛或钻痛，也可呈发作性特点而往往持续 1～2h。发作期多只有肩痛，有些也可始于心区。其最大特点是转动颈部，向上高举手臂或咳嗽、打喷嚏时疼痛可明显加剧。常伴有心跳加速，个别甚至出现期前收缩。ECG 一般正常。颈椎或上胸椎 X 线摄片显示退行性改变征象。颈性心绞痛与心绞痛的区别见表 6-1。

表 6-1　颈性心绞痛与心绞痛的区别

项目	颈性心绞痛	心绞痛
疼痛部位	先肩部、肩胛区，后心前区	心前胸骨后向左肩臂放射
颈臂活动、咳嗽时对痛的影响	加剧	无影响
发作时限	1～2h	5～30min
颈椎病的其他症状	有	无
发作时的恐惧感	无	有
硝酸甘油类药物作用	无效	疼痛缓解
ECG	无异常	多有异常

（五）脊髓型颈椎病

本型较少见，占颈椎病的 10%～15%，是由于椎体后缘增生，椎间盘中央型突出，后纵韧带或肥厚的黄韧带突出椎管内，反应性硬脊膜周围炎使脊髓受压，或因交感神经受刺激而引起的脊髓血管痉挛等原因造成的脊髓变性坏死，以及肢体功能障碍为特点的一系列症状。可根据以下几点诊断。

1. 病程

多较长，可持续数年至十几年，发展缓慢，常有长短不等的症状缓解期。

2. 运动障碍

节段性脊髓前角损害，通常局限于一节或少数几节的范围，且部位较固定，无扩展的趋势。椎体束性障碍多不十分严重，往往发病多年仍保留一定的下肢活动能力。但也有下肢先出现酸软无力者。

3. 感觉障碍

主要为传导束型浅感觉减退，其上界常低于实际平面数个节段。根性感觉障碍则不明显，常有足下似踩棉花的感觉。

4. 脑脊液的变化

腰椎穿刺做奎氏试验，在头部自然位压颈时，常见蛛网膜下部分梗阻，完全梗阻者少见；但头部处于过伸位时，则其梗阻程度增加乃至完全梗阻。脑脊液内蛋白轻度增高。

5. X 线平片

颈椎平片大多有颈椎病的特征性改变，尤其较常见椎体后缘唇样骨赘及椎管前后径缩小，下颈椎的最小前后径在 14mm 以下。

6. CT 或 MR 检查

清楚显示颈髓受压情况和部位。

7. 脊髓碘油造影检查

常于 $C_{5\sim6}$ 或 $C_{6\sim7}$ 椎间隙处有油柱充盈缺损，正位呈中央部或侧方缺损或完全中断，侧位则显示腹侧缺损或中断。

8. 鉴别诊断

脊髓型颈椎病需与下列具有类似表现的疾病相鉴别。

（1）进行性脊髓性肌萎缩：多为青壮年发病，常以对称性大小鱼际肌萎缩、无力为好发症状，之后逐渐累及上肢、躯干及下肢，可伴有肌束震颤，全身感觉正常，病理征阳性。

（2）肌萎缩性侧索硬化症：40 岁前后发病，以上、下运动神经元同时损害为特性。肌萎缩可累及身体任何部位，但以手部肌萎缩为首发症状者多见。因锥体束受损，早期出现腱反射亢进，病理征阳性，随病情进展可出现吞咽困难。病情进展较快，一般无客观感觉异常，但常有主观感觉异常，如麻木、疼痛等。肌电图检查有助于诊断。

（3）脊髓空洞征：多数于 30 岁左右发病，以节段性分离感觉障碍为特征，可伴有上肢肌力减退、肌萎缩、皮肤营养障碍、关节损害、脊柱侧弯等。MRI 检查可明确诊断。

（4）脊髓内肿瘤：进展较快，发病后较早出现四肢肌力、感觉及膀胱功能障碍，脑脊液蛋白量增多，MRI 检查有助于鉴别。

（六）混合型颈椎病

临床上遇有上述两型或两型以上的症状、体征者，即可视为混合型颈椎病，本型颈椎病临床上最为常见。因为神经根、椎动脉、交感神经纤维、颈脊髓等组织在解剖上密切相关，当椎间盘向后侧突出时，即可同时压迫两种或两种以上的组织，如同时压迫颈神经根和交感神经即为神经根交感型颈椎病，同时压迫颈脊髓和神经根，即可为脊髓神经根型颈椎病。有时颈椎后缘骨赘向后突出可压迫脊髓，两端可压迫神经根和椎动脉，即出现截瘫或四肢瘫痪，以及出现病变水平的神经根受累症状，并有椎动脉缺血。因此，从解剖和生理上看，多种组织混合受累是常见的。

三、治疗

（一）药物治疗

可选择性应用止痛剂、镇静剂、维生素（如维生素 B_1、维生素 B_{12}），对症状的缓解有一定的效果。可试用硫酸氨基葡萄糖和硫酸软骨素进行支持治疗。硫酸氨基葡萄糖与硫酸软骨素在临床上用于治疗全身各部位的骨关节炎，这些软骨保护剂具有一定程度的抗炎抗软骨分解作用。基础研究显示氨基葡萄糖能抑制脊柱髓核细胞产生炎性因子，并促进椎间盘软骨基质成分糖胺聚糖的合成。临床研究发现，向椎间盘内注射氨基葡萄糖可以显著减轻椎间盘退行性疾病导致的下腰痛，同时改善脊柱功能。有病例报告提示口服硫酸氨基葡萄糖和硫酸软骨素能在一定程度上逆转椎间盘退行性改变。

（二）运动疗法

各型颈椎病症状基本缓解或呈慢性状态时，可开始医疗体操以促进症状的进一步消除及巩固疗效。症状急性发作期宜局部休息，不宜增加运动刺激。有较明显或进行性脊髓受压症状时禁忌运动，特别是颈椎后仰运动应禁忌。椎动脉型颈椎病时颈部旋转运动宜轻柔缓慢，幅度要适当控制。

（三）理疗

在颈椎病的治疗中，理疗可起到多种作用。一般认为，急性期可行离子透入、超声波，紫外线或间动电流等；疼痛减轻后用超声波、碘离子透入，感应电或其他热疗。

（四）温热敷

此种治疗可改善血液循环，缓解肌肉痉挛，消除肿胀，以减轻症状，有助于手法治疗后使患椎稳定。本法可用热毛巾和热水袋局部外敷，急性期患者疼痛症状较重时不宜进行温热敷治疗。

四、康复治疗

颈椎病主要采用非手术治疗，康复治疗适用于各型颈椎病患者。症状严重、且非手术治疗久治无效者，可考虑手术，术后应及早开始康复治疗。由于颈椎病病情复杂，症状轻重悬殊，加之治疗的方法繁多，故在康复治疗时应认真按照病理改变、不同类型、不同时期的症状、体征并参照 X 线检查的改变，选择治疗方法。

（一）心理治疗

大多数颈椎病患者缺乏临床基本医学常识，将颈椎病引起的手麻、头晕等症状误认为是瘫痪前期症状，因此精神紧张、情绪低落；另外做康复治疗要每日都到医院，不易坚持，由此引起悲观、焦虑和恐惧心理影响治疗效果，而康复治疗的本质是调整和恢复患者的自我调节能力，通过医护人员影响或改变患者的感受、认知、情绪、评价、态度和行为，达到减轻和消除疾病的目的。因此，要求医生要有一定的医学心理学知识、丰富的临床经验并具有感化患者的精神力量和高尚的医德及文化涵养，在倾听患者主诉、仔细询问病史和体检后，应结合患者病情详细介绍颈椎病知识，使其明白这些症状大部分是神经、血管受刺激引起的，经过治疗症状是可以缓解的，消除患者的急躁情绪，增强其治病信心；对于怕麻烦、没信心坚持每日到医院做治疗的患者，应告知他们颈椎病发病缓慢，病程长，治疗也需要一定时间，而且在治疗过程中应避免上肢用力过猛，头部活动需缓慢，暂不要做颈椎长时间保持一种姿势的活动，如长时间使用计算机、打麻将、看书、织毛衣等（因多数患者做上述活动后颈、肩、手麻症状会加重），争取患者合作，以提高治疗效果。在疗程结束、症状消失或减轻时，应告知患者症状缓解是临床好转，而颈椎的病理改变并未完全消除，还应注意保持正确体位，避免诱发症状加重的动作，教会并让患者坚持做颈部功能锻炼，以巩固疗效。

（二）日常生活活动指导

不良的姿势是颈椎病发病的重要原因。某些日常生活和工作中的动作可诱发症状出现或加重，因此对患者日常生活活动的指导是康复治疗的重要内容之一。

1. 枕头的选择与睡眠姿势

一个人约有1/3的时间是在床上度过的，合适的枕头和睡姿对颈椎病患者极为重要。首先应选择硬度适中的圆形或有坡度的长形枕头，枕头的高度与枕的位置要讲究。习惯于仰卧者，可依据自己的颈长，将枕头的高度调至12～15cm，将它置于颈下，使头部保持略带后仰的姿势；习惯于侧卧者，将枕头调到与肩等高，保持头、颈在同一水平面上，这样既可保持颈椎的生理弯曲，又能使颈部和肩胛骨的肌肉放松，解除颈肌痉挛。另外，不要躺在床上看书，因为在床上看书很难保持正确的姿势，睡眠时也不要将手放在头上，这样会影响手臂的血液循环。

2. 避免颈部过屈过伸

因颈部过屈将颈背肌及棘韧带拉紧，易损伤；过伸易使黄韧带内折造成脊髓损伤。故写字时不要伏在桌上，应坐直；看书时应坐直，书和眼最好保持在同一水平；尽量避免仰头看东西，即使仰头，动作也要慢。总之，应尽量避免做颈部过屈过伸的动作。

3. 患病期间应暂停某些活动

当颈椎病症状明显时，要暂停骑自行车、织毛衣、擀面、剁馅等家务工作。

（三）牵引治疗

颈椎牵引是治疗颈椎病最常用而有效的方法。

1. 主要作用

颈椎牵引可以解除颈部肌肉痉挛，使椎间隙和椎间孔增大以解除对神经根的压迫或刺激，牵开被嵌顿的小关节滑膜，使扭曲的椎动脉伸张，减少椎间盘内压、缓冲椎间盘组织向周缘外突的压力，有利外突组织的复位。

2. 治疗方法

牵引角度、时间、重量是决定牵引效果的3个重要因素。目前最常用的是坐位枕颌布带牵引法，头前倾15°～30°。牵引重量从5kg开始，逐日递增1kg，最大重量可达15kg。颈椎牵引主要用于神经根型颈椎病，也可用于椎动脉型和交感型颈椎病。颈型及脊髓型颈椎病患者则不宜采用本治疗。牵引前做引颈试验有助于判断预后，如症状减轻则疗效较好，如症状加重则不宜牵引。引颈试验尚可选择头前倾角度。

3. 注意事项

（1）牵引前：向患者讲清牵引过程，如症状加重或出现头晕、心悸、胸闷等症状，应立即告知医护人员，以便及时处理。

（2）牵引时：患者稍低头，以免牵引时刺激颈部感受器。颌带捆绑要适度，不可以过松或过紧。枕－颈或寰－枢椎不稳者，如使用不适当可能引起致命后果，一般情况下不用；脊髓型颈椎病慎用；如硬膜囊受压，重量从4kg开始，时间10min，看患者适应情况再逐渐加量；如脊髓已受侵犯最好不用。颈部急性损伤者，可先用物理治疗，1个月后视病情再考虑做牵引治疗。

总之，一定要根据病情，选择牵引的角度、时间和重量，在治疗过程还要注意病情变化加以调整。颈牵引可单独使用，如能与物理治疗同时进行，则效果会更好。

（四）运动疗法

运动疗法对各型症状缓解期或术后均可应用。主要是增强颈与肩胛带肌肉的肌力，改善颈椎各关节功能，促进机体的适应代偿能力，达到防止肌肉萎缩、恢复功能、巩固疗效、减少复发的目的。最简便易行的运动治疗是徒手操。下面介绍一种徒手操，共分8节。

第一节：立位，全身放松，双足分开与肩等宽，两臂向前向上举起并同时吸气，双臂从侧方放下并同时呼气。

第二节：双手握拳置于腰两侧，左手向右前方、右手向左前方交替击拳（手心向下）。

第三节：双手叉腰，做头部前屈后伸、左右侧屈与左右转颈动作。

第四节：双手叉腰，一手向前、向上、向后侧方举起，双眼随手而动，双手放下复位，左右交替。

第五节：双手指叉插，翻掌向上举到头上方，同时吸气并抬头双眼看手背，双手向两侧放下并呼气。

第六节：双手置肩部，做肩关节旋前与旋后活动。

第七节：双手交叉置于枕部，头向后用力，同时手向前用力。

第八节：双臂放松，自然下垂并在体前做交叉摆动。

每节操重复次数可按患者情况而定，一般做2～4个8拍。

此操用于巩固疗效和预防颈椎病较好。

（五）运动疗法以外的物理治疗

1. 主要作用

利用各种物理因子对人体的刺激作用引起人体各种反应以调节人体生理功能，有抗炎、消肿、止痛、解痉等作用，从而达到防病治病与康复目的。物理治疗是一种无创治疗，具有较好疗效，患者易于接受。

2. 种类与方法

（1）直流电药物离子导入：是利用直流电和药物的综合作用达到治疗目的的一种方法，其治疗作用与所导入药物的药理作用和剂量、电流强度、作用部位、方式及身体的功能状态等因素有关。直流电强度以作用极的衬垫面积计算，一般电流密度成人为$0.04 \sim 0.1mA/cm^2$，儿童为$0.02 \sim 0.08mA/cm^2$。常用药物有陈醋、威灵仙、10%碘化钾、普鲁卡因等。治疗时将浸透药液的垫放在直流电流的作用电极上（阴离子放在阴极导入，阳离子放在阳极导入），作用电极置于颈后部，辅助电极置于患侧前臂或手背。每日1次，每次20～30min，20次为1疗程，根据病情需要，间隔1周左右可重复使用。

（2）中药电熨疗法：有中药直流电熨和中药感应电熨两种。中药配方为乳香、川芎各1份，桂枝、羌活、独活、乌头、赤芍各3份，干姜5份，混合碎成细末，分装于25cm×16cm的白棉粗布袋中，每袋约250g。治疗前先将药袋蒸热（以热气透湿药袋为度），作为电极衬垫置于颈后与前臂，接直流电、感应电或间动电，每次

20～30min。

（3）超短波疗法：具有较强的深部热疗效应。通过该疗法可以扩张深部毛细血管，改善颈椎及其周围组织的血液循环，促进新陈代谢，改善临床症状。治疗时用中号板电极置于颈后与患肢前臂伸侧，无热量，每次 15～20min。对脊髓型、神经根型颈椎病有较好疗效，对肿瘤、活动型肺结核及装有心脏起搏器的患者禁用。

（4）调制的中频电疗：是在干扰电的基础上发展起来的中频电疗法，具有促进血液循环和淋巴回流、锻炼肌肉、解痉、止痛等作用。每日 1～2次，每次 15～30min。急性炎症、出血倾向、肿瘤、活动性肺结核及使用心脏起搏器的患者禁止用此疗法。

（5）超声波疗法：频率为 500～2 500kHz 的超声波具有一定的治疗作用。临床治疗常用 800～1 000kHz 的超声波。超声波具有机械作用、热作用及化学作用，可促进局部血液循环、淋巴回流，改善组织营养，促进新陈代谢，可软化瘢痕，使挛缩肌肉的肌纤维松弛，使神经兴奋性降低、神经传导速度减慢，具有镇痛作用。常采用移动法在颈后及两侧涂以接触剂，声头轻压皮肤，做缓慢往返移动，常用强度 0.8～1.2W/cm^2，每日 1次，每次 3～10min，12～15次为 1疗程。

（6）超声间动电：声头接阴极，在颈后移动，间动电接阳极置于患肢前臂，密波2min，疏密波 4min，间升波 4min。对神经根型颈椎病较好，对交感神经型和脊髓型颈椎病也有一定效果。

（7）高压电场治疗：将患者置于 9kV 电场内，每次 30min，对交感神经型颈椎病效果好。神经根型颈椎病需加上滚动电极，在颈后、冈上窝及患肢滚动，每次 5～10min，对解除肌肉痉挛、止痛的效果也很好。

（六）其他治疗

围领与颈托，有制动和保护颈椎作用。一般在白日或外出时戴，夜间取下。避免长期使用致颈肌无力。针灸、火罐、小针刀、挑灸、药枕、药物穴位注射等有一定的效果。

（七）手术治疗

1. 适应证

脊髓型脊髓受压症状明显，椎动脉型多次颈性晕厥或猝倒，椎体前方骨赘致吞咽困难或压迫喉返神经，神经根型椎间孔明显缩小、神经根严重受压、症状频发并逐次加重者。以上各种情况均要在非手术治疗、且久治无效时才考虑手术治疗。

2. 手术方法

分前路手术与后路手术两种，目前多用前路手术法。

3. 术后康复

术前做好石膏颈围备用。术后次日可带颈围下地活动，也可做超短波局部无热量治疗。一般石膏颈围固定 6～8周，去石膏后可做颈部活动，活动量应根据手术范围和术后情况而定。为减轻局部粘连，可做颈部直流电碘离子导入、音频电疗、超音波、热疗等。

对手术失败、肢体失去正常功能的患者，除加强心理治疗外，应进行四肢肌力和日常生活活动的训练，至少达到个人生活自理。

第四节　腰椎间盘突出症

一、概述

腰椎间盘突出症是腰椎间盘退变后向外突出或破裂，压迫脊神经根或脊髓，引起腰痛、下肢放射痛或膀胱、直肠功能障碍。又称腰椎纤维环破裂症或腰椎髓核突出症。

（一）病因及病理

本病发病率为 4% ～ 7%，好发于 20 ～ 45 岁，男性多见。从 30 岁开始，纤维环停止发育，变性开始，弹性与韧性减低，随之发生退变，椎间隙变窄，周围韧带松弛、椎体失稳。腰骶部遭受急慢性损伤，或某种诱因如不协调外力、咳嗽、受凉、疲劳均可致椎间盘内压力增加，纤维环裂隙增大，且引起椎管内无菌性炎症，周围组织肿胀，椎管容量减少，使原来并不受压或压迫不重者产生神经压迫，出现疼痛等临床症状。

（二）分类

1. 按髓核突出情况分类

（1）突出型（PID）：突出程度轻，被膜厚实。

（2）被膜下型（EID）：突出物被膜薄，可隐约见被膜下的组织。

（3）破裂游离型：被膜破裂，髓核及软骨碎片进入椎管内，游离状态下压迫硬膜囊和神经根。

2. 按髓核突出部位分类

（1）髓核向椎体松质骨内突出，形成施莫尔结节。

（2）向椎体侧方突出的外侧型，称为极外侧椎间盘突出。

（3）中央型：髓核自正后侧突出，容易压迫马尾神经，出现症状。

（4）向后部两侧突出：单侧突出型和双侧突出型。

前两型一般不产生症状。

3. 按照髓核突出程度分类

（1）隐藏型：突出物较小，仅有间断出现轻度临床症状；影像学检查多无改变。

（2）突出型：突出物较大，临床症状明显。

二、诊断

（一）病史

多数为体力劳动者，50% 以上无明显外伤史，好发部位在 $L_{4/5}$ 和 L_5/S_1 椎间盘。

（二）症状

（1）腰腿痛：几乎所有患者均会出现腰部疼痛，以腰骶部疼痛较多，疼痛部位较深，并沿着坐骨神经向下肢放射，当行走、坐立、咳嗽或负重、劳累时症状加重，卧床休息后症状缓解。

（2）感觉障碍：常伴小腿、足背外侧、足跟或足底外侧麻木感。最早出现的是触觉改变，接着是痛觉改变；早期感觉过敏，后期感觉迟钝或消失。

（3）如向椎管内突出压迫马尾神经，可出现部分性双下肢瘫痪、会阴部麻木和大小便功能障碍等。

（三）体征

腰椎旁肌紧张或痉挛，常伴脊柱侧弯或变直甚至反张，少数有腰曲加大，脊柱多前曲运动受限，椎旁有压痛，重压可沿坐骨神经向下肢放射。

1. 直腿抬高试验

患者仰卧，双下肢伸直，检查者一手托患者患侧足跟，另一手压在膝关节前侧，使之保持伸直状态，然后缓慢抬高患肢，出现腰及坐骨神经痛或窜麻感，为阳性。此时，将患腿放低少许，并将足背屈，疼痛加重，为加强试验阳性。患者此试验多为阳性，这是直腿抬高时坐骨神经受牵拉之故，对诊断下腰椎的突出有意义。

2. 伸拇试验

患者仰卧，检查者用双手拇指分别压住患者两足拇趾背侧，嘱患者用力背伸，如肌力减退为阳性。对诊断 $L_{3/4}$ 椎间盘突出有意义。

3. 跟臀试验

患者取俯卧位，检查者一手压在患者骶髂部以固定骨盆，另一手握住患者患侧踝部，完全屈曲膝关节，使足跟接近臀部，若出现腰痛和大腿前侧放射痛为阳性，表明股神经受牵拉，见于 $L_{3/4}$ 椎间盘突出症。

4. 跟腱反射

用叩诊锤叩击跟腱，患侧反射减弱，常提示 L_5/S_1 椎间盘突出。如两侧跟腱反射均减弱，中央型突出可能性大。

5. 挺腹试验

患者仰卧，令患者闭气后将腰臀部向上抬高使臀部离开床面，若出现腰腿痛加重为阳性。

6. 屈颈试验

患者取仰卧位，两下肢伸直，检查者一手压于患者胸骨柄处，另一手托住患者头枕部，将头颈前曲位至极度屈曲位，若出现患侧腰腿痛，为阳性。此为牵拉脊髓或粘连的神经根所致。

7. 颈静脉压迫试验

患者仰卧，检查者用两手指同时按压两侧颈静脉，腰腿痛加重为阳性。此为加压后使脑脊液压力增高，刺激神经根所致。

8. 感觉检查

用棉签触及检查触觉，或用针头点刺双侧下肢皮肤痛觉检查。常出现神经根支配区感觉障碍：如 $L_{4/5}$ 椎间盘突出症，可出现足背和小腿前外侧感觉减退；L_5/S_1 椎间盘突出症，可出现足底外侧和足跟皮肤感觉减退。中央型突出可有鞍区感觉减退等。因皮肤的感觉支配常有重叠，因此皮肤感觉障碍检查只供定位参考。

（四）影像学检查

1. X 线检查

腰椎正、侧位 X 线摄片可完全正常，但有多数患者可出现以下征象。正位片见脊柱侧弯，多由突出间隙为中心，脊柱向健侧倾斜，向患侧凸弯。侧位片示腰椎生理弯曲变直、反张，椎间隙变窄，或椎间盘呈前宽后窄的楔形；或椎间隙左右不等宽，若髓核位于神经根内侧则侧弯凸向健侧，若髓核位于神经根外侧则侧弯凸向患侧。正常的腰椎间隙宽度，除 L_5/S_1 间隙外，均是下一间隙较上一间隙宽。严重的椎间盘突出症或晚期可有椎体前后错位、椎体前后缘骨质增生、椎间孔变窄等改变。

2. CT 或 MRI 检查

腰椎 CT 或 MRI 可为椎间盘突出症的诊断提供重要的参考价值。CT 表现为椎间盘组织突出压迫硬膜囊或神经根，甚至神经根影被突出的椎间盘影所覆盖，硬膜囊受压变扁和椎间盘钙化。CT 除可观察椎间盘对神经根的影响外，也可观察骨性结构及韧带变化。CT 表现为硬膜外脂肪组织的消失、韧带钙化等。大多数椎间盘突出症，椎间盘压迫神经和硬膜囊在同一平面，CT 显示清晰，但在游离型椎间盘突出时，突出可发生于椎管内的其他任何部位，此种情况 MRI 检查可以提供更有价值的信息，包括椎间盘碎片定位及其大小和来源等。

（五）诊断

腰椎间盘突出症根据病史、症状、体征与影像学检查，一般诊断并不困难，但要注意与其他能引起腰腿痛的各种急性或慢性损伤和疾病进行鉴别，必要时可行腰椎穿刺或椎管造影检查。

（六）鉴别诊断

1. 腰椎椎管狭窄症

发病年龄为 40～60 岁，主要症状为间歇性跛行，休息后症状减轻，后伸受限，下蹲或平卧疼痛缓解或消失。患者症状很严重，但查体多为阴性，必要时进行脊髓造影检查。

2. 急性腰扭伤

多有明显扭伤史，腰痛剧烈，转身困难，强迫体位，多无下肢放射痛，腰椎 CT 无明显异常。

3. 肥大性腰椎炎合并神经根激惹症

如腰椎椎间孔骨质增生，也会激惹神经根引起下肢反射性疼痛，但此种疼痛一般较轻，且在腰部各方向活动时都有疼痛，休息后症状可自行消失。直腿抬高试验多为阴性，X 线摄片显示椎间孔骨质增生明显。

4. 骶髂关节炎或错位

本病也可出现下肢麻痛，但骶髂部压痛明显，单腿负重试验阳性，"4"字试验阳性，直腿抬高试验多阴性或弱阳性。X 线摄片示骶髂关节密度增高或其关节间隙变窄。

5. 马尾神经瘤

易与腰椎间盘突出症的中央型相混淆。但它呈夜间进行性疼痛，骶尾部皮肤感觉减退，也伴有大小便功能紊乱。X线摄片示椎板常有破坏，可行腰椎穿刺，脑脊液检查示蛋白增高，脊髓造影检查示有阻塞。

三、治疗

（一）非手术治疗

非手术治疗是腰椎间盘突出症的首选方法，其适应证包括：①初次发病，病程短的患者；②病程虽长，但症状及体征较轻的患者；③经特殊检查发现突出较小的患者；④由于全身性疾患或局部皮肤疾病，不能施行手术者；⑤不同意手术的患者。

非手术治疗方法如下。

1. 卧床休息

临床实践证明，大多数腰椎间盘突出症患者卧床休息可使疼痛症状明显缓解或逐渐消失。腰椎间盘压力在坐位时最高，站位居中，平卧位最低。在卧位状态下可去除体重对椎间盘的压力。制动可以解除肌肉收缩力与椎间各韧带张力对椎间盘造成的挤压，处于休息状态利于椎间盘的营养，使损伤纤维环得以修复，椎间盘高度得到一定程度的恢复；利于椎间盘周围静脉回流，去除水肿，加速炎症消退；避免走路或运动时腰骶神经在椎管内反复移动所造成的神经根刺激。因此，卧床休息是非手术疗法的基础。

患者必须卧床休息直到症状明显缓解。有些患者虽经卧床休息数周或更长时间但症状得不到改善，其原因是并未完全卧床休息，还像正常人一样从事家务劳动或工作，或症状稍减轻便恢复工作，从而使症状时轻时重，迁延发作。卧床休息是指患者需全日躺在床上，吃饭、洗漱及大小便均在床上。特别是行腰椎手法治疗之后，在最初绝对卧床休息几日是必要的。

2. 牵引疗法

牵引的方法有手法牵引、重力牵引、机械牵引等。牵引时患者可取卧位（仰卧或俯卧）、坐位或站位。牵引疗法的机制如下。

（1）减轻椎间盘压力，使突出的椎间盘不同程度的回纳。

（2）促进炎症消退，牵引时可使患者脊柱得到制动，减少运动刺激，有利于充血水肿的消退和吸收。

（3）解除肌肉痉挛，疼痛使腰背部肌肉痉挛，腰椎活动受限，间歇使用牵引可解除肌肉痉挛，使紧张的肌肉得到放松，促使腰椎正常活动的恢复。

3. 硬膜外类固醇注射疗法

硬膜外腔是位于椎管内的一个潜在间隙，其中充满疏松的结缔组织，动脉、静脉、淋巴管及脊膜经此通过。在硬脊膜及神经根鞘膜的表面，后纵韧带及黄韧带的内面有丰富的神经纤维及其末梢分布。这些纤维都属于细纤维，主要来自脊神经的窦椎支。椎间盘纤维环及髓核突出后，在其周围产生炎症反应，吸引大量的巨噬细胞和释放大量的致炎物质。这些致炎物质作用于窦椎神经和神经根从而产生腰痛和腿痛。硬膜外类固醇注射可减轻症状，但并不能改变脱出髓核对神经根的压迫，其本身有导致椎管内严重感染的危险，应慎用。

4. 髓核化学溶解法

1964 年，Smith 用木瓜凝乳蛋白酶注入椎间盘内，以溶解病变的髓核组织来治疗腰椎间盘突出症。20 世纪 70 年代此法风行一时，但到 80 年代却落入低谷。由于其操作复杂，疗效不如手术，并发症较多，甚至有的患者用药后死亡，目前已很少应用。国内有些医师应用胶原酶，且以椎间盘外注射为主。椎间盘外硬膜外间隙较大，胶原水解膨胀时疼痛较轻。但胶原酶对正常纤维环有无损伤作用尚无相应严谨的实验观察。另外，椎间盘外注射止痛的机制尚不明确，是否有抗炎作用有待研究。

5. 经皮腰椎间盘切除术

经皮腰椎间盘切除术是近几十年发展起来的一项技术。1975 年，Hijikata 采用此方法治疗腰椎间盘突出症取得成功。目前已有许多国家推广使用此技术治疗腰椎间盘突出症，文献报道其成功率为 70% ～ 94%。我国近几年也开始应用这项技术，治疗结果的优良率为 80% ～ 97%。国内外临床应用结果表明，经皮腰椎间盘切除与传统的手术相比较，具有创伤小、恢复快、不干扰椎管内结构、不影响脊柱稳定性、并发症低、操作简单、疗效满意等优点。经皮腰椎间盘切除术对破裂型和游离型疗效较差，不应广泛用于单纯纤维环膨出者，其远期疗效尚待观察。

6. 经皮激光腰椎间盘切除术（PLDD）

PLDD 的操作与经皮腰椎间盘切除术相似，它是利用激光产生的热能使椎间盘组织汽化、干燥脱水、减轻髓核组织对神经根产生的张力和压力，缓解神经根性症状。它并不是机械性切除腰椎间盘组织。不少学者的研究结果表明，疗效明显低于化学溶解疗法。该技术同样为非直视下手术，且设备昂贵，其安全性、有效性和效价比还需进一步观察。

7. 内镜下腰椎间盘切除术（MED）

内镜技术应用于脊柱外科使得经皮腰椎间盘切除术避免了盲目性，可以在影像系统监视下进行精确定位、适量切除和有效减压。因入路不同分为 3 种类型。

（1）后外侧经椎间孔入路椎间盘镜，可工作区间包括椎间孔外，经椎间孔到达椎管内，通过此入路可处理极外侧型、椎间孔内和旁中央型椎间盘突出。

（2）前路腹腔镜，适用于包含型椎间盘突出且不伴有腰椎管狭窄者，其优点是无椎管内操作，术后残留腰痛减少，从前向后减压可达椎管，还可以同时行椎间融合术，但对游离型突出无效。

（3）后路椎间盘镜，即标准椎板间椎间盘手术入路，适用于单节段旁中央突出、脱出及椎管内游离型椎间盘突出等，还可同时进行侧隐窝扩大等椎管减压术。由于成像系统的良好监控，创伤小，对脊柱稳定性影响小，恢复快，近期优良率高。但因显露局限、技术难度大、手术难以彻底，远期疗效还有待观察。

（二）常规腰椎间盘突出症的手术治疗

大多数腰椎间盘突出症患者通过非手术疗法可取得良好效果，仅少数患者需手术治疗，占 10% ～ 15%。对于这部分患者，及时恰当的手术治疗，能迅速解除患者的痛苦，使其恢复劳动力，远期效果良好。但如处理不当，也可发生严重并发症。手术的原则是，严格无菌操作，用最小的创伤，达到足够的暴露，尽管保留骨和软组织结构，仔细妥善地去除病变，术后早日下床活动，以增进饮食，利于身体健康。对椎间盘突出症以及同时合并腰椎管狭窄症者，大多可以单侧暴露，可做半椎板或开窗切除。要防止遗漏突出椎间盘以及对椎管狭窄减压不充分。

1. 手术适应证

（1）症状重，影响生活和工作，经非手术治疗 3～6 个月无效，或症状严重，不能接受牵引、推拿等非手术治疗者。

（2）有广泛肌肉瘫痪、感觉减退以及马尾神经损害者（如鞍区感觉减退及大小便功能障碍等），有完全或部分瘫痪者。这类患者多属中央型突出，或系纤维环破裂髓核脱入椎管，形成对马尾神经的广泛压迫，应尽早手术。

（3）伴有严重间歇性跛行者多同时有腰椎管狭窄症，如 X 线平片及 CT 显示椎管狭窄，且与临床症状吻合，均宜及早手术治疗。

（4）急性腰椎间盘突出症，根性疼痛剧烈无法缓解且持续性加重者。

2. 手术禁忌证

（1）腰椎间盘突出症合并重要脏器疾患，不能承受手术者。

（2）腰椎间盘突出症初次发作，症状轻微，经非手术治疗可获缓解，对其工作和生活影响并不明显者。

（3）腰椎间盘突出症诊断并不明确，影像学也未见有椎间盘突出特征性表现者。

3. 术前准备

（1）全面体检，明确诊断及患者全身状况：除物理检查与 X 线平片外，酌情选择其他特殊检查。在目前情况下，一般选择 CT 或 MRI 检查，以防误诊或漏诊。有时还需应用脊髓造影检查。其他检查包括心、肝、肾、肺功能的各种化验和仪器检查，以早期发现重要脏器疾患，并应注意患者有无出血性倾向和各种药物的过敏史等。

（2）向患者交代病情：由于术中与术后均需患者密切配合，因此应向其交代手术的大致程序，并提出相应要求与术前、术中、术后注意事项。但注意避免增加患者的精神负担。

（3）手术方案设计：应根据诊断及具体病情，由主治医师负责设计手术方案及具体操作程序。包括特种器械的准备、术前用药、麻醉选择术中可能发生的意外及其处理对策、术后对护理的特殊要求及抢救药品的准备等均应充分考虑，并落实到具体执行者。

（4）体位训练：如术中取俯卧位，术前应俯卧训练数日，并练习床上大小便。

4. 麻醉和体位

依手术者的经验与习惯，可以应用硬膜外麻醉、全身麻醉、局部浸润麻醉等。手术多取俯卧位或侧位，如取俯卧位，应以气垫或软枕垫于胸腹部，避免受压。

5. 手术操作

（1）切口：正中或微偏向患侧的纵行切口，一般应包括临床诊断病变椎间隙上下各一腰椎棘突。

（2）暴露椎板：切开皮肤及皮下组织后，单侧病变行单侧椎板暴露，中央型或双侧椎间盘突出全椎板暴露。沿患侧棘突切开韧带及肌腱，切开时刀锋应紧贴骨面，用骨膜剥离器，一直分离到关节突外侧，经填塞止血后放入椎板牵开器，即可清楚地暴露手术野。

（3）椎间盘暴露：先探查最可疑的腰椎间盘。一般腰 5 骶 1 椎板间隙较宽，不必咬除椎板骨质。以长柄小刮匙或薄而窄的骨膜剥离器分离黄韧带上、下缘附着点，黄韧带的上缘附着于上位椎板中分之前，分离时较困难，分离时小刮匙或薄骨膜剥离器紧贴椎板前内向上分离。用血管钳夹住黄韧带下缘稍向后牵引，于直视下紧靠外侧纵行切开黄韧带用神经拉钩将黄韧带牵向内，即可暴露硬脊膜及外侧的神经根。黄韧带增生肥厚影响暴露时可切除黄韧带。以神经剥离器从"窗"孔的外侧，从上往下向内分离神经根，尽量不要损伤较大的血管。如遇出血，可用棉片压迫血管的上下端，以神经牵开器将神经根拉向内侧，即可见到突起的白色椎间盘。突出明显的椎间盘常将神经根压扁并向后顶起，往往与神经根有粘连。有的椎间盘突出处纤维环已破裂，将神经根粘连分离后，髓核自行脱出；少数髓核组织游离于后纵韧带下，要注意探查。如椎间盘不突起可做椎间盘穿刺并注入生理盐水，若仅能容纳 0.5mL 以内，则此椎间盘无病变，应注意检查神经根管有无狭窄，并探查另一间隙。腰 4、5 椎间隙较小，常需切除腰 4 椎板下缘一部分骨质，才能按上法牵开黄韧带。有时因合并严重退行性变，黄韧带和椎板异常肥厚，关节突肥大，需行黄韧带和单侧椎板切除；有时还需切除关节突的前内侧部分才能暴露侧方神经根。骨窗的扩大重点在外侧，突出的椎间盘常在关节突之前，因此骨窗向外扩大不够常会找不到突出的椎间盘，或切除椎间盘时将过度牵拉神经根，导致神经根牵拉性损伤。为避免神经根及椎前静脉损伤，手术应在直视下进行。为保护术野的清晰，常用带有侧孔的吸引器去吸渗血，并用带有肾上腺素生理盐水棉片填塞。

（4）髓核摘除：用神经牵开器或神经剥离器将神经根或硬膜胶囊轻轻牵向内侧，即可暴露突出的椎间盘。纤维环完整者，用尖刀切开突出纤维环、用髓核钳取出髓核，尽可能将椎间盘内碎片都取出。如椎间盘突出位于神经根内侧。尤其在较大的突出，神经根牵向内侧较困难，不必勉强将神经根牵拉向内侧，可就地进行摘除。应用髓核钳时，必须将其插入椎间盘内以后再张口夹取，以免损伤神经根。若在术前定位部位未发现突出，必须找出相应神经根并追溯到椎间孔部，观察有无神经根嵌压、神经纤维瘤或极外侧型椎间盘突出。如临床表现及特殊检查定位清楚，手术发现又吻合者，可不必再探查另一间隙，否则应扩大探查范围。

（5）闭合伤口：术后常规放置引流 24 ～ 48h。分层缝合。

6. 术后处理

（1）术后患者腰部围一小中单，在搬动和翻身时，医护人员应扶持中单，保持腰部稳定，减轻损伤和疼痛。

（2）术后 24h 内严密观察双下肢及会阴部神经功能的恢复情况。如有神经受压症状且进行性加重，应立即手术探查，以防因神经受压时间过长出现不可逆性瘫痪。这种情况多因椎管内止血不完善，伤口缝合过紧，出血引流不畅以致神经受积血压迫所致。

有时因椎管狭窄未完全解除，出现手术后水肿及炎症反应，可导致神经受压甚至截瘫。

（3）术后 24～48h 拔除引流条。

（4）术后常有小便困难，必要时扶持患者下床小便，尽量不做导尿。如 3d 内无大便或腹胀者，可服用通便药物。

（5）术后 24h，开始做下肢抬高练习，1 周后做腰背肌训练。术后 12d 拆线，卧床至少 3d。以后可离床适当活动，3 个月后恢复正常活动。

7. 远期疗效评价

对于常规腰椎间盘髓核摘除手术的治疗效果，有学者曾经持怀疑的态度。其理由主要有以下几个方面：髓核摘除后腰椎间隙会变窄，导致纤维环松弛，椎间关节不稳，引起腰痛；椎间高度变窄将导致椎间孔高度变小，可能会压迫神经根，引起根性疼痛；髓核摘除后局部所受应力增大，可导致骨质增生，椎管狭窄。以上这些方面似乎都提示常规腰椎间盘手术尽管可以获得较好的短期疗效，但长期效果不会令人满意。但侯树勋对 1 000 例单纯行髓核摘除术患者，进行了 12.7 年的长期随访，客观地反映了腰椎间盘突出症经典手术的确切疗效。

四、康复治疗

（一）急性期

发作初期应卧硬板床休息，有研究者利用压力传感器测量 L_3 椎间盘在各种体位下承受的负荷力，得出的结论是：多躺、少走、忌坐。急性症状缓解后，可起床活动和自理生活，但必须配戴腰围保护腰部，避免病情反复。

1. 药物治疗

常用药物有以下几类，根据需要选择。

（1）有效的止痛药：常用抗炎镇痛类，如非甾体抗炎药，常用口服药物有布洛芬、扶他林、复方氯唑沙腙、美洛昔康、消炎痛、布桂嗪等，必要时可加用曲马多缓解疼痛。

（2）镇静药：适当使用镇静药，可消除患者紧张情绪，提高止痛效果，减少止痛剂用量，如地西泮、异丙嗪等。

（3）脱水疗法：因早期神经根受刺激或压迫而出现水肿，或周围软组织无菌性炎症而肿胀，有剧烈的腰痛和下肢放射痛，此时适合用脱水疗法。可用 20% 甘露醇 250mL 全速（1.5g/kg）或用七叶皂苷钠针 10～20mg，加入生理盐水中静脉滴注，每日 1 次。

（4）硬膜外封闭或骶管注射：常用药物为 0.25%～0.5% 普鲁卡因液 20～40mL，或利多卡因针加康宁克通 –A，或确炎舒松注射液 20～40mg。

1）硬膜外注射：患者侧卧位，患肢在下，这样有利于药液向病侧弥散。于病变部位棘突间穿刺，有穿透感时表明穿过黄韧带，负压及抽吸无脑脊液等证实为硬膜外腔后，即可缓慢注入药物。

2）侧隐窝注射：若发生上述正中进针失败，也可选择旁路进针，在离棘突旁 1.5cm

处作穿刺点，若碰到椎骨则略调整方向继续进针，证实为硬膜外腔后注入药物。

3）骶管注射：患者取俯卧位，手术时应保持头低 15°～20°，以利于药液向腰段扩散，明确骶管进针点和方向后，用 16 号穿刺针进入骶管，拔出针芯尾部，连接注射器，回抽有负压，证实在硬膜外腔后将药液缓慢注入，注药后平卧观察 30min 即可起床。每周 1 次，3 次为 1 疗程。

（5）激素：具有抗过敏及抑制免疫的作用。症状较重者短期应用，静脉滴注地塞米松 10mg 或口服泼尼松片。高血压、糖尿病及孕妇慎用或忌用。

（6）其他疗法：神经营养药，如弥可保、尼莫地平、维生素类等。中药辨证治疗：早期以活血散瘀为主，用身痛逐瘀汤；中期以和血行气止痛为主，用橘术四物汤；后期以滋补肝肾为主，用壮腰健肾丸、六味地黄丸等。

2. 腰椎牵引

牵引能进一步减轻椎间盘压力，增加椎间隙，减轻神经水肿。但不是所有患者均合适牵引，中央型腰椎间盘应禁用牵引和按摩。

（1）牵引时间：每次 20～30min，慢慢可增加至 1h，每日 1 次。

（2）牵引力大小：以超体重 10kg 增加椎间距最明显，体位以腰椎稍前屈为宜。

（3）牵引方法：腰椎牵引的方法很多，常见的有手法牵引、门框牵引、骨盆牵引及机械牵引。①手法牵引：为爆发性一次牵引，由于牵引力无法控制，牵拉需一定的技巧并且需要多人配合，如配合不好可影响效果，甚至造成医源性损伤，所以爆发性一次牵引已基本上被持续性牵引所取代。②门框牵引：患者两手攀门框，腕部可用布带保护，身体悬空，利用自身重量进行牵引。此法适用于青壮年男性患者。③骨盆牵引：在床一头安装两个滑轮，并使此床头垫高约 20cm，使患者处于头低脚高位，患者带上骨盆牵引带后，通过滑轮每侧牵引重量为 5～10kg，这样可使患者借自身体重做反牵引。④机械牵引：目前有各种样式的自动牵引床、自控脉冲牵引床、振动牵引床、XQ 立式自动控制腰牵引器以及能牵引、按摩、变换体位的多功能牵引床等。

3. 物理因子治疗

（1）超短波：两电极片于腰部对置或并置法放置，微热或无热量治疗，每次 15min，每日 1～2 次，5～10 次为 1 疗程。

（2）微波：多用有距离辐射，辐射器距离皮肤 3～10cm，微热量（功率密度 88～220mW/cm²）或温热量（功率密度 220～440mW/cm²），每次 5～8min，10 次为 1 疗程。

（3）超声波治疗：多用移动法，在治疗部位上涂上接触剂，声头平按于治疗部位上，缓慢往复移动或作圆圈移动。剂量：1.0～2.0W/cm²，6～8min，每日 1 次，10 次为 1 疗程。

（4）低频电和低频调制中频电：将电极片贴敷于椎间盘突出节段的两侧，用绑带捆紧，选择治疗椎间盘突出症的处方，治疗开始并将输出强度调至患者有轻微刺痛感，每次治疗 20min，每日 1 次，10 次为 1 疗程。

（5）磁疗：分静磁场疗法和动磁场疗法。静磁场疗法是根据针灸经络学说，在腰眼、肾俞、关元俞、承扶穴、承山穴等贴敷磁片。也可在腰椎旁、椎间疼痛区做旋磁治疗，每次 20min，每日 1 次，10 次为 1 疗程。

（6）半导体激光或偏振光（超激光）：常照射腰椎间盘突出部位，每次 10 ～ 20min，6 ～ 10 次为 1 疗程。

4. 针灸

针灸治疗腰椎间盘突出症的常用方法有毫针疗法和艾灸疗法。

（1）毫针疗法：取穴为大肠俞、阿是穴、委中、阳陵泉、关元俞，每 3 ～ 4d 治疗 1 次，10 次为 1 疗程。

（2）艾灸疗法：取穴为肾俞、环跳、阳陵泉，用艾条温和灸 10 ～ 20min，或用温针灸。

5. 腹肌锻炼和腰背肌锻炼

急性期过后应在床上进行腹肌锻炼，利于椎管内静脉回流，减轻淤血症状；空中蹬车是锻炼腹直肌最有效的练习。空中蹬车：仰卧在地板上，下背部紧贴地面。双手放在头侧，手臂打开。将腿抬起，缓慢进行蹬自行车的动作。呼气，抬起上体，用右肘关节触碰左膝保持姿势 2s，然后还原。再用左肘关节触碰右膝，保持 2s，然后慢慢回到开始姿势。同时需要指导患者进行腰背肌力的锻炼，不然易造成肌肉萎缩。常用的有飞燕式和拱桥式。

（1）飞燕式：患者俯卧，双下肢伸直，两手贴在身体两旁，两腿不动，抬头时上身躯体向后背伸，每日 3 组，每组做 20 ～ 30 次。经过一段时间的锻炼，适应后改为抬头后伸及双下肢直腿后伸，同时进行腰部尽量背伸，每日 5 ～ 10 组，每组 30 ～ 60 次。飞燕式可以锻炼腰背部肌肉力量，对腰痛后遗症的防治有着重要作用，最好在发病早期就开始锻炼。

（2）拱桥式（三点或五点支撑）：患者取卧位，以双手叉腰作支撑点，两腿半屈膝成 90°，脚掌放在床上，以头后部及双肘支持上半身，双脚支持下半身，成半拱桥形，当挺起躯干架桥时，膝部稍向两旁分开，速度由慢而快，每日 3 ～ 5 组，每组 10 ～ 20 次。等到适应后，每日 10 ～ 20 组，每组 30 ～ 50 次。

此外，不要长期依赖腰围，一般需保护 3 ～ 4 周，待疼痛缓解后不用腰围。坚持腹肌及腰背肌锻炼，3 个月后可重返工作。

6. 心理治疗

使患者了解本病的常见症状、治疗后情况及病程长短、预后，消除患者的恐惧和忧虑，使其树立信心，配合治疗。

（二）慢性期

急性疼痛缓解，但症状并未消失。此时可适当行走。

1. 腰椎牵引

见急性期腰椎牵引，此时牵引的时间和力度可逐渐加强。

2. 物理因子治疗

可用短波或超短波疗法、超声波疗法，也可用微波、干扰电、低中频电疗、红外线、低周波、激光等治疗。

3. 正骨推拿

可用较强的手法，患者俯卧法，用推、揉、㨰、点穴、按压等手法，每日或隔日1次。

4. 后期锻炼

包括前屈、后伸、侧弯练习基本腰部活动，弓步行走、后伸腿、提髋、蹬足、伸腰、悬腰练习等。

参考文献

[1] 侯晓华. 实用内科疾病临床处理手册 [M]. 武汉：湖北科学技术出版社，2015.

[2] 杨岚，沈华浩. 呼吸系统疾病 [M]. 北京：人民卫生出版社，2015.

[3] 吴丛山，李勋光，顾锋，等. 呼吸系统疾病的检验诊断与临床 [M]. 上海：上海交通大学出版社，2016.

[4] 姚希贤. 消化病治疗学 [M]. 北京：中国中医药出版社，2016.

[5] 王辰. 呼吸与危重症医学 [M]. 北京：人民卫生出版社，2015.

[6] 胡建林，杨和平. 呼吸疾病鉴别诊断与治疗学 [M]. 北京：人民军医出版社，2015.

[7] 林典义. 呼吸内科疾病诊疗新进展 [M]. 西安：西安交通大学出版社，2015.

[8] 赵建平. 呼吸疾病诊疗指南 [M]. 北京：科学出版社，2016.

[9] 沙连生. 创伤骨科诊疗实践 [M]. 北京：科学技术文献出版社，2018.

[10] 郭守进. 现代临床骨科学 [M]. 上海：上海交通大学出版社，2018.

[11] 郭继鸿，王志鹏. 临床实用心血管病学 [M]. 北京：北京大学医学出版社，2015.

[12] 沈卫峰，张瑞岩. 心血管疾病新理论新技术 [M]. 北京：人民军医出版社，2015.

[13] 杨长青，许树长. 消化内科常见病用药 [M]. 2 版. 北京：人民卫生出版社，2016.

[14] 吴永贵，王爱玲，洪汝涛. 当代内科学进展 [M]. 合肥：安徽科学技术出版社，2016.

[15] 杭宏东. 肾内科学高级医师进阶 [M]. 北京：中国协和医科大学出版社，2016.

[16] 王志伟，查文章，陆玉华. 外科学 [M]. 北京：科学出版社，2016.

[17] 赵玉沛，陈孝平. 外科学 [M].3 版. 北京：人民卫生出版社，2015.

[18] 吴肇汉，泰新裕，丁强. 实用外科学 [M].4 版. 北京：人民卫生出版社，2017.

[19] 江深河，宋涛，孙华景. 实用骨科临床检查与诊断技术 [M]. 长春：吉林科学技术出版社，2018.

[20] 卞泗善，现代骨病与骨伤诊疗进展 [M]. 上海：上海交通大学出版社，2018.